Série Terapias de Suporte em Oncologia
Um Cuidado Centrado no Paciente
Medicina Integrativa na Oncologia

STSO | **Série Terapias de Suporte em Oncologia**
Um Cuidado Centrado no Paciente
Organizadores da Série
Marcus Vinícius Rezende Fagundes Netto
Denise Tiemi Noguchi

- Nutrição Clínica na Oncologia
- Nutrologia na Oncologia
- Odontologia na Oncologia
- Psicologia na Oncologia
- Medicina Integrativa na Oncologia

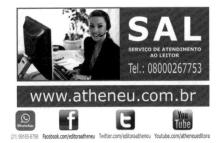

Série Terapias de Suporte em Oncologia
Um Cuidado Centrado no Paciente

Organizadores da Série
Marcus Vinícius Rezende Fagundes Netto
Denise Tiemi Noguchi

Medicina Integrativa na Oncologia

Editores do Volume
Denise Tiemi Noguchi
Maria Ester Azevedo Massola
Fabio Ricardo de Souza Romano
Fernanda Burmeister de Campos Pires
Adriana Cajado O. Gasparini
Márcia Fernandes Prieto
Romina Orefice Pardi Guelmann

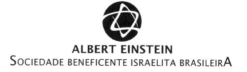

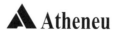

Rio de Janeiro • São Paulo
2020

EDITORA ATHENEU

São Paulo — Rua Avanhandava, 126 – 8º andar
Tel.: (11) 2858-8750
E-mail: atheneu@atheneu.com.br

Rio de Janeiro — Rua Bambina, 74
Tel.: (21) 3094-1295
E-mail: atheneu@atheneu.com.br

CAPA: Equipe Atheneu
PRODUÇÃO EDITORIAL: Adielson Anselme

CIP-BRASIL. CATALOGAÇÃO NA PUBLICAÇÃO
SINDICATO NACIONAL DOS EDITORES DE LIVROS, RJ

M442

Medicina integrativa na oncologia / editores do volume Denise Tiemi Noguchi ... [et al.]. - 1. ed. - Rio de Janeiro: Atheneu, 2020. (Terapias de suporte em oncologia: um cuidado centrado no paciente; 5)

Inclui bibliografia e índice
ISBN 978-65-5586-023-8

1. Medicina integrativa. 2. Oncologia – Brasil. 3. Câncer – Pacientes – Cuidado e tratamento. 4. Bem-estar. 5. Estilo de vida. 6. Qualidade de vida. I. Noguchi, Denise Tiemi. II. Série.

20-65280
CDD: 616.994
CDU: 616-006

Camila Donis Hartmann - Bibliotecária - CRB-7/6472

06/07/2020   08/07/2020

NETTO, M.V.R.F.; NOGUCHI, D.T.
Série Terapias de Suporte em Oncologia – Um Cuidado Centrado no Paciente – Volume Medicina Integrativa na Oncologia

© Direitos reservados à EDITORA ATHENEU – São Paulo, Rio de Janeiro, 2020.

Organizadores da Série

Marcus Vinícius Rezende Fagundes Netto
Psicanalista. Psicólogo do Centro de Hematologia e Oncologia do Hospital Israelita Albert Einstein (HIAE). Pós-Graduado em Psicanálise, Subjetividade e Cultura pela Universidade Federal de Juiz de Fora (UFJF). Especialista em Psicologia Hospitalar pela Faculdade de Medicina da Universidade de São Paulo (FMUSP). Especialista em Cuidados Paliativos e Psico-Oncologia pelo Instituto Pallium Latinoamerica, Buenos Aires, Argentina. Mestre em Psicanálise: Clínica e Pesquisa pela Universidade do Estado do Rio de Janeiro (UERJ). Doutorando do Programa de Pós-Graduação em Psicologia Clínica pela Universidade de São Paulo (USP).

Denise Tiemi Noguchi
Médica da Saúde Populacional e da Equipe de Medicina Integrativa do Hospital Israelita Albert Einstein (HIAE). Coordenadora da Pós-Graduação em Bases de Saúde Integrativa e Bem-Estar do Instituto Israelita de Ensino e Pesquisa Albert Einstein (IIEPAE). Especialista em Cancerologia Pediátrica pela Sociedade Brasileira de Cancerologia (SBC). Especialização em Medicina Paliativa pelo Instituto Paliar e Centro Universitário São Camilo. Especialista em Psico-Oncologia pelo Hospital Pérola Byington. Capacitação em Hatha Yoga pelo Instituto de Ensino e Pesquisa em Yoga do Professor Marcos Rojo Rodrigues. Formação em *Coaching* Ontológico pelo Instituto Appana.

Editores do Volume

Denise Tiemi Noguchi
Médica da Saúde Populacional e da Equipe de Medicina Integrativa do Hospital Israelita Albert Einstein (HIAE). Coordenadora da Pós-Graduação em Bases de Saúde Integrativa e Bem-Estar do Instituto Israelita de Ensino e Pesquisa Albert Einstein (IIEPAE). Especialista em Cancerologia Pediátrica pela Sociedade Brasileira de Cancerologia (SBC). Especialização em Medicina Paliativa pelo Instituto Paliar e Centro Universitário São Camilo. Especialista em Psico-Oncologia pelo Hospital Pérola Byington. Capacitação em Hatha Yoga pelo Instituto de Ensino e Pesquisa em Yoga do Professor Marcos Rojo Rodrigues. Formação em *Coaching* Ontológico pelo Instituto Appana.

Maria Ester Azevedo Massola
Graduada em Educação Física e Pós-Graduada em Yoga e Medicina Integrativa. Coordenadora da Equipe de Medicina Integrativa do Hospital Israelita Albert Einstein (HIAE). Coordenadora e Professora da Pós-Graduação em Bases de Saúde Integrativa e Bem-Estar do Instituto Israelita de Ensino e Pesquisa Albert Einstein (IIEPAE). Professora nos Cursos de Capacitação e Pós-Graduação em Yoga do Instituto de Ensino e Pesquisa em Yoga (IEPY). Coordenadora e Professora do Curso para Professores: Yoga para Crianças e Adolescentes (IEPY). Autora do livro: *Vamos praticar Yoga? Yoga para crianças, pais e professores*.

Fabio Ricardo de Souza Romano
Biólogo pela Universidade Presbiteriana Mackenzie. Pós-Graduado em Bases da Medicina Integrativa pelo Hospital Israelita Albert Einstein (HIAE) e em Medicina Comportamental pela Universidade Federal de São Paulo (Unifesp). Proeficiência em Medicina Tradicional Chinesa e *Shiatsu* pela EastWest College of Natural Therapies, Austrália. Graduado em Health Coach pela Duke University, EUA. Formação em Facilitação de Processos de Desenvolvimento de Grupos pelo Instituto EcoSocial. Coordenador do Programa Integrado Pós-Câncer *Survivorship* do Centro de Oncologia e Hematologia Família Dayan-Daycoval do HIAE.

Fernanda Burmeister de Campos Pires
Psicóloga graduada pela Pontifícia Universidade Católica de São Paulo (PUC/SP), especializada em Yoga pelo Instituto de Ensino e Pesquisa em Yoga (IEPY). Mestrado em Ciências da Saúde (Neurociências), Pós-Graduação em Bases da Medicina Integrativa e Pós-Graduanda em Gestão Emocional nas Organizações, todos pelo Hospital Israelita Albert Einstein (HIAE). Instrutora de Yoga e Meditação, Docente e Terapeuta Corporal da Equipe de Medicina Integrativa do HIAE.

Adriana Cajado O. Gasparini

Naturóloga com Pós-Graduação em Yoga pelo Centro Universitário das Faculdades Metropolitanas Unidas (FMU), Bases de Medicina Integrativa pelo Instituto Israelita de Ensino Albert Einstein (IIEPAE) e Cuidados Integrativos pela Universidade Federal de São Paulo (Unifesp). Integrante da Equipe de Medicina Integrativa do Hospital Israelita Albert Einstein (HIAE).

Márcia Fernandes Prieto

Pós-Graduada em Bases de Saúde Integrativa e Bem-Estar pelo Instituto Israelita de Ensino e Pesquisa Albert Einstein (IIEPAE). Formada em Yoga pelo Centro Universitário das Faculdades Metropolitanas Unidas (FMU). Graduada em Pedagogia pela Universidade Paulista (Unip). Integrante da Equipe de Medicina Integrativa do Hospital Israelita Albert Einstein (HIAE).

Romina Orefice Pardi Guelmann

Graduada em Comunicação Visual pela Fundação Armando Alvares Penteado (FAAP). Pós-Graduada em Bases de Medicina Integrativa pelo Instituto Israelita de Ensino Albert Einstein (IIEPAE). Integrante da Equipe de Medicina Integrativa do Hospital Israelita Albert Einstein (HIAE). Terapeuta Familiar e de Casais pelo Instituto de Terapia Familiar de São Paulo (ITFSP). Terapeuta Craniossacral pelo Instituto Upledger-Br.

Colaboradores

Adriana Cajado O. Gasparini

Naturóloga com Pós-Graduação em Yoga pelo Centro Universitário das Faculdades Metropolitanas Unidas (FMU), Bases de Medicina Integrativa pelo Instituto Israelita de Ensino Albert Einstein (IIEPAE) e Cuidados Integrativos pela Universidade Federal de São Paulo (Unifesp). Integrante da Equipe de Medicina Integrativa do Hospital Israelita Albert Einstein (HIAE).

Alexandre Massao Yoshizumi

Vice-Presidente do Colégio Médico de Acupuntura de São Paulo (CMAESP). Diretor do Colégio Médico Brasileiro de Acupuntura (CMBA). Mestre pela Faculdade de Saúde Pública da Universidade de São Paulo (FSP-USP). Médico Acupunturista da Medicina Integrativa do Hospital Israelita Albert Einstein (HIAE). Diretor e Docente do Curso de Especialização da Associação Médica Brasileira de Acupuntura (AMBA).

Alyne Lopes Braghetto

Psicóloga do Centro de Oncologia e Hematologia do Hospital Israelita Albert Einstein (HIAE). Mestranda pelo Programa de Pós-Graduação em Psicologia Clínica da Universidade de São Paulo (USP). Especialista em Psicologia Hospitalar pelo Instituto do Coração do Hospital das Clínicas da Faculdade de Medicina da Universidade de São Paulo (InCor-HCFMUSP).

Ana Cláudia de Lima Quintana Arantes

Graduada em Medicina pela Universidade de São Paulo (USP). Residência Médica em Geriatria e Gerontologia no Hospital das Clínicas da Faculdade de Medicina da Universidade de São Paulo (HCFMUSP), com título de especialista pela Sociedade Brasileira de Geriatria e Gerontologia (SBGG). Pós-Graduação em Psicologia – Intervenções em Luto pelo Instituto 4 Estações de Psicologia. Pós-Graduação em Cuidados Paliativos pelo Instituto Pallium, Universidad del Salvador (USAL), Argentina, e University of Oxford, Reino Unido. Sócia fundadora da Associação Casa do Cuidar, Prática e Ensino em Cuidados Paliativos. Atua em Cuidados Paliativos desde 1998.

Ana Paula Noronha Barrére

Nutricionista graduada pela Pontifícia Universidade Católica de Campinas (PUC-Campinas). Mestre em Ciências da Saúde pelo Instituto Israelita de Ensino e Pesquisa Albert Einstein (IIEPAE). Especialista em Nutrição Hospitalar Geral pelo Instituto Central do Hospital das Clínicas da Faculdade de Medicina da Universidade de São Paulo (IC-HCFMUSP). Especialista em Nutrição Parenteral e Enteral pela Brazilian Society of Parenteral and Enteral Nutrition/Sociedade Brasileira de Nutrição Parenteral e Enteral (BRASPEN/SBNPE). Especialista em Nutrição Funcional pela VP Consultoria Nutricional. Membro da BRASPEN e da Academy of Nutrition and Dietetics. Nutricionista Sênior de Nutrição Clínica do Hospital Israelita Albert Einstein (HIAE).

Ariani Paiva Ariosi

Graduada em Odontologia pela Universidade Norte do Paraná (Unopar). Pós-Graduada em Gestão Empresarial pela Fundação Getulio Vargas (FGV). Voluntária do Espaço de Convivência na Oncologia – Departamento de Voluntários do Hospital Israelita Albert Einstein (HIAE). Pós-Graduada em Bases da Medicina Integrativa pela Faculdade Israelita de Ciências da Saúde Albert Einstein (FICSAE). Graduanda em Psicologia pelo Centro Universitário das Faculdades Metropolitanas Unidas (FMU). Experiência na área administrativa, com ênfase em Clínica Odontológica, Comércio Odontológico (Dental) e Franquia.

Camila Viale Nogueira

Enfermeira das Terapias de Suporte do Centro de Oncologia e Hematologia do Hospital Israelita Albert Einstein (HIAE). Enfermeira do Programa Integrado Pós-Câncer *Survivorship* do Centro de Oncologia e Hematologia Família Dayan-Daycoval do HIAE. Pós-Graduação em Bases da Medicina Integrativa pelo Instituto Israelita de Ensino e Pesquisa Albert Einstein (IIEPAE).

Daniela Reis Dal Fabbro

Enfermeira e Mestranda do Programa de Mestrado Profissional em Enfermagem da Faculdade Israelita de Ciências da Saúde Albert Einstein. Assistente de Pesquisa no Instituto de Ensino e Pesquisa Albert Einstein (IIEPAE).

Danilo Forghieri Santaella

Doutor em Ciências em Pneumologia da Faculdade de Medicina da Universidade de São Paulo (FMUSP), com Pós-Doutorado em Psicobiologia pela Universidade Federal do Rio Grande do Norte (UFRN) e em Neurociência pelo Instituto do Cérebro do Hospital Israelita Albert Einstein (HIAE).

Denise Tiemi Noguchi

Médica de Saúde Populacional e da Equipe de Medicina Integrativa do Hospital Israelita Albert Einstein (HIAE). Coordenadora da Pós-Graduação em Bases de Saúde Integrativa e Bem-Estar do Instituto Israelita de Ensino e Pesquisa Albert Einstein (IIEPAE). Especialista em Cancerologia Pediátrica pela Sociedade Brasileira de Cancerologia (SBC). Especialização em Medicina Paliativa pelo Instituto Paliar e Centro Universitário São Camilo. Especialista em Psico-Oncologia pelo Hospital Pérola Byington. Capacitação em Hatha Yoga pelo Instituto de Ensino e Pesquisa em Yoga do Professor Marcos Rojo Rodrigues. Formação em *Coaching* Ontológico pelo Instituto Appana.

Denise Vianna

Médica com Mestrado em Saúde Coletiva pela Universidade Federal Fluminense (UFF). Especializada em Onco-Hematologia pela UFF, Homeopatia pela Universidade Federal do Estado do Rio de Janeiro (UNIRIO) e Filosofia da Arte pela Pontifícia Universidade Católica (PUC). Responsável pelo Programa de Extensão (UFF) e pelo Curso de Formação em Arteterapia Terapia Expressiva: a Arte do Cuidado. Artista Plástica.

Elisa Harumi Kozasa

Pesquisadora e Professora Titular do Programa de Pós-Graduação em Ciências da Saúde da Sociedade Beneficente Israelita Brasileira Albert Einstein (SBIBAE). *Fellow* do Mind and Life Institute.

Eliseth Ribeiro Leão

Graduada em Letras e Enfermagem. Especialista em Saúde Pública e Ensino a Distância. Doutorado pela Escola de Enfermagem da Universidade de São Paulo (EE/USP). Pós-Doutorado pela Universidade de Ciências Humanas de Strasbourg, França. Pesquisadora e Docente do Instituto Israelita de Ensino e Pesquisa Albert Einstein (IIEPAE).

Fabiana Mesquita e Silva
Graduação em Fisioterapia pelo Centro Universitário São Camilo, São Paulo. Pós-Graduação *lato sensu* em Fisioterapia Cardiorrespiratória pela Fundação Faculdade de Medicina do ABC, Santo André, São Paulo.

Fabio Ricardo de Souza Romano
Biólogo pela Universidade Presbiteriana Mackenzie. Pós-Graduado em Bases da Medicina Integrativa pelo Hospital Israelita Albert Einstein (HIAE) e em Medicina Comportamental pela Universidade Federal de São Paulo (Unifesp). Proeficiência em Medicina Tradicional Chinesa e *Shiatsu* pela EastWest College of Natural Therapies, Austrália. Graduado em *Health Coach* pela Duke University, EUA. Formação em Facilitação de Processos de Desenvolvimento de Grupos pelo Instituto EcoSocial. Coordenador do Programa Integrado Pós-Câncer *Survivorship* do Centro de Oncologia e Hematologia Família Dayan-Daycoval do HIAE.

Fábio Roberto Munhoz dos Santos
Psicólogo. Pós-Doutorando no Instituto do Cérebro do Hospital Israelita Albert Einstein (HIAE). Doutor em Ciências e Mestre em Psicobiologia pela Universidade Federal de São Paulo (Unifesp). Especializado em Medicina Comportamental e Terapia Cognitiva pela Unifesp. Graduado em Psicologia pela Universidade de Brasília (UnB).

Fabiola Andrade Luz
Médica Psiquiatra e Doutora em Psicologia Experimental – Etologia Humana pela Universidade de São Paulo (USP) e Acupunturista pela Associação Médica Brasileira de Acupuntura (AMBA).

Fernanda Burmeister de Campos Pires
Psicóloga graduada pela Pontifícia Universidade Católica de São Paulo (PUC/SP), especializada em Yoga pelo Instituto de Ensino e Pesquisa em Yoga (IEPY). Mestrado em Ciências da Saúde (Neurociências), Pós-Graduação em Bases da Medicina Integrativa e Pós-Graduanda em Gestão Emocional nas Organizações, todos pelo Hospital Israelita Albert Einstein (HIAE). Instrutora de Yoga e Meditação, Docente e Terapeuta Corporal da Equipe de Medicina Integrativa do HIAE.

Fernando César de Souza
Pós-Doutorado em Educação pela Faculdade de Educação da Pontifícia Universidade Católica de São Paulo (PUC/SP). Doutorado em Educação pela PUC/SP. Mestrado em Educação pela Universidade Cidade de São Paulo (Unicid). Especialização em Bases da Saúde Integrativa e Bem-Estar pelo Instituto Israelita de Ensino e Pesquisa Albert Einstein (IIEPAE). Coordenador Educacional do Serviço Nacional de Aprendizagem Comercial (Senac/SP). Pesquisador em Interdisciplinaridade pelo Grupo de Estudos e Pesquisas em Interdisciplinaridade – GEPI/PUC/SP.

Iris Ruggi Trabulsi
Formação em Pedagogia. Coordenadora Voluntária do Espaço Convivência na Oncologia – Departamento de Voluntários do Hospital Israelita Albert Einstein (HIAE).

Lia Diskin
Graduada em Jornalismo, com especialização em Crítica Literária pelo Instituto Superior de Periodismo José Hernandez, Argentina. Realizou estudos sobre as Upanixades na Vedanta Society Uttar Pradesh, Índia. Especializou-se nos filósofos Nagarjuna e Kamala Shila no Centre for Tibetan Studies da Library of Tibetan Works and Archives, Dharamsala, Índia. Prêmio Unesco em Direitos Humanos.

Luciana Aikawa
Médica Acupunturista. Docente do Curso de Pós-Graduação em Acupuntura da Associação Médica Brasileira de Acupuntura (AMBA). Coordenadora do Ambulatório de Acupuntura do Hospital do Servidor Público Estadual do Instituto de Assistência Médica ao Servidor Público Estadual (IAMSPE).

Magaly Sola Santos
Psicóloga, Pós-Graduada em Psico-Oncologia. Especialista em Psicologia Transpessoal pela Associação Luso-Brasileira de Transpessoal (ALUBRAT). Mestranda do Instituto de Psiquiatria da Faculdade de Medicina da Universidade de São Paulo (IPq-FMUSP).

Márcia Fernandes Prieto
Pós-Graduada em Bases de Saúde Integrativa e Bem-Estar pelo Instituto Israelita de Ensino e Pesquisa Albert Einstein (IIEPAE). Formada em Yoga pelo Centro Universitário das Faculdades Metropolitanas Unidas (FMU). Graduada em Pedagogia pela Universidade Paulista (Unip). Integrante da Equipe de Medicina Integrativa do Hospital Israelita Albert Einstein (HIAE).

Marcos Rojo Rodrigues
Professor de Educação Física graduado pela Universidade de São Paulo (USP). Diplomado em Yoga pela Escola de Kaivalyadhama. Mestre pelo Departamento de Neurologia da Faculdade de Medicina da Universidade de São Paulo (FMUSP).

Maria Carolina Braga Tuma
Graduada em Ciências Biológicas pela Universidade de São Paulo (USP), com Bacharelado em Fisiologia e Licenciatura em Ciências. Mestre em Fisiologia pela USP. Doutora/Ph.D. em Anatomia e Biologia Celular pela Indiana University School of Medicine, com Pós-Doutorado pela Yale University. Especialização em Medicina Integrativa pelo Instituto Israelita de Ensino e Pesquisa Albert Einstein (IIEPAE) e em Saúde Integrativa pela University of Arizona – Arizona Center for Integrative Medicine. Certificada como *Health Coach* pelo Institute for Integrative Nutrition e pelo Arizona Center for Integrative Medicine. Docente do Curso de Pós-Graduação em Saúde Integrativa e Bem-Estar pelo IIEPAE. Professora Adjunta Visitante da Escola de Enfermagem da Universidade Federal de São Paulo (Unifesp).

Maria Cristina Monteiro de Barros
Mestre em Psicologia do Desenvolvimento pelo Instituto de Psicologia da Universidade de São Paulo (IPUSP). Especialização em Psicologia Transpessoal pela Alubrat-Brasil/DGERT-Portugal. Psicóloga pelo IPUSP. Doutoranda pelo Instituto de Psiquiatria da Faculdade de Medicina da Universidade de São Paulo (IPq-FMUSP).

Maria Ester Azevedo Massola
Graduada em Educação Física e Pós-Graduada em Yoga e Medicina Integrativa. Coordenadora da Equipe de Medicina Integrativa do Hospital Israelita Albert Einstein (HIAE). Coordenadora e Professora da Pós--Graduação em Bases de Saúde Integrativa e Bem-Estar do Instituto Israelita de Ensino e Pesquisa Albert Einstein (IIEPAE). Professora nos Cursos de Capacitação e Pós-Graduação em Yoga do Instituto de Ensino e Pesquisa em Yoga (IEPY). Coordenadora e Professora do Curso para Professores: Yoga para Crianças e Adolescentes (IEPY). Autora do livro: *Vamos praticar Yoga? Yoga para crianças, pais e professores*.

Marina Sena
Mestranda em Ciências pela Faculdade de Medicina da Universidade de São Paulo (FMUSP), com o tema "Conceitos de Espiritualidade e Seus Instrumentos de Mensuração". Graduada em Quiropraxia pela Universidade Anhembi Morumbi, com especialização em Psicomotricidade pelo Centro Universitário das Faculdades Metropolitanas Unidas (FMU). Formação em Yoga pela Humaniversidade Holística. Membro do Programa de Saúde, Espiritualidade e Religiosidade (ProSer) do Instituto de Psicologia do Hospital das Clínicas da Faculdade de Medicina (IPq-HC-FMUSP).

Mario Fernando Prieto Peres
Doutorado em Neurologia pela Universidade Federal de São Paulo (Unifesp). Pós-Doutorado pela Thomas Jefferson University, EUA.

Paulo de Tarso Ricieri de Lima

Médico do Corpo Clínico do Hospital Israelita Albert Einstein (HIAE). Coordenador do Curso de Pós--Graduação Einstein em Saúde Integrativa e Bem-Estar. *Fellow* do Andrew Weil Center for Integrative Medicine – University of Arizona, EUA. Mestre em Medicina pela Faculdade de Medicina da Universidade de São Paulo (FMUSP).

Paulo Galluzzi Pastore

Graduação em Medicina pela Faculdade de Medicina de Santo Amaro (Unisa). Curso de Pós-Graduação em Acupuntura pela Associação Médica Brasileira de Acupuntura (AMBA). Monitor do Ambulatório de Acupuntura Médica do Hospital do Servidor Público Estadual (HSPE) do Instituto de Assistência Médica ao Servidor Público Estadual (IAMSPE).

Romina Orefice Pardi Guelmann

Graduada em Comunicação Visual pela Fundação Armando Alvares Penteado (FAAP). Pós-Graduada em Bases de Medicina Integrativa pelo Instituto Israelita de Ensino Albert Einstein (IIEPAE). Integrante da Equipe de Medicina Integrativa do Hospital Israelita Albert Einstein (HIAE). Terapeuta Familiar e de Casais pelo Instituto de Terapia Familiar de São Paulo (ITFSP). Terapeuta Craniossacral pelo Instituto Upledger-Br.

Tatiana Maluf Boszczowski

Graduação em Medicina pela Escola Paulista de Medicina da Universidade Federal de São Paulo (EPM/Unifesp) e em Acupuntura pela Associação Médica Brasileira de Acupuntura (AMBA). Monitora do Curso de Especialização em Acupuntura no Instituto de Assistência Médica ao Servidor Público Estadual (IAMSPE).

Dedicatória

Este volume é especialmente dedicado aos profissionais da saúde que, independentemente da sua formação técnica, buscam sempre aprimorar sua atuação junto aos pacientes e familiares que atendem nessa área tão desafiadora da Oncologia, em que um cuidado integrado e centrado na pessoa é fundamental e transformador.

Agradecimentos

À Sociedade Beneficente Israelita Brasileira Albert Einstein, pelo apoio e incentivo à atuação da Medicina Integrativa junto aos pacientes e colaboradores.

A todos os diretores, gerentes, coordenadores e membros da equipe assistencial do Centro de Oncologia e Hematologia Família Dayan-Daycoval, por sua confiança e reconhecimento da relevância da Medicina Integrativa na Oncologia.

Ao Dr. Paulo de Tarso Ricieri de Lima, por sua ousadia, persistência e responsabilidade ao iniciar e consolidar a trajetória da Medicina Integrativa no Brasil nas frentes da assistência, ensino e pesquisa no Hospital Israelita Albert Einstein, em especial no Centro de Oncologia e Hematologia Família Dayan-Daycoval, onde a equipe de Medicina Integrativa atua há mais de dez anos, contribuindo para um olhar centrado na pessoa, com respeito à sua autonomia, incentivo ao seu autocuidado e bem-estar.

A todos os autores, editores e colaboradores deste volume, que dedicaram seu tempo, compartilharam seu conhecimento e, acima de tudo, confiaram na seriedade do nosso trabalho ao longo desses anos.

Gratidão, acima de tudo, a cada pessoa que aceitou conhecer a abordagem da Medicina Integrativa na sua jornada de tratamento oncológico e que, de algum modo, contribuiu para que cada um de nós pudesse ampliar o nosso olhar para além do diagnóstico, para além da doença, para além da cura.

À Editora Atheneu, pelo significativo apoio para a produção deste trabalho.

Apresentação

Os avanços técnico-científicos no campo da medicina têm possibilitado o aumento das chances de cura de neoplasias antes fatais e, ao mesmo tempo, proporcionado um controle de sintomas mais eficaz e consequente melhora na qualidade de vida dos pacientes acometidos por uma doença oncológica ainda incurável.

Todavia, independentemente disso, o diagnóstico de câncer representa um marco na vida do paciente e de seus familiares e pode levar a questões antes nunca consideradas.

Com isso, antes, a percepção era de que se tinha um corpo sadio, agora é de um "corpo que se trai, que prega uma peça de mau gosto em si mesmo"*. Além disso, antes, a expectativa era de uma vida promissora e cheia de planos, agora há muitas incertezas e "uma maior consciência da própria finitude". Finalmente, antes, havia a identificação com certos papéis e funções sociais que conferiam um lugar subjetivo ao paciente – pai, mãe, marido, namorada, médico, arquiteto, artista – agora, em alguns casos, a sensação é de ser "somente um paciente oncológico".

Assim, independentemente do sentido atribuído ao câncer, que pode ser entendido, por exemplo, como um alerta para se viver melhor e "parar de reclamar à toa", ou visto como uma ameaça ou "sentença de morte", fato é que a vida do paciente e de sua família nunca mais será vivida da mesma forma, mesmo quando há cura.

Ou seja, ao estar frente a frente com alguém cuja existência foi atravessada por uma doença oncológica, é importante estarmos avisados de que seu sofrimento extrapola a esfera física. Ora, o corpo não se resume ao organismo. O corpo é também invólucro de uma história singular, permeada por crenças e relações.

Tendo isso em vista, o Centro de Oncologia e Hematologia do Hospital Israelita Albert Einstein (HIAE) oferece a seus pacientes as chamadas "Terapias de Suporte", que compõem o tratamento oncológico por meio da atuação de profissionais da Enfermagem, Psicologia, Nutrologia, Nutrição, Oncogeriatria, Cuidados Paliativos, Odontologia, Medicina Integrativa e Fisioterapia, com vistas a prestar uma assistência coordenada e individualizada ao paciente oncológico e familiares, levando em consideração suas necessidades físicas, psíquicas, espirituais e sociais.

---

* As passagens entre aspas fazem referência a falas de pacientes comumente escutadas pelos mais diversos profissionais da equipe de saúde na oncologia.

Assim, o leitor tem em mãos o testemunho de anos de trabalho de profissionais das mais diversas áreas, que decidiram dividir suas experiências e conhecimentos para compor aqui a Série *Terapias de Suporte em Oncologia – Um Cuidado Centrado no Paciente*. Nosso objetivo principal é, portanto, instrumentalizar e sensibilizar estudantes e profissionais da saúde com relação à importância do trabalho interdisciplinar, naquilo que se refere ao cuidado integrado ao paciente e sua família.

O conteúdo técnico-científico dos textos presentes na Série *Terapias de Suporte em Oncologia – Um Cuidado Centrado no Paciente* é de responsabilidade dos autores, bem como dos organizadores de cada um dos volumes.

Marcus Vinícius Rezende Fagundes Netto
Denise Tiemi Noguchi
Organizadores da Série

Wilson Leite Pedreira Junior
Presidente do Grupo Cura/Merya. Ex-Diretor Executivo de Oncologia e Hematologia do Hospital Israelita Albert Einstein (HIAE). Doutor em Pneumologia pela Faculdade de Medicina da Universidade de São Paulo (FMUSP). MBA pela Fundação Dom Cabral (FDC). Pós-MBA pela Northwestern University – Kellogg School of Management

Prefácio

Em 2007, pouco depois do início oficial de nosso grupo no Hospital Israelita Albert Einstein (HIAE), enviei um artigo para publicação em uma revista comercial, vinculada a uma empresa farmacêutica, e recebi como resposta o seguinte texto:

"Segue o material revisado por mim.

Me preocupa um pouco o artigo 'revisão'.

Para um laboratório líder em Oncologia falar de Medicina Integrativa, que defende a 'capacidade inata de cura do organismo' (destacado abaixo), acho um pouco perigoso. Afinal, tratamos de pacientes com câncer, em que essa premissa é completamente errônea. O câncer só pode ser tratado (nos casos raros nos quais existe essa possibilidade) por meio de tratamentos agressivos, longos, em que a toxicidade das drogas é enorme etc., etc., etc. Lógico que a Medicina Alternativa (e outras terapias adjuvantes) podem ser complementares e dar suporte ao tratamento convencional, mas assumir a capacidade de cura, não.

Minha sugestão é manter o tema, mas ajustar o tom.

De todo modo, trata-se de uma questão filosófica..."

Creio que, após pouco mais de dez anos, este texto seria revisto de outro modo. Hoje, com o advento das imunoterapias, o termo "capacidade inata de cura do organismo" passa a ser compreendido e utilizado comercialmente.

Felizmente, o avanço enorme das terapias clínicas e cirúrgicas em Oncologia e Onco-Hemotologia trouxeram um ganho de sobrevida, ausência da doença e aumento da qualidade de vida aos pacientes acometidos pelo câncer.

Mais do que uma medicina focada apenas no subtipo genético de um tumor, o que sempre defendemos é uma medicina focada no que há de mais específico em tratamento, mas, sobretudo, na pessoa que está convivendo com o câncer.

Nossa visão de uma Medicina Integrativa permanece a mesma após esse período de implementação das atividades de nosso grupo de Medicina Integrativa, agora coordenado pela Doutora Denise Tiemi Noguchi. Segundo a Sociedade para Oncologia Integrativa (www.integrativeonc.org), a aplicação dos conceitos de Medicina Integrativa em Oncologia seria a combinação racional, com base em evidências do tratamento convencional utilizado atualmente para tratar pacientes com câncer e das modalidades complementares, sobretudo no manejo de sintomas relacionados com o câncer e o tratamento.

Nem alternativo nem complementar capturam a essência do conceito de Medicina Integrativa, que inclui ideias e práticas que se estabelecem em um espectro diferenciado das convencionais, mas não rejeitando em absoluto qualquer prática médica convencional e nem tampouco aceitando terapias alternativas sem uma análise crítica. Ela enfatiza princípios que podem ou não estarem associados à oferta de terapias complementares:

A capacidade inata de cura do organismo – A Medicina Integrativa assume que o corpo detém uma capacidade inata de restabelecer a cura e a saúde, ligada a um autodiagnóstico, autorreparo, regeneração e adaptação à lesão e ao trauma. O objetivo primário do tratamento seria, assim, suportar, facilitar e fomentar essa capacidade inata.

Uma medicina focada na pessoa como um todo – A Medicina Integrativa vê o paciente com uma visão ampliada, observando a importância do corpo, bem como dos aspectos emocionais, mentais e espirituais, e de como essa pessoa está inserida em sua comunidade e sociedade. Essas dimensões da vida humana são fundamentais para o sustento do processo de saúde e cura, para poder se estabelecer um diagnóstico correto e um tratamento efetivo da doença.

A importância do estilo de vida – A doença e a saúde resultam da interação entre genes e todos os aspectos do estilo de vida, incluindo dieta, atividade física, qualidade do sono e manejo do estresse, qualidade dos relacionamentos interpessoais, trabalho e inserção social. As escolhas relacionadas com o autocuidado e estilo de vida podem influenciar o acometimento de doenças e devem ser objeto primário do histórico médico do paciente. O manejo do estilo de vida e o autocuidado, componentes principais da abordagem da Medicina Integrativa, podem fornecer aos médicos ferramentas preciosas para a prevenção e o tratamento das doenças oncológicas de maneira mais efetiva.

O papel fundamental da relação médico-paciente – Em uma análise histórica da humanidade, observamos que a relação médico-paciente assume enorme importância, muitas vezes um aspecto sagrado. Quando um profissional de saúde se senta com seu paciente e o escuta de maneira atenta e presente, o processo de cura pode se estabelecer mesmo antes de ser iniciado o tratamento formal. Muitas vezes, o sistema médico atual, com base em desempenho e resultados econômicos, que não estimulam a possibilidade desse contato, diminui em muito essa possibilidade de escuta, que requer mais tempo com o paciente e "aumento" secundário dos custos da consulta. Quando observamos que os médicos e profissionais de saúde detêm a possibilidade de estarem com o paciente por apenas alguns minutos, essa possibilidade de contato e relação é muito comprometida.

Analisando, então, a consulta em Medicina Integrativa realizada por um oncologista treinado na área ou outro profissional da equipe multidisciplinar, identificamos algumas características:

- Saúde é vista como um estado vital de bem-estar físico, mental, emocional, social e espiritual, que capacita a pessoa a estar engajada em sua vida.
- O médico atua como parceiro no processo de cura e saúde.
- O paciente informado é parte integrante do processo de decisão do plano de tratamento.

- As intervenções são dirigidas para tratar a doença, bem como para assistir a pessoa como um todo, abordando todos os aspectos que influenciam o processo da doença e cura.
- Os pacientes são orientados a reconhecer, administrar e diminuir os fatores estressantes.
- Os pacientes recebem orientações nutricionais: os alimentos são considerados agentes fundamentais para a promoção de doença e saúde.
- O impacto das influências sociais no processo de adoecimento e saúde são considerados e incluídos no plano de tratamento.
- As influências ambientais no processo de cura e saúde são abordadas, investigadas e consideradas no plano de tratamento.
- O plano de tratamento é compartilhado e integrado entre todos os profissionais de saúde envolvidos.
- Todas as abordagens terapêuticas são consideradas.
- A cada paciente é desenvolvido um plano de tratamento individualizado, com base em suas demandas e necessidades.
- A promoção de saúde e prevenção são enfatizadas no plano de tratamento.

Apoiado nesses preceitos e percepções, o livro *Medicina Integrativa na Oncologia*, volume da *Série Terapias de Suporte em Oncologia – Um Cuidado Centrado no Paciente*, editado por Denise Tiemi Noguchi, Maria Ester Azevedo Massola, Fabio Ricardo de Souza Romano, Fernanda Burmeister de Campos Pires e Adriana Cajado O. Gasparini é uma obra que representa em muito essa abordagem em Medicina. Muito mais do que termos uma nova especialidade, o que desejamos é a promoção da "Boa Medicina", um acolher da saúde e do bem-estar, além da presença da doença.

Parabéns aos Editores e Autores desta importante obra, que desde já assume o seu lugar de referência.

Paulo de Tarso Ricieri de Lima

Introdução

Denise Tiemi Noguchi

≡ Abordagem da Medicina Integrativa na Oncologia

A Oncologia representa uma área em ascensão nos últimos anos, com todos os avanços em técnicas de diagnóstico precoce, alterações genéticas, modalidades terapêuticas cada vez mais especializadas e específicas com as terapias-alvo, a imunoterapia e o tratamento dos pacientes com doenças metastáticas, que podem tornar o câncer uma doença crônica.

Em meio a essa revolução tecnológica, temos a pessoa com o diagnóstico de câncer que enfrentará essa jornada em busca da cura, com toda a sua história de vida, planos para o futuro, sua família, perspectivas, crenças, enfim, sua complexidade como ser humano.

Apesar de todo o progresso em relação aos anos 1970, quando mais da metade dos pacientes com câncer não sobrevivia, o câncer continua sendo uma doença ameaçadora da vida, potencialmente fatal e cujo tratamento convencional, com quimioterapia, radioterapia e cirurgia, deixa marcas físicas, emocionais e psicológicas.

O paciente com câncer necessita de um cuidado multidisciplinar, pois, além da doença, dependendo da sua localização e estadiamento, provocar sintomas desagradáveis, o próprio tratamento pode levar a efeitos colaterais e tardios ainda mais intensos e duradouros. A equipe de cuidado, que pode incluir enfermagem, psicologia, nutrição, odontologia, fisioterapia e cuidados paliativos, será fundamental para o adequado controle desses sintomas e apoio durante as fases do tratamento.

Além da equipe, a rede de apoio do paciente – família, acompanhantes e cuidadores – desempenha um papel fundamental, pois o tratamento em geral é longo e intenso, com alteração na rotina de trabalho, vida social e familiar.

A fim de oferecer as melhores chances de cura para o paciente e ao mesmo tempo respeitar sua autonomia em relação às suas escolhas e decisões durante o tratamento, surge a Oncologia Integrativa como abordagem alinhada aos conceitos e princípios da Medicina Integrativa.

De acordo com o *Academic Consortium for Integrative Medicine & Health*, que reúne mais de 70 instituições acadêmicas dedicadas ao avanço da medicina e saúde integrativa, e sistemas de saúde:

"Medicina Integrativa é a prática da medicina que reafirma a importância da relação entre o paciente e o profissional de saúde, é focada na pessoa em seu todo, é informada por evidências e faz uso de todas as abordagens terapêuticas e estilo de vida adequadas, profissionais de saúde e disciplinas para obter o melhor da saúde e cura (*health and healing*)".[1,2]

Na prática, temos, então, uma abordagem centrada na pessoa, com foco no seu autocuidado e bem-estar, incentivando sua autonomia e amparada por uma equipe de profissionais que atuam de forma interdisciplinar. Não deve ser confundida com o termo "medicina alternativa", pois a Medicina Integrativa jamais rejeita o tratamento convencional. Como o próprio nome diz, integra todas as terapias adequadas e com evidências para oferecer o melhor para o paciente.

Um dos maiores desafios da Medicina Integrativa é não ser a simples oferta de terapias complementares ao tratamento convencional. É necessário compreender quem é a pessoa em seu todo, incluindo aspectos, como sua história de vida, seus hábitos alimentares, suas atividades diárias, seus relacionamentos sociais e com o meio ambiente, sua espiritualidade e aquilo que fizer sentido a ela no seu autocuidado.[3]

"A prática de atividades que indivíduos iniciam e realizam em seu próprio favor para manter a vida, a saúde e o bem-estar" é uma das definições de autocuidado na área da saúde.[4] Inclui, portanto, aquilo que a pessoa referir como cuidado: hábitos alimentares, atividade física, sono, higiene pessoal, espiritualidade, terapias complementares, relacionamentos, relação com a natureza, entre outros.

Na Oncologia Integrativa não é diferente, como veremos a seguir. A inclusão desse olhar para o autocuidado do indivíduo, sua autonomia e bem-estar modificam por completo a abordagem da pessoa, desde o seu diagnóstico, passando pelo tratamento e até o pós-tratamento.

Oncologia Integrativa – conceitos, desafios e evidências

"A Oncologia Integrativa é um campo do cuidado oncológico centrado no paciente, informado em evidência, que utiliza práticas mente-corpo, produtos naturais e/ou modificações de estilo de vida de diferentes tradições concomitante ao tratamento oncológico convencional. A Oncologia Integrativa tem como objetivos melhorar a saúde, a qualidade de vida e os resultados clínicos ao longo do contínuo cuidado oncológico, e empoderar as pessoas a prevenirem o câncer e tornarem-se participantes ativas antes, durante e para além do tratamento oncológico".[5]

A definição acima foi feita por um comitê multicêntrico, incluindo América do Norte, Europa e Ásia, a partir da Society for Integrative Oncology, fundada em 2003, com a missão de promover a saúde integrativa com o rigor nas evidências a fim de melhorar a vida das pessoas com câncer[6] e desde 2004 publica artigos e *guidelines* em seu periódico indexado – *Journal of the Society for Integrative Oncology* –, referência na área.[1]

Esse conceito é recente, foi instituído pelo *National Cancer Institute*, nos anos 2000, e tem-se difundido sobretudo nos Estados Unidos, onde os principais centros de referência no tratamento de pacientes com câncer, como *MD Anderson Cancer Center, Dana Farber Cancer Institute, Johns Hopkins University, Memorial Sloan-Kettering Cancer Center, University of California, Los Angeles (UCLA)* e a *Mayo Clinic*, dentre outros, oferecem essa abordagem.[7]

É fundamental ressaltar que a Oncologia Integrativa **não é alternativa** e também **não é somente complementar**. A diferença parece ser semântica, mas trata-se de conceitos bem diferentes, com consequências também bem distintas. Recentemente, dois artigos de revistas bem conceituadas em oncologia mostraram evidências dos perigos do uso alternativo e complementar em relação à sobrevida. O uso alternativo de abordagens não convencionais, ou seja, quando o paciente opta por não fazer quimioterapia, radioterapia, cirurgia e decide tratar-se com outras terapias, leva a maior risco de morte para cânceres curáveis.[8] E quando utilizadas de maneira complementar, ou seja, além do tratamento convencional com quimioterapia, radioterapia, cirurgia, se ao longo do tratamento o paciente abandona esse tratamento convencional, também há maior risco de morte.[9]

A partir dessas evidências, é preciso questionar os motivos pelos quais as pessoas com câncer escolhem outras formas de tratamento que não o convencional mesmo sendo este o que apresenta maior chance de cura. Além disso, o que leva essas pessoas a procurarem centros de oncologia e mesmo assim abandonar o tratamento com quimioterapia, radioterapia e cirurgia colocando em risco sua vida?

É comum, para profissionais da saúde, simplificar a questão e justificar como falta de informação por parte do paciente com câncer. Entretanto, se ampliarmos o tema para desafios na comunicação e consequentemente na relação entre profissional e paciente, podemos chegar a conclusões bem diferentes.

A abordagem da Oncologia Integrativa pode oferecer um ambiente propício para uma comunicação aberta e uma relação de confiança entre paciente e profissional, possibilitando a individualização e o direcionamento do tratamento em relação ao manejo de sintomas e preocupações, sem abandonar o tratamento oncológico convencional.[10]

Um estudo retrospectivo com 642 pacientes que foram acompanhados pela Oncologia Integrativa de um dos maiores centros de oncologia nos Estados Unidos demonstrou melhora clínica significativa de sintomas psicossociais e para aqueles pacientes com sintomas gerais moderados ou elevados na primeira consulta, o impacto foi maior.[11]

A princípio, associar as terapias complementares ao tratamento oncológico convencional a quimioterapia, radioterapia, cirurgia, imunoterapia e terapia-alvo pode parecer simples. Contudo, a Oncologia Integrativa propõe muito mais do que a prescrição de suplementos e fitoterápicos, e terapias mente-corpo, como ioga e meditação.

De acordo com a Medicina Integrativa, a pessoa deve ser vista no seu todo, por meio da relação de parceria entre paciente e profissional da saúde, com foco no autoconhecimento e autodesenvolvimento, com uma abordagem transdisciplinar e que inclua orientações sobre hábitos nutricionais, atividade física e gestão de estresse, respeitando a autonomia e o bem-estar.[1] Assim, o paciente, e não o câncer, é o centro do cuidado. A partir disso, é necessário que o profissional da saúde, além de ter o conhecimento sobre a doença, conheça a pessoa, possibilitando uma abordagem individualizada.

A escuta atenta e o respeito à autonomia nas primeiras consultas são fundamentais, pois possibilitarão o vínculo de confiança entre paciente e profissional da saúde. Vários pacientes optam por não contar aos seus oncologistas que fazem uso de terapias complementares por receio de serem ridicularizados, abandonados ou orientados a parar.[12] Além disso, muitos referem não contar pelo simples fato de ninguém ter perguntado[13] e realmente, de modo geral, os médicos oncologistas, durante sua formação acadêmica, não são preparados para incluir essa abordagem das terapias complementares na sua anamnese convencional.[14]

Por outro lado, é preocupante o número de pacientes com câncer que fazem uso de terapias e abordagens complementares durante o tratamento oncológico, ainda que pesquisas na área sejam desafiadoras e os números variem muito. Nos dois maiores centros de referência dos EUA, a frequência do uso relatado pelos pacientes foi de 69-83%.[15,16] Na população em geral, no relatório nacional que acompanha o uso de terapias complementares relacionadas com a saúde de 2002-2012 nos EUA, esse número foi de 34%.[17]

A variedade de terapias complementares representa um desafio à parte para os profissionais de saúde. Podem estar incluídos o uso de suplementos, fitoterápicos, técnicas e práticas mente-corpo, como meditação, ioga, *mindfulness, tai-chi*, terapias de energia, como *Reiki, qigong*, toque terapêutico, terapias de manipulação corporal, como quiropraxia, osteopatia, massagem, medicina tradicional chinesa, acupuntura, medicina ayurvédica, dietas específicas, e outras modalidades citadas pela população.

Desse modo, o rigor com as evidências de eficácia e segurança é desafiador quando muitas das práticas não apresentam estudos suficientes sequer para indicar ou contraindicar seu uso. Inicialmente, é necessário identificar as razões pelas quais o paciente procurou essas abordagens.

A Oncologia Integrativa começa com uma anamnese ampliada em que, além de caracterizar as queixas, sinais e sintomas do paciente, serão valorizados os pilares do autocuidado, abordando questões relacionadas com nutrição, atividade física, espiritualidade, práticas mente-corpo, rede de apoio familiar e social, e espiritualidade.

Mudanças no estilo de vida com atividade física moderada e regular, dieta pobre em gordura e rica em vegetais e frutas, práticas mente-corpo, como ioga, acupuntura e grupos de apoio psicoterápico, podem contribuir para melhor sobrevida dos pacientes com câncer, de acordo com estudos na área.[12] A ciência moderna estuda a interação entre os sistemas nervoso, endócrino e imunológico pela psiconeuroendocrinoimunologia e sua relação com fatores biocomportamentais, como dieta, atividade física, sono e estresse, e a biologia tumoral. Hábitos e comportamentos não saudáveis podem favorecer o surgimento de doenças, como câncer e metástases, quando associados a outros fatores de predisposição genética, por exemplo.[18]

Técnicas de gestão de estresse como as práticas mente-corpo, como ioga, meditação, *mindfulness, tai-chi, QiGong*, podem melhorar a percepção de qualidade de vida e bem-estar para pacientes com câncer desde o diagnóstico, durante o tratamento e na fase pós-tratamento. Elas atuam no equilíbrio da ação dos sistemas simpático e parassimpático, favorecendo um ambiente tranquilo e saudável.[14]

Como será visto em detalhes ao longo dos capítulos, essas evidências levaram oncologistas a incluírem em suas consultas a abordagem de outros fatores, além do controle de sintomas e efeitos colaterais, incentivando um estilo de vida mais saudável. Entretanto, ainda há controvérsias sobre o assunto entre muitos profissionais de saúde na oncologia, sendo necessário incluir esses conceitos de Oncologia Integrativa desde a graduação em medicina e oncologia até reuniões clínicas com especialistas.

Por que incluir terapias complementares ao tratamento oncológico?

Muitos pacientes com câncer referem fazer uso de terapias complementares por acreditarem que assim podem aumentar suas chances de cura, reduzir efeitos colaterais do tratamento, ter maior autonomia e ser pró-ativo em relação à sua saúde, enfim, viver melhor.[14] Foi a partir dessa iniciativa dos próprios pacientes que profissionais da saúde e instituições passaram a investigar e pesquisar o uso de terapias complementares.

No Brasil, a Política Nacional de Práticas Integrativas e Complementares, que desde 2006 legitima a implementação de práticas, como medicina tradicional chinesa/acupuntura, fitoterapia, homeopatia, termalismo/crenoterapia, medicina antroposófica, além de 24 terapias, incluídas em 2017 e 2018, como ioga, meditação, osteopatia e quiropraxia, biodança, *Reiki*, aromaterapia, entre outras. O nível de evidência de cada uma dessas terapias tem sido alvo de questionamentos, e uma revisão sistemática das últimas dez práticas incluídas concluiu que apenas uma delas, em determinada condição, apresenta seu uso embasado pela revisão científica.[19]

Apesar do incentivo à inclusão dessas práticas, a simples prescrição das mesmas não é suficiente na abordagem da Medicina Integrativa. É necessário e primordial que o tratamento convencional e o complementar estejam plenamente integrados de modo a oferecer ao paciente o que há de melhor para sua cura, controle dos sintomas e efeitos colaterais, e também para o seu bem-estar, respeitando sua individualidade e autonomia.

Para o paciente com câncer, esse desafio é ainda maior com as restrições que a doença e o tratamento provocam em relação ao risco de interação medicamentosa, toxicidade e infecção. Portanto, um simples suplemento ou fitoterápico pode ser contraindicado se houver interação com a quimioterapia, radioterapia ou terapia molecular em uso. Além disso, práticas de manipulação corporal, como a quiropraxia, podem oferecer riscos em caso de metástases ósseas e osteoporose, por exemplo.

O *National Comprehensive Cancer Network – NCCN Clinical Practice Guidelines in Oncology (NCCN Guidelines)*, principal guia de referência em oncologia nos EUA, inclui intervenções integrativas para controle de dor, fadiga e náusea antecipatória persistentes após medidas farmacológicas em pacientes adultos. As principais recomendações incluem massagem, acupuntura, *mindfulness* (MBSR), hipnose/imaginação ativa e treino de relaxamento, apoio espiritual, ioga, musicoterapia e relaxamento muscular progressivo.[20-23]

Quais as terapias e práticas complementares com maiores evidências na oncologia?

Vários estudos têm demonstrado a eficácia do uso de práticas integrativas sobretudo no controle de sintomas durante o tratamento oncológico, especificamente dor, ansiedade e distúrbios de humor, com redução significativa das queixas.[24,25]

Nessa abordagem, podem ser utilizadas técnicas, como visualização, respiração profunda, meditação, acupuntura, musicoterapia e hipnose.

Outros sintomas frequentes na maioria dos pacientes são náuseas e vômitos associados à quimioterapia. A acupuntura é considerada tratamento adjuvante no controle desses sintomas.[26]

Devido à diversidade dos tipos de câncer e seus sintomas associados dependendo da sua localização e estadiamento, é necessário diferenciar os subgrupos de pacientes.

Recentemente, a *Society for Integrative Oncology* atualizou a revisão sistemática com as evidências de recomendação do uso de práticas integrativas para pacientes com diagnóstico de câncer de mama em tratamento e pós-tratamento. Meditação, ioga e relaxamento com visualização foram as práticas com melhor nível de evidência para o controle de ansiedade e desordens de humor. Outras práticas, como técnicas de manejo de estresse, massagem, musicoterapia, meditação e técnicas de conservação de energia, foram eficazes na redução do estresse, ansiedade, depressão, fadiga e melhora da percepção da qualidade de vida dessa população.[27]

Como vimos, nenhuma das práticas integrativas propõe-se a tratar o câncer, elas atuam em conjunto com o tratamento convencional, sobretudo no manejo de sintomas que não estão bem controlados com a terapia medicamentosa.

É fundamental que o profissional de saúde se lembre que mais importante do que a técnica ou prática a ser indicada, é escutar atentamente o paciente e suas necessidades, respeitando sua individualidade.

Tanto os médicos oncologistas quanto os integrantes da equipe multiprofissional devem estar preparados para perguntar e informar pacientes e seus familiares sobre as práticas e terapias integrativas com foco principalmente nas evidências de segurança e eficácia.[13]

Faz parte da nossa responsabilidade como profissionais da saúde oferecer a pacientes e familiares o melhor tratamento para a doença pelo tratamento convencional e também para as questões relacionadas com o indivíduo, incluindo a realidade subjetiva, psicológica e espiritual, com acolhimento, empatia e comprometimento.[28]

A partir dessas informações gerais, selecionamos as principais práticas integrativas com base em evidências e seus benefícios para o paciente com câncer, além de relatos de experiência para ilustrar a abordagem da Medicina Integrativa na oncologia.

Gostaria aqui de terminar com o relato do esposo de uma paciente com câncer que, após o falecimento dela, tornou-se um amigo e, ao relembrar os 12 meses de tratamento ao lado da esposa em que receberam o atendimento da equipe de Medicina Integrativa, me disse:

"Éramos dois pacientes internados porque durante um ano eu fiquei com ela aqui. A Medicina Integrativa mudou minha maneira de ver as coisas. É uma filosofia de tratamento não é o remédio. Se o profissional se dedicar um pouco a entender a pessoa no seu todo seria muito melhor. Hoje, eu não suporto mais médico que olha só pra doença." – ER, 90 anos

Referências bibliográficas

1. Lima PTR, RD W, OGD F. Medicina Integrativa/coordenador Paulo de Tarso Ricieri de Lima Série de manuais de especialização. 2nd ed. RD W, OGD F, editors. São Paulo: Editora Manole LTDA; 2018. 392 p.
2. Academic Consortium of Integrative Medicine and Health [Internet]. 2020 [cited 2020 Jun 15]. Available from: https://imconsortium.org/.
3. Noguchi D. Interface da medicina integrativa e a fisioterapia na abordagem às mulheres com câncer de mama. In: Fisioterapia no câncer de mama. 2017.
4. Denyes MJ, Orem DE, Bekel G. Self-Care: A Foundational Science. Nurs Sci Q [Internet]. 2001 Jan 1;14(1):48-54. Available from: https://doi.org/10.1177/089431840101400113.
5. Witt CM, Balneaves LG, Cardoso MJ, Cohen L, Greenlee H, Johnstone P, et al. A comprehensive definition for integrative oncology. J Natl Cancer Inst - Monogr. 2017.
6. Society for Integrative Oncology [Internet]. 2020 [cited 2020 Jun 15]. Available from: https://integrativeonc.org/about-sio.
7. Filice de Barros N, Siegel P. O que é a Oncologia Integrativa? Cad Saúde Coletiva [Internet]. 2013;21(3):348–54. Available from: http://www.scielo.br/scielo.php?script=sci_arttext&pid=S1414-462X2013000300018 &lng=en&nrm=iso&tlng=pt.
8. Johnson SB, Park HS, Gross CP, Yu JB. Use of alternative medicine for cancer and its impact on survival. J Natl Cancer Inst. 2018;110(1):121-4.
9. Johnson SB, Park HS, Gross CP, Yu JB. Complementary Medicine, Refusal of Conventional Cancer Therapy, and Survival among Patients with Curable Cancers. JAMA Oncol. 2018;4(10):1375-81.
10. Ben-Arye E, Samuels N. Integrative cancer care: crossing communication barriers. Oncotarget [Internet]. 2017;8(53):90634-5. Available from: www.impactjournals.com/oncotarget.
11. Lopez G, McQuade J, Cohen L, Williams JT, Spelman AR, Fellman B, et al. Integrative oncology physician consultations at a comprehensive cancer center: Analysis of demographic, clinical and patient reported outcomes. J Cancer. 2017;8(3):395-402.
12. Abrams D, Weil A. Integrative oncology. Second. Oxford University Press; 2014.
13. Cassileth BR, Deng G. Complementary and Alternative Therapies for Cancer. Oncologist. 2004;9:80-9.
14. Corina G, Christine H, Klein G. Oncologists' experiences of discussing complementary and alternative treatment options with their cancer patients. A qualitative analysis. Support care cancer Off J Multinatl Assoc Support Care Cancer. 2016 Sep;24(9):3857-62.
15. Horneber M, Bueschel G, Dennert G, Less D, Ritter E, Zwahlen M. How many cancer patients use complementary and alternative medicine: a systematic review and metaanalysis. Integr Cancer Ther. 2012 Sep;11(3):187-203.
16. Richardson MA, Sanders T, Palmer JL, Greisinger A, Singletary SE. Complementary/alternative medicine use in a comprehensive cancer center and the implications for oncology. J Clin Oncol. 2000 Jul;18(13):2505-14.
17. Clarke TC, Black LI, Stussman BJ, Barnes PM, Nahin RL. Trends in the use of complementary health approaches among adults: United States, 2002-2012. Natl Health Stat Report [Internet]. 2015;(79):1–16. Available from: http://www.ncbi.nlm.nih.gov/pubmed/25671660%5Cnhttp://www.pubmedcentral.nih.gov/articlerender.fcgi?artid=PMC4573565.
18. Antoni MH, Lutgendorf SK, Cole SW, Dhabhar FS, Sephton SE, McDonald PG, et al. The influence of bio-behavioural factors on tumour biology: pathways and mechanisms. Nat Rev Cancer [Internet]. 2006 Mar;6(3):240-8. Available from: http://www.ncbi.nlm.nih.gov/pmc/articles/PMC3146042/.
19. Riera R, Braga VL, Rocha LP dos S, Bernardo DD, de Andrade LAF, Hsu JC, et al. What do cochrane systematic reviews say about new practices on integrative medicine? Sao Paulo Med J. 2018; 136(3):251-61.
20. Paice JA, Anghelescu DL, Are M, Yang Bruce J, Buga S, Chwistek M, et al. NCCN Guidelines Index Table of Contents Discussion. 2018.
21. NCCN. Adult Cancer Pain Guidelines. Guidelines. 2019.
22. Clinical N, Guidelines P, Guidelines N. Cancer-Related Fatigue. 2019.
23. Clinical N, Guidelines P, Guidelines N. Antiemesis. 2019.
24. Johnson JR, Crespin DJ, Griffin KH, Finch MD, Dusek JA. Effects of Integrative Medicine on Pain and Anxiety Among Oncology Inpatients. J Natl Cancer Inst Monogr [Internet]. 2014 Nov 4;2014(50):330-7. Available from: http://www.ncbi.nlm.nih.gov/pmc/articles/PMC4411536/.

25. Deng G, Cassileth BR. Integrative oncology: complementary therapies for pain, anxiety, and mood disturbance. CA Cancer J Clin [Internet]. 2005;55(2):109-16. Available from: http://www.ncbi.nlm.nih.gov/pubmed/15761079.
26. Garcia MK, McQuade J, Haddad R, Patel S, Lee R, Yang P, et al. Systematic Review of Acupuncture in Cancer Care: A Synthesis of the Evidence. J Clin Oncol [Internet]. 2013 Mar 1;31(7):952–60. Available from: http://www.ncbi.nlm.nih.gov/pmc/articles/PMC3577953/.
27. Greenlee H, DuPont-Reyes MJ, Balneaves LG, Carlson LE, Cohen MR, Deng G, et al. Clinical practice guidelines on the evidence-based use of integrative therapies during and after breast cancer treatment. CA Cancer J Clin [Internet]. 2017;67(3):194-232. Available from: http:https://doi.org/10.3322/caac.21397.
28. Furzer BJ, Petterson AS, Wright KE, Wallman KE, Ackland TR, Joske DJ. Positive patient experiences in an Australian integrative oncology centre. BMC Complement Altern Med [Internet]. 2014;14(1):158. Available from: http://bmccomplementalternmed.biomedcentral.com/articles/10.1186/1472-6882-14-158

Sumário

1. Fatores de Estilo de Vida, Câncer e Epigenética – Evidências, Desafios e Perspectivas 1
   - Maria Carolina Braga Tuma

2. Ioga – Evidências e Prática 23
   - Marcos Rojo Rodrigues ■ Danilo Forghieri Santaella
   - Fernanda Burmeister de Campos Pires ■ Adriana Cajado O. Gasparini
   - Maria Ester Azevedo Massola

3. Massagem como Terapia Complementar ao Tratamento Oncológico 31
   - Fabio Ricardo de Souza Romano ■ Romina Orefice Pardi Guelmann

4. Práticas Meditativas – Evidências e Práticas 41
   - Fábio Roberto Munhoz dos Santos ■ Fernanda Burmeister de Campos Pires
   - Elisa Harumi Kozasa

5. Acupuntura na Prática Clínica da Oncologia 47
   - Alexandre Massao Yoshizumi ■ Fabiola Andrade Luz ■ Luciana Aikawa
   - Paulo Galluzzi Pastore ■ Tatiana Maluf Boszczowski

6. Arteterapia – Infusão de Vida na Oncologia 55
   - Denise Vianna

7. Música Integrativa 69
   - Eliseth Ribeiro Leão ■ Daniela Reis Dal Fabbro

8. Espiritualidade no Contexto do Paciente Oncológico: Diálogo na Saúde e Evidências 77
   - Mario Fernando Prieto Peres ■ Maria Cristina Monteiro de Barros
   - Marina Sena ■ Magaly Sola Santos ■ Lia Diskin

9. Medicina Integrativa na Oncologia Pediátrica 85
   - Maria Ester Azevedo Massola ■ Marcia Fernandes Prieto
   - Denise Tiemi Noguchi

10. A Importância de Cuidar de Quem Cuida 93
    - Ana Cláudia de Lima Quintana Arantes ■ Adriana Cajado O. Gasparini

11. *Survivorship* – O Cuidado Pós-Câncer e sua Relevância na Oncologia 101
    - Denise Tiemi Noguchi ■ Fabio Ricardo de Souza Romano
    - Camila Viale Nogueira ■ Alyne Lopes Braghetto
    - Ana Paula Noronha Barrére ■ Fabiana Mesquita e Silva

12. Atuação do Voluntariado na Oncologia – Experiência do Voluntariado HIAE 113
    - Iris Ruggi Trabulsi ■ Ariani Paiva Ariosi

13. Desafios da Interdisciplinaridade no Cotidiano da Equipe de Saúde 121
    - Fernando César de Souza ■ Denise Tiemi Noguchi

14. Relato de Experiência da Equipe de Medicina Integrativa do Centro de Oncologia e Hematologia do HIAE 127
    - Paulo de Tarso Ricieri de Lima ■ Denise Tiemi Noguchi
    - Adriana Cajado O. Gasparini ■ Fabio Ricardo de Souza Romano
    - Fernanda Burmeister de Campos Pires ■ Márcia Fernandes Prieto
    - Maria Ester Azevedo Massola ■ Romina Orefice Pardi Guelmann

Índice Remissivo 139

Capítulo 1

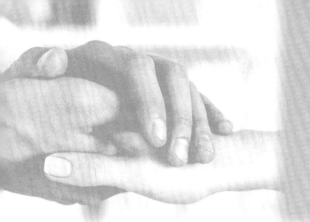

Maria Carolina Braga Tuma

Fatores de Estilo de Vida, Câncer e Epigenética – Evidências, Desafios e Perspectivas

≡ Introdução

Estilo de vida é um conceito que engloba hábitos, atitudes, gostos, padrões morais e comportamentos de um indivíduo ou grupo. Refere-se ao caráter básico de uma pessoa, estabelecido no início da infância, que se reflete na saúde na idade adulta. Fatores de estilo de vida afetam qualidade de vida, bem como o risco de desenvolver doenças. Condições socioeconômicas, como a urbanização e o aumento das horas de trabalho, estão levando a níveis reduzidos de atividade física e aumentos no consumo de alimentos com alto índice glicêmico e densos em calorias, elevando o risco e a incidência de doenças crônicas, como o câncer. Atualmente, os cânceres, em sua maioria, podem ser prevenidos, seja evitando fatores de risco ou por outras estratégias de prevenção.

Fatores de risco dependentes de estilo de vida associados ao câncer incluem tabagismo, dieta, consumo de bebidas alcoólicas, exposição solar, poluentes ambientais, infecções, estresse, obesidade, inatividade física e comportamento sedentário, bem como a não adesão a regimes de tratamento para câncer. Esses fatores têm impacto no risco, progressão e desfechos do câncer.

Evidências indicam que de todas as mortes relacionadas com o câncer, cerca de 25-30% são devidas ao tabagismo, cerca de 30 a 35% estão ligadas à dieta, cerca de 15-20% são decorrentes de infecções e o restante se deve a diversos fatores, como radiação, estresse, atividade física e poluentes ambientais.[1] Até 50% dos cânceres poderiam ser evitados pela adoção de um estilo de vida saudável.[2]

Na Medicina Integrativa, na qual o foco está no indivíduo e o cuidado aborda aspectos mentais, emocionais e físicos do processo de cura, é imperativo que fatores de estilo de vida sejam considerados na escolha e combinação de terapias integrativas com cuidados convencionais.

O objetivo deste capítulo é apresentar as evidências mais relevantes do impacto de fatores de estilo de vida sobre o câncer, afetando risco e sobrevivência, além de discutir os desafios e as perspectivas futuras nesse campo. Não serão abordados aspectos terapêuticos, porém os tópicos discutidos têm valor tanto em prevenção quanto em tratamento de câncer.

≡ Como os fatores ambientais e de estilo de vida afetam a saúde?

Somente 5-10% de todos os casos de câncer podem ser atribuídos a defeitos genéticos, enquanto os restantes 90-95% têm origem no meio ambiente e estilo de vida.[1] Diversos tipos de câncer associados a defeitos genéticos estão mostrados na Figura 1.1. Todo câncer é resultado de múltiplas mutações; no entanto, o impacto dessas mutações muitas vezes é resultado de interações com o meio ambiente.[1] Craig Venter, que liderou o sequenciamento do genoma humano, declarou: "Nossos genes têm pouco impacto nos resultados da vida. Nossa biologia é muito complicada para isso e lida com centenas de milhares de fatores independentes. Os genes podem nos dar informações úteis sobre o risco aumentado de uma doença, mas na maioria dos casos não determinam a causa ou a incidência real da doença.

A maioria dos processos biológicos virá da interação complexa de todas as proteínas e células que trabalham com fatores ambientais, não guiados diretamente pelo código genético." (https://www.indiatoday.in/magazine/cover-story/story/20080331-dna-of-the-future-735766- -2008-03-20).

Comprovando o papel do meio ambiente no câncer, à medida que as pessoas migram de um país para outro, suas chances de serem diagnosticadas com doenças crônicas não são determinadas pelo país de origem, na maior parte das vezes, mas pelo país para onde migram.[1] Por exemplo, asiáticos têm uma incidência 25 vezes menor de câncer de próstata e uma incidência dez vezes menor de câncer de mama do que os residentes de países ocidentais; no entanto, essas taxas aumentam bastante depois que os asiáticos migram para o ocidente (http: //wcrf.org).

Figura 1.1
Diagrama representando a distribuição dos fatores de risco para diversos tipos de câncer.

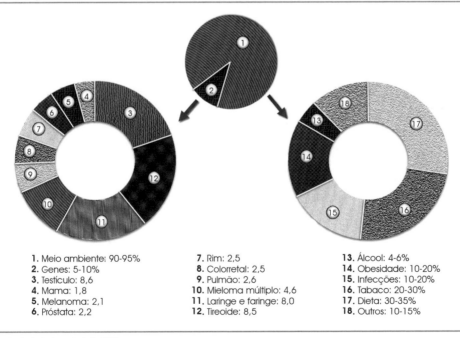

1. Meio ambiente: 90-95%
2. Genes: 5-10%
3. Testículo: 8,6
4. Mama: 1,8
5. Melanoma: 2,1
6. Próstata: 2,2
7. Rim: 2,5
8. Colorretal: 2,5
9. Pulmão: 2,6
10. Mieloma múltiplo: 4,6
11. Laringe e faringe: 8,0
12. Tireoide: 8,5
13. Álcool: 4-6%
14. Obesidade: 10-20%
15. Infecções: 10-20%
16. Tabaco: 20-30%
17. Dieta: 30-35%
18. Outros: 10-15%

Fonte: adaptada de Anand et al., 2008.

Um bom candidato para mediar o impacto de fatores ambientais sobre o câncer é a epigenética. Descomplicando, a epigenética trata de mudanças na atividade genética sem alteração do código genético, isto é, mecanismos importantes na regulação da expressão gênica que não envolvem mudanças na sequência de DNA *per se* e, portanto, não alteram o genoma. Esses mecanismos incluem metilação de DNA, alterações de histonas e modificações pós-transcricionais, e mecanismos baseados em RNA, ilustrados na Figura 1.2 (para mais informações, ver Apêndice sobre Epigenética). Dessa maneira, os mecanismos epigenéticos funcionam como uma interface entre os fatores ambientais e o genoma. O conjunto dessas mudanças químicas compõe o epigenoma de um indivíduo. Fatores ambientais de estresse causam desregulação do epigenoma, que podem perturbar vários processos celulares e aumentar o risco de câncer.[3] Em nível celular, alterações epigenéticas aberrantes podem desequilibrar processos-chave, como controle de transcrição, reparo de DNA, controle do ciclo celular e desintoxicação de carcinogênicos, que, por sua vez, também podem ser modulados por fatores ambientais, definindo não só o fenótipo da doença, mas também possíveis biomarcadores.[3] No câncer, hiper- ou hipometilação de promotores gênicos e de microRNA afetam expressão de muito mais genes do que as mutações. Assim, o câncer é consequência da combinação de alterações genéticas e epigenéticas induzidas por fatores ambientais que desencadeiam ativação ou inativação inadequada de genes específicos que levam à transformação neoplásica.[4] A Figura 1.3 ilustra a combinação de fatores ambientais relacionados com o câncer de cólon, e os respectivos alvos epigenéticos.

≡ Fatores de risco de estilo de vida e prevenção de câncer

Comportamentos de estilo de vida que podem ser modificados – como atividade física, comportamento sedentário e dieta – podem explicar uma grande parcela das

Figura 1.2
Diagrama representando os mecanismos epigenéticos que mediam o efeito de fatores de estilo de vida e meio ambiente sobre a expressão gênica, impactando o risco de câncer.

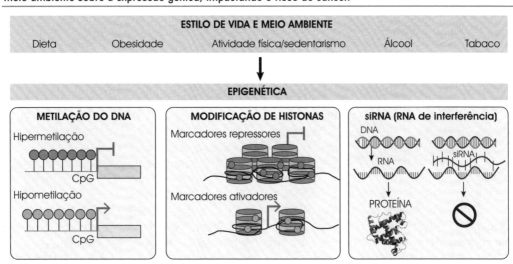

Fonte: autoria própria.

Figura 1.3
Diagrama mostrando os diferentes fatores de risco e os principais alvos epigenéticos para o câncer de cólon.

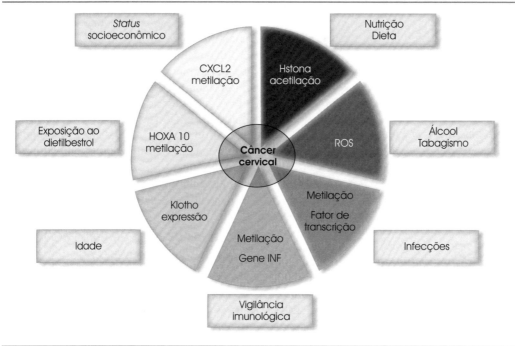

Fonte: adaptada de Kabekkodu et al., 2017.

diferenças na incidência de câncer. Um esforço conjunto para monitorar esses fatores ao longo do tempo é conduzido pelo Projeto de Atualização Contínua (CUP) do World Cancer Research Fund (WCRF) (http://www.wcrf.org/int/research-we-fund/continuous-update-project-cup), um programa em andamento que analisa pesquisas globais sobre o impacto de dieta, nutrição, atividade física e peso sobre risco de câncer, prevenção e sobrevivência. Os resultados do CUP são utilizados para atualizar as Recomendações do WCRF para a Prevenção do Câncer,[5] resumidas na Tabela 1.1. Adesão às recomendações do WCRF está associada à redução no risco de morte por câncer para vários tipos de câncer. Embora o CUP interprete dados de várias fontes, considera somente as evidências convincentes, levando em consideração: (1) o desenho do estudo (tipo, tamanho da amostra, heterogeneidade dos indivíduos, exclusão de erros aleatórios e sistemáticos) e (2) as metodologias utilizadas para coleta e análise de dados (erros de medição, autorrelatos, viéses).

Um estudo caso-controle na Espanha,[6] por exemplo, demonstrou que mudanças associadas à adesão às recomendações do WCRF para a prevenção do câncer (gordura corporal, atividade física, alimentos e bebidas que promovem ganho de peso, alimentos vegetais, alimentos animais e bebida alcoólica) foram associadas a 25% menos risco de câncer colorretal e 15% menos risco de câncer de mama. Não se observou nenhum impacto sobre o risco de câncer de próstata, consistente com resultados de outros estudos.[7] A avaliação de estilo de vida e meio ambiente sobre câncer de próstata é dificultada pelo crescimento lento do tumor.[8]

Tabela 1.1
Recomendações do World Cancer Research Fund (WCRF) para prevenção de câncer.

	Gordura corporal
	• Certifique-se de que o peso corporal durante o crescimento na infância e adolescência fique próximo ao limite inferior de índice de massa corpórea (IMC) até os 21 anos • Mantenha o peso corporal dentro do intervalo normal de IMC a partir de 21 anos • Evite o ganho de peso e o aumento da circunferência da cintura durante a vida adulta
	Atividade física
	• Seja moderadamente ativo ativo, com o equivalente a uma caminhada rápida, de pelo menos 30 minutos, todos os dias • Conforme melhorar o condicionamento físico, tenha como meta aumentar para 60 minutos ou mais de atividade moderada ou 30 minutos ou mais de atividade física vigorosa todos os dias • Limite hábitos sedentários, como assistir televisão
	Nutrição
Alimentos e bebidas que promovem ganho de peso	• Limite os alimentos processados ricos em energia (teor energético superior a 225-275 kcal por 100 g) • Evite bebidas açucaradas
Alimentos de origem vegetal	• Coma todos os dias pelo menos cinco porções (pelo menos 400 g) de uma variedade de vegetais (legumes e verduras) sem amido e de frutas • Coma cereais (grãos) relativamente não processados e/ou leguminosas em todas as refeições • Limite alimentos refinados, ricos em amido
Alimentos de origem animal	• Limite o consumo de carnes vermelhas (como carne bovina, porco e cordeiro) • Evite carnes processadas
Bebidas alcoólicas	• Evite o consumo de bebidas alcoólicas • Se consumido, limite o álcool para um máximo de 2 bebidas por dia (homens) e 1 bebida por dia (mulheres)
Preservação e processamento	• Evite alimentos salgados, ou preservados no sal (preservar alimentos sem usar sal) • Limite o consumo de alimentos processados e com sal adicionado para garantir uma ingestão de menos de 6 g de sal (2,4 g de sódio) por dia • Não coma cereais ou legumes mofados
	Suplementos de dieta
	• Preencha as necessidades nutricionais apenas pela dieta • Não use suplementos para proteger contra câncer
	Amamentação
	• Tenha como meta amamentar infantes pelo menos até seis meses (somente leite materno) e continue com alimentação complementar depois disso

Além dos hábitos de saúde estarem relacionados com risco alterado para vários tipos de câncer, as avaliações iniciais podem ter valor preditivo. Um modelo de Previsão de Risco de Estilo de Vida testado na Coreia – considerando índice de massa corporal (IMC), atividade física, tabagismo e consumo de carne e bebidas alcoólicas – mostrou resultados promissores na identificação de homens com alto risco de desenvolver câncer de próstata, com potencial para uso em triagem e prevenção.[9]

Dentre os parâmetros comportamentais e ambientais evitáveis, os principais fatores de risco estão relacionados com a dieta e a inatividade física. O uso de substâncias aditivas e a exposição à poluição do ar também têm um impacto significativo no desenvolvimento geral do câncer, sobretudo no câncer de pulmão.[10] A fração de câncer atribuída a poluentes químicos no mundo é de cerca de 35%.

Os efeitos combinados do consumo de tabaco, da baixa ingestão de frutas e vegetais, da poluição atmosférica urbana e da fumaça interior gerada pelo uso doméstico de combustíveis sólidos são responsáveis por 76% das mortes por câncer de pulmão. Para câncer de ovário, a principal causa de morte entre os cânceres ginecológicos, além de fatores de risco não modificáveis, também existem alguns passíveis de alteração. Mudanças de estilo de vida, como exercícios regulares e dieta saudável, parecem reduzir o risco da doença.[11] O câncer de mama, o mais diagnosticado em mulheres no mundo todo, é muitas vezes associado a distúrbios psicológicos de longo prazo, dor crônica, fadiga e qualidade de vida prejudicada. Apoio social inadequado e ocorrência de estresse grave nos últimos cinco anos parecem aumentar o risco de câncer de mama.[12] Um estudo quantitativo transversal, isto é, numa fatia da população num dado momento, avaliou mais de 800 mulheres quanto à sua disposição para mudar hábitos de saúde se elas soubessem o seu risco de câncer de mama e de câncer de ovário.[13] Os resultados indicam que mais de 70% estariam dispostas a se esforçar para ter uma vida mais saudável e apenas 14% julgaram não valer a pena mudar de estilo de vida. Considerando que a maioria dos testes genéticos e epigenéticos preditivos ainda não faz parte da prática clínica em geral, sobretudo da saúde pública, faz sentido incentivar todas as mulheres a ter estilos de vida mais saudáveis.

■ Atividade física e comportamento sedentário

Há muito tempo a atividade física tem sido associada à redução no risco de câncer. Evidências recentes indicam uma associação inversa entre atividade física e um risco aumentado de mais de dez tipos de câncer, incluindo câncer colorretal e adenomas avançados, câncer de endométrio e câncer de mama. Resultados semelhantes foram encontrados para câncer gástrico, pancreático, e de ovário, mas não para câncer de próstata.[14] Atividade física reduz o risco de câncer de cólon em até 25% em homens e mulheres de forma dose-dependente, isto é, quanto mais atividade, menor o risco.[15]

Com relação ao comportamento sedentário, as evidências mais fortes são de associação com riscos aumentados para a incidência de câncer colorretal e endometrial (54 e 66%, respectivamente).[16]

As diretrizes dietéticas para os americanos no período 2015-2020 incluem as seguintes recomendações de atividade física: adultos devem fazer pelo menos 150 minutos de atividade física de intensidade moderada semanal e exercícios de fortalecimento muscular em dois ou mais dias por semana.[17]

Atualmente, é consenso que a atividade física pode reduzir o risco de câncer, no entanto as bases biológicas para esse efeito ainda não foram completamente estabelecidas. É claro que a atividade física tem um impacto na manutenção de um peso saudável; no entanto, outros benefícios da atividade física incluem alterações nos níveis de insulina circulante e inflamação. Os efeitos da atividade física sobre imunidade, epigenética e microbioma estão sendo avaliados em vários estudos.[14]

Uma hipótese promissora é que a atividade física pode afetar diretamente a capacidade do músculo de secretar proteínas e outros fatores.[23] O tecido adiposo secreta adipocinas, que favorecem um ambiente inflamatório crônico que, por sua vez, origina processos patológicos, como aterosclerose e resistência à insulina, sobretudo em condições de obesidade; os músculos esqueléticos produzem miocinas, responsáveis por alguns dos benefícios do exercício para a saúde e por contrapor os efeitos nocivos das adipocinas pró-inflamatórias. A inatividade física provavelmente leva a uma resposta alterada da sinalização por miocinas, o que pode ser um mecanismo para a associação entre sedentarismo e muitas doenças crônicas, incluindo câncer.[18] Pesquisas recentes sugerem ainda que atividade física possa afetar comprimento de telômeros, um fator preditivo independente para câncer e outras doenças crônicas, bem como ter efeitos extensos sobre a microbiota.[14]

■ Padrões de dieta

Associações entre nutrientes ou componentes específicos da dieta e seu impacto no risco de câncer têm sido extensamente avaliadas. Resultados de estudos epidemiológicos mostram consistentemente que a inclusão de cereais integrais, fibras, frutas e vegetais nas dietas está associada à redução de risco de vários tipos de câncer.

Uma revisão recente das evidências de relações entre dieta e câncer de mama, câncer de próstata e câncer colorretal, sugere que a associação mais forte e mais consistente foi a de risco diminuído de câncer de mama (do tipo com receptor negativo de estrogênio) e a dieta de início da vida, ou seja, antes dos 8 anos, quando os hábitos alimentares são estabelecidos.[14]

Há uma grande dificuldade quanto aos níveis de evidência gerados por estudos observacionais epidemiológicos. Projetados para associar possíveis fatores ao risco de doença, estão sujeitos a várias fontes de viés, muitas vezes ignoradas. Quando evidências de que um componente dietético está associado a um risco reduzido de câncer são geradas por um estudo epidemiológico, deve ser conduzido um estudo randomizado para testar essa possibilidade e garantir que as diferenças entre ingestão alta e baixa do nutriente em questão são devidas ao próprio nutriente e não a outras diferenças na dieta. Até o momento, os ensaios clínicos randomizados não demonstraram associações conclusivas entre o consumo específico de nutrientes e a incidência de câncer.[14] Os resultados conflitantes entre ensaios randomizados e estudos epidemiológicos podem ser explicados por vários motivos: (1) quando um componente da dieta é modificado, necessariamente outros componentes também são alterados. Por exemplo, uma diminuição na ingestão de gordura pode resultar em um aumento da ingestão de carboidratos ou proteínas, e um aumento na ingestão de frutas e vegetais pode ser acompanhado por uma diminuição da ingestão de gordura total ou saturada. (2) Os resultados de estudos epidemiológicos variam de acordo com o tipo de frutas, legumes e verduras, prejudicando as estimativas de risco resultantes. Por exemplo, verduras de folhas verdes parecem reduzir alguns tipos de câncer, mas legumes ricos em carboidratos não. Além disso, não se sabe ao certo como eles interagem uns com os outros. (3) As interações complexas de dose-resposta com vitaminas, minerais e outros micronutrientes dependem das concentrações iniciais, que muitas vezes não são medidas. (4) Finalmente, os achados para uma população ampla de estudo podem diferir de subpopulações menores.

Por essas razões, faz sentido concentrar esforços na avaliação de padrões alimentares em vez de investigar certos alimentos ou nutrientes específicos. Pesquisas com a dieta mediterrânea,[24] por exemplo, mostraram correlações positivas com redução de câncer endometrial e colorretal.[19]

Para caracterizar a qualidade da dieta, são usados vários índices, como o Índice de Qualidade de Dieta ou IQD (*Healthy Eating Index*, HEI) – já validado para Brasil,[20] o Índice Alternativo de Alimentação Saudável (*Alternate Healthy Eating Index*, AHEI), o índice da dieta DASH (*Dietary Approach to Stop Hypertension*), o Índice da Dieta Mediterrânea (*Mediterranean Diet Score*, MDS) e o Índice Inflamatório Dietético (DII), desenvolvido para avaliar o potencial inflamatório da dieta. De fato, a proposta de uma dieta anti-inflamatória, com base na dieta Mediterrânea e nas dietas asiáticas, tem ganhado bastante interesse. Já a densidade de energia dietética, embora fortemente associada a distúrbios metabólicos relacionados com o câncer, como obesidade e síndrome metabólica, não apresentou associação significativa com o risco de câncer de mama, endometrio, ovário e colorretal.[21]

Em suma, a evidência mais consistente de como os padrões alimentares afetam o câncer é que a inclusão de cereais integrais, fibras, frutas e vegetais folhosos de baixo índice glicêmico na dieta está associada a uma redução no risco de câncer. Além das recomendações do WCRF (Tabela 1.1), uma boa fonte de orientação é o guia mais recente de diretrizes dietéticas para americanos (2015–2020 *Dietary Guidelines for Americans*).[17] No Brasil, o guia alimentar de 2014 é uma fonte rica em orientações (http://bvsms.saude.gov.br/bvs/publicacoes/guia_alimentar_populacao_brasileira_2ed.pdf).

▪ Tabaco

O uso do tabaco é a causa de morte mais evitável em nossa sociedade. A estimativa para 2017 foi de que cerca de 1 em 5 das mortes por câncer nos EUA seriam causadas por tabagismo (https://www.cancer.org/content/dam/cancer-org/cancer-control/en/booklets-folhetos/tabaco-e-câncer-fato-folha.pdf.). A prevalência de tabagismo está diminuindo lentamente em países desenvolvidos; no entanto, nos países em desenvolvimento, onde está cerca de 85% da população mundial, ela está aumentando.

O tabagismo representa cerca de 25-30% de todas as mortes por câncer e 87% das mortes por câncer de pulmão, que é a principal causa de morte por câncer. Cerca de metade das pessoas que continuam a fumar poderá ter uma morte prematura de doenças relacionadas com o tabagismo e sofrer problemas de saúde crônicos, como bronquite crônica, enfisema, diabetes e doenças cardiovasculares. Além do câncer de pulmão, o tabagismo aumenta o risco de câncer de cavidade oral e faringe, laringe, esôfago, pâncreas, colo uterino, rim, bexiga, estômago, cólon e reto e fígado, bem como leucemia mieloide aguda (https://www.cancer.org/content/dam/cancer-org/cancer-control/en/booklets-flyers/tobacco-and-cancer-fact-sheet.pdf). A Agência Internacional de Pesquisa sobre Câncer (IARC) concluiu recentemente que o tabagismo causa câncer de mama em mulheres, e o cirurgião geral dos EUA concluiu que o tabagismo aumenta o risco de câncer de próstata em estágio avançado. A exposição ao fumo passivo causa cerca de 7.000 mortes por câncer de pulmão por ano, além de elevar o risco de doenças pulmonares, como doença arterial coronariana e ataques cardíacos em adultos que não fumam.

Além dos cigarros, os produtos de tabaco para consumo oral ou mesmo sem fumo causam câncer – da cavidade oral, esôfago e pâncreas – e lesões pré-cancerosas de boca, além de poder estimular o vício de nicotina. Portanto, o uso desses produtos não é considerado um substituto seguro para desistir de fumar. Cigarros eletrônicos – dispositivos para inalação de vapor a partir de um líquido com nicotina, propilenoglicol e/ou glicerina vegetal, outros produtos químicos e aromatizantes – fornecerem níveis mais baixos de agentes cancerígenos do que os cigarros convencionais, mas expõem os usuários a níveis altos de partículas ultrafinas e outras toxinas. Por isso, podem aumentar muito os riscos de doenças pulmonares e cardiovasculares não cancerosas, com taxas de mortalidade semelhantes às de cigarros convencionais.[22]

O tabaco contém pelo menos 50 agentes cancerígenos, muitos dos quais têm associação direta ao câncer de pulmão. Exposição à fumaça do tabaco também pode deixar marcas no perfil de metilação do DNA[23] e uma assinatura de longa duração da exposição ao tabagismo,[24] isto é, alterações que persistem por muitos anos mesmo após parar de fumar. Essas alterações epigenéticas são um mecanismo em potencial para os efeitos negativos do tabaco sobre a saúde. Em estudos recentes, tem sido relatada a metilação de genes novos com relação aos mecanismos biológicos conhecidos do tabaco. Esses sítios de metilação são alvos terapêuticos em potencial para prevenção ou tratamento, além de servir como biomarcadores sensíveis e estáveis da exposição ao tabaco durante a vida.[24]

Fumantes passivos também têm alterações no epigenoma. O fumo passivo durante a gestação promove transformações epigenéticas na mãe e na criança e agrava quadros de asma alérgica e displasia broncopulmonar.[25]

Outro mecanismo epigenético do tabagismo é a ativação do fator de transcrição NF-κB,[26] um marcador inflamatório, que também é um mediador epigenético da expressão de microRNA.[27] Assim, agentes anti-inflamatórios que suprimem a ativação de NF-κB podem ter aplicações contra os efeitos do cigarro. Compostos anticancerígenos naturais, como a cúrcuma e outros fitoquímicos, podem bloquear o NF-κB induzido pela fumaça de cigarro,[28] ou seja, podem reduzir os efeitos cancerígenos do tabaco.

■ Álcool etílico

A associação entre o consumo de bebida alcoólica e vários tipos de câncer é cientificamente bem estabelecida e parece ser dose-dependente.[29,30] O Comitê de Prevenção de Câncer da Sociedade Americana de Oncologia Clínica (ASCO, https://www.asco.org) tem tomado uma posição proativa para minimizar a exposição excessiva ao álcool etílico, visando à prevenção do câncer.

O consumo de bebidas alcoólicas é um fator de risco significativo para certos cânceres de cabeça e pescoço, sobretudo da cavidade oral, faringe e laringe.[31] Para câncer de faringe e cavidade oral, os riscos são bem maiores para as pessoas que consomem bebidas alcoólicas e usam tabaco.[32,33] Álcool etílico também é um fator de risco para o carcinoma de esôfago de células escamosas. Além disso, pessoas que herdam deficiência de aldeído desidrogenase 2 (ALDH2) – enzima que metaboliza o álcool etílico em formas não tóxicas, apresentam riscos ainda mais altos desse tipo de carcinoma[30,34] Essa mutação é comum entre pessoas de descendência asiática. Chineses, coreanos e japoneses também podem ter uma forma superativa da enzima álcool desidrogenase (ADH), produzindo grandes quantidades de acetaldeído, com um risco aumentado de câncer de pâncreas.[35] A principal causa de câncer de fígado, o carcinoma hepatocelular, é o consumo de álcool etílico.[36] Mais de uma centena de estudos epidemiológicos consistentemente encontraram um risco de câncer de mama aumentado associado à ingestão de bebida alcoólica na vida adulta, mesmo em baixas quantidades. Estimativas sugerem que mesmo o consumo moderado, ou seja, um pouco menos do que uma bebida ou 10 g de álcool por dia, aumenta o risco de câncer de mama em 7-12%.[37,38] Resultados semelhantes foram relatados para câncer colorretal.[39] Para câncer de pâncreas, ovário, próstata, estômago, útero e bexiga, não foram encontradas associações com evidências consistentes.

Existem várias maneiras pelas quais o álcool contribui para o desenvolvimento e a progressão do câncer: (1) metabolizando o etanol em acetaldeído, um químico tóxico e um provável carcinógeno que pode danificar DNA e proteínas; (2) gerando espécies reativas de oxigênio, que podem danificar DNA, proteínas e lipídios por processos oxidativos; (3) prejudicando o metabolismo e a absorção de uma variedade de nutrientes que podem estar associados ao risco de câncer, incluindo vitamina A, folato, vitamina C, vitamina D, vitamina E e carotenoides; (4) aumento dos níveis sanguíneos de estrógeno, um hormônio ligado ao risco de câncer de mama. Além disso, o consumo crônico de álcool etílico leva ao metabolismo alterado de carboidratos; indução de morte celular; mudanças na permeabilidade mitocondrial. Muitos desses efeitos são mediados por eventos epigenéticos. Álcool etílico e seus metabólitos podem se ligar a fatores de transcrição e/ou modificar a estrutura da cromatina, alterando padrões de expressão gênica.[40] Por exemplo, níveis de metabólitos, como nicotinamida adenina dinucleotida (NAD), adenosina trifosfato (ATP) e s-adenosil metionina (SAM), alteram enzimas epigenéticas: reduções significativas nos níveis de SAM ocasionam hipometilação do DNA e alterações na proporção de NAD+/NADH impactam mecanismos regulatórios epigenéticos. Um maior entendimento dessas mudanças epigenéticas pode identificar novos alvos para tratamentos que visam reduzir a instabilidade genômica induzida pelo álcool etílico. Ainda assim, reduzir o consumo de bebidas alcoólicas em pessoas com risco aumentado é uma solução mais prática.

■ Obesidade

A obesidade é um problema de saúde global que deverá aumentar muito nas próximas décadas, tanto em gravidade quanto no número de pessoas afetadas. Em 2013, cerca de 640 milhões de adultos e 110 milhões de crianças e adolescentes foram considerados obesos no mundo. Quase todas as evidências que ligam obesidade ao risco de câncer vêm de grandes estudos de coorte, um tipo de estudo observacional que não estabelece causalidade. ainda assim, os resultados consistentemente indicam que excesso de peso ou obesidade aumentam o risco de incidência de pelo menos 13 tipos de câncer, com evidências mais definitivas para câncer de mama pós-menopausa, câncer colorretal e endometrial.[41] A Tabela 1.2 resume as associações entre obesidade e vários tipos de câncer.

A obesidade está associada a hipertrofia de adipócitos, disfunção mitocondrial e estresse oxidativo, que promovem sinalização proinflamatória, secreção de adipocinas e morte celular, resultando em inflamação de baixo grau.[14] Ao longo do tempo, desenvolve-se uma inflamação crônica de baixo nível, que pode causar danos ao DNA, que por sua vez levam ao câncer. Alguns estudos também têm associado metilação diferencial a obesidade e risco de doenças cardiovasculares.[42] É provável que se encontre assinaturas de metilação comuns em câncer e obesidade.

■ Infecções

Vários vírus estão ligados ao câncer em seres humanos. O câncer cervical ou de colo de útero, induzido por vírus do papiloma humano (HPVs), é um ótimo exemplo da influência dos estilos de vida e do meio ambiente no câncer induzido por infecção.

O câncer cervical é o segundo câncer mais comum entre as mulheres (https://www.cancer.org), com mais de 528 mil novos casos e mortalidade estimada em mais de 266.000 por ano.[43] O acúmulo de vírus HPV nas células ao longo do tempo pode levar a carcinogênese. A progressão do câncer cervical é um processo complexo que envolve alterações genéticas e epigenéticas nas principais vias e genes reguladores.[44] Na maioria das pessoas, o sistema imunológico controla ou elimina a infecção pelo HPV com o tempo, e quando isso não ocorre a única opção terapêutica é a remoção das células infectadas. O desenvolvimento de vacinas tem efeito preventivo contra certos tipos de câncer induzido por vírus,[45] mas as vacinas só têm efeito protetor se administradas antes da exposição ao vírus.

A carcinogênese cervical é um exemplo de como as infecções induzem o câncer por uma etiologia multifatorial, que inclui, além da própria infecção, *status* socioeconômico, tabagismo, nutrição, idade precoce na primeira relação sexual, paridade múltipla e uso de contraceptivos orais.[46]

O entendimento atual sugere que a infecção com HPV, apesar de ser o principal fator de risco, por si só não é suficiente para a tumorigênese; alterações genéticas e epigenéticas adicionais são necessárias para a transformação maligna das células epiteliais. Isso é consistente com os outros fatores de risco associados ao câncer cervical, como tabagismo, consumo de bebidas alcoólicas, múltiplas infecções virais e bacterianas, contraceptivos orais e deficiência dietética. Estes podem impactar direta ou indiretamente as vias regulatórias das células epiteliais, levando a aberrações que, em

Tabela 1.2
Evidências para a obesidade como fator de risco para vários tipos de câncer.

Tipo de câncer	Fator de risco	Referências
Câncer endometrial	4 vezes (pessoas com sobrepeso e obesas) e 7 vezes (extremamente obesas)	Setiawan VW, Yang HP, Pike MC, et al. Type I and II endometrial cancers: have they different risk factors? Journal of Clinical Oncology 2013;31(20):2607-618. Dougan MM, Hankinson SE, Vivo ID, et al. Prospective study of body size throughout the life-course and the incidence of endometrial cancer among premenopausal and postmenopausal women. International Journal of Cancer 2015;137(3):625-37.
Adenocarcinoma de esôfago	2 vezes (pessoas com sobrepeso e obesas) e > 4 vezes (extremamente obesas)	Hoyo C, Cook MB, Kamangar F, et al. Body mass index in relation to oesophageal and oesophagogastric junction adenocarcinomas: a pooled analysis from the International BEACON Consortium. International Journal of Epidemiology 2012;41(6):1706-18.
Câncer gástrico	< 2 vezes (obesas)	Chen Y, Liu L, Wang, et al. Body mass index and risk of gastric cancer: a meta-analysis of a population with more than ten million from 24 prospective studies. Cancer Epidemiology, Biomarkers & Prevention 2013;22(8):1395-1408.
Câncer de fígado	2 vezes (pessoas com sobrepeso e obesas)	Campbell PT, Newton CC, Freedman ND, et al. Body mass index, waist circumference, diabetes, and risk of liver cancer for U.S. adults. Cancer Research 2016;76(20):6076-83.
Câncer de rim	> 2 vezes (pessoas com sobrepeso e obesas)	Wang F, Xu Y. Body mass index and risk of renal cell cancer: a dose-response meta-analysis of published cohort studies. International Journal of Cancer 2014;135(7):1673-86. Sanfilippo KM, McTigue KM, Fidler CJ, et al. Hypertension and obesity and the risk of kidney cancer in 2 large cohorts of US men and women. Hypertension 2014;63(5):934-41.
Câncer de pâncreas	1,5 vez	Genkinger JM, Spiegelman D, Anderson KE, et al. A pooled analysis of 14 cohort studies of anthropometric factors and pancreatic cancer risk. International Journal of Cancer 2011;129(7):1708-17.
Câncer colorretal	1,3 vez	Ma Y, Yang Y, Wang F, et al. Obesity and risk of colorectal cancer: a systematic review of prospective studies. PLoS One 2013;8(1):e53916.
Câncer de mama	1,1-1,4 vez (riscos maiores em mulheres pós-menopausa)	Renehan AG, Tyson M, Egger M, Heller RF, Zwahlen M. Body-mass index and incidence of cancer: a systematic review and meta-analysis of prospective observational studies. Lancet 2008;371(9612):569-578. Munsell MF, Sprague BL, Berry DA, Chisholm G, Trentham-Dietz A. Body mass index and breast cancer risk according to postmenopausal estrogen-progestin use and hormone receptor status. Epidemiologic Reviews 2014;36:114-136. Brinton LA, Cook MB, McCormack V, et al. Anthropometric and hormonal risk factors for male breast cancer: male breast cancer pooling project results. Journal of the National Cancer Institute 2014;106(3):djt465.
Meningioma	1,2 (sobrepeso) a 1,5 vez (obesos)	Niedermaier T, Behrens G, Schmid D, et al. Body mass index, physical activity, and risk of adult meningioma and glioma: A meta-analysis. Neurology 2015;85(15):1342-50.
Câncer de ovário	Aumento sutil no índice de massa corpórea (IMC)	Collaborative Group on Epidemiological Studies of Ovarian Cancer. Ovarian cancer and body size: individual participant meta-analysis including 25,157 women with ovarian cancer from 47 epidemiological studies. PLoS Medicine 2012;9(4):e1001200.
Câncer de tireoide	Aumento sutil no índice de massa corpórea (IMC)	Kitahara CM, McCullough ML, Franceschi S, et al. Anthropometric factors and thyroid cancer risk by histological subtype: Pooled analysis of 22 prospective studies. Thyroid 2016;26(2):306-18.

última instância, resultam em transformação celular.[46]

Estudos atuais sugerem vínculos entre estilos de vida, *status* socioeconômico e mudanças epigenéticas como fatores de risco importantes para câncer cervical. Exposição precoce aos fatores de risco em indivíduos com *status* socioeconômico mais baixo pode influenciar mudanças epigenéticas, ocasionando alterações de expressão gênica e consequente comprometimento dos mecanismos de defesa imunológica.

Processos epigenéticos de hipometilação global e hipermetilação regional contribuem para o processo de carcinogênese no câncer cervical.[46] Metilação aberrante de DNA foi observada em vários genes supressores de tumores envolvidos em ciclo celular, apoptose, reparo de DNA, diferenciação celular, transcrição e vias de sinalização que contribuem para a carcinogênese cervical.[47] Além disso, a hipometilação global de DNA parece ter um papel importante durante a progressão de condições pré-malignas para neoplasias malignas no câncer cervical. Nesse contexto, fatores de estilo de vida e ambiente podem ser modulados para prevenir o câncer cervical.

≡ Estilo de vida e sobrevivência ao câncer (*survivorship*)

Sobreviventes de câncer são pessoas que vivem com diagnóstico de câncer, incluindo aqueles que se recuperaram da doença, ou seja, são considerados sobreviventes antes, durante e após tratamento ativo. Pacientes de câncer em tratamento têm muitos efeitos adversos psicológicos e físicos resultantes do câncer e do tratamento, o que resulta em redução da qualidade de vida. Com o crescente envelhecimento global da população, o número de sobreviventes de câncer está aumentando. As recomendações do WCRF para todos os sobreviventes de câncer incluem: (a) receber cuidados nutricionais de um profissional devidamente treinado e, (b) se possível, seguir as recomendações de dieta, peso saudável e atividade física para prevenção de câncer (ver Tabela 1.1). Apesar dos benefícios comprovados de estilo de vida saudável e das diretrizes internacionais[5,48,49] para a grande maioria dos sobreviventes de câncer continua se comportando como a população em geral, com baixa adesão às recomendações. Em estudos recentes, por exemplo, apenas 5% dos sobreviventes avaliados seguiam as recomendações para atividade física, consumo regular de frutas e vegetais e não fumar.[50,51]

Uma avaliação recente de sobreviventes de câncer em tratamento – mais de três mil participantes com câncer de mama, colorretal, cabeça e pescoço, linfoma e outros –[52] sugere que o exercício pode melhorar a qualidade de vida geral logo após o término do programa de exercícios, melhorar a capacidade física e a maneira como a pessoa atua na sociedade, além de reduzir o cansaço durante e após o programa de exercícios. Os efeitos positivos do exercício foram maiores quando o exercício foi mais intenso. Resultados semelhantes foram obtidos para sobreviventes de câncer que não estavam sendo submetidos a tratamento.[53]

A maior parte das evidências sobre obesidade em sobreviventes de câncer vem de pessoas diagnosticadas com câncer de mama, próstata ou colorretal. Para esses tipos de câncer, a obesidade pode piorar vários aspectos da sobrevivência do câncer, incluindo qualidade de vida, recorrência e progressão do câncer, e prognóstico ou sobrevivência.[54] Para o câncer colorretal, o diagnóstico de diabetes tem valor prognóstico melhor do que o índice de massa corpórea (IMC).[55]

Intervenções para perda de peso em um ensaio clínico randomizado com sobreviventes de câncer de mama resultaram em perda de peso e alterações benéficas em biomarcadores associados a obesidade e prognóstico; no entanto, não se demonstrou benefício clínico real em termos de recorrência, prognóstico ou sobrevivência.[56-58] Esses resultados são consistentes com pesquisas em modelo animal, nas quais a normalização do peso por si só não foi suficiente para reverter os efeitos da obesidade crônica na reprogramação epigenética e nos sinais inflamatórios no microambiente do tumor de mama.[59] Na implementação de intervenções para controle de peso em sobreviventes de câncer de mama, além do uso de escalas específicas (como a Lista de Verificação de Sintomas de Teste de Prevenção de Câncer de Mama, BCPT), é importante avaliar os níveis de funcionamento mental e físico, para garantir a adesão e maximizar os benefícios da intervenção.[60]

Para o câncer de próstata, dado o crescimento em geral lento do tumor, cada vez mais as evidências sugerem que o tratamento precoce com cirurgia ou radiação tem pouco ou nenhum efeito preventivo na redução de mortalidade, deixando muitos homens com problemas urinários ou erécteis e outros efeitos colaterais.[61] A prática crescente tem sido manter a vigilância ativa para cânceres de próstata de baixo risco, deixando as opções de tratamento somente para quando a doença se mostrar agressiva.[61] Ainda não é conclusivo o impacto de mudanças no estilo de vida na sobrevivência do câncer de próstata, sobretudo de alto grau.

Outros aspectos da sobrevivência ao câncer (*survivorship*) serão abordados com profundidade em outro capítulo deste livro.

≡ Estilo de vida, câncer, inflamação e biomarcadores

É fundamental que se entenda como funcionam os efeitos de mudanças de hábitos de estilo de vida e o seu impacto sobre a saúde, sobretudo sobre o câncer.

Uma hipótese unificadora propõe que todos os fatores do estilo de vida associados ao desenvolvimento de câncer e todos os que podem prevenir câncer estejam ligados por inflamação crônica. De fato, existem várias linhas de evidência entre inflamação crônica

e vias de sinalização tumorigênicas.[1] Inflamação envolve interação entre células imunes, células inflamatórias, quimiocinas e citocinas. Mediadores pró-inflamatórios, como ciclo-oxigenase (COX) e lipoxigenase (LOX), podem levar, no microambiente tumoral, a sinalização para proliferação e sobrevivência de células malignas, angiogênese, metástase, subversão de imunidade adaptativa e resposta reduzida a hormônios e agentes quimioterapêuticos. Além disso, esses mediadores inflamatórios podem induzir instabilidade genética, resultando num acúmulo de alterações genéticas aleatórias em células cancerosas.[62] Vários estudos observacionais propõem uma associação entre mudanças de estilo de vida e redução nos marcadores de inflamação; no entanto, não estabelecem causalidade. No desenvolvimento de câncer colorretal, por exemplo, associado a estilo de vida sedentário, tabagismo, consumo de bebidas alcoólicas, menor atividade física, consumo de carne vermelha e alterações da microbiota, o óxido nítrico (NO) tem sido um marcador associado à metástase, apoptose e angiogênese.[63]

Interações entre dieta, comportamentos, fatores ambientais, genética, fatores inflamatórios, microbiota e imunidade têm implicações importantes para os efeitos de estilo de vida sobre a incidência e sobrevivência do câncer.[14]

≡ Estilos de vida, epigenética e câncer

Desenvolvimentos recentes em epigenética sugerem que muitos fatores alimentares e de estilo de vida desempenham um papel importante no início de várias doenças esporádicas e hereditárias. Acredita-se que as modificações epigenéticas facilitam a transformação maligna de células normais muito cedo, possivelmente por interações entre fatores genéticos e o meio ambiente (Figura 1.2), estando assim sujeitas à modulação por muitos fatores de risco. A especificidade, a dinâmica e a natureza reversível das modificações epigenéticas abrem oportunidades para novas intervenções preventivas, diagnósticas, prognósticas e terapêuticas.

Como exposto até aqui, fatores de estilo de vida e ambientais alteram progressão de câncer e modulam o epigenoma. Evidências de que a atividade física,[14] dietas específicas e drogas[46] afetam proteínas e enzimas epigenéticas, encorajam o uso de estratégias terapêuticas mais eficientes. A identificação dos moduladores para metilação do DNA, modificações das histonas e expressão de RNAs não codificados para vários tipos de câncer está em andamento graças ao desenvolvimento de tecnologia de ponta que está definindo o metiloma do câncer[46] (Ver Apêndice: Epigenética).

Pesquisas recentes têm nos ajudado a entender como o epigenoma muda em indivíduos e estados de saúde distintos. A resposta de certos pacientes com câncer a um dado tratamento pode ser predita a partir de padrões de metilação do DNA, ou seja, do *status* epigenético, durante o tratamento.[64] Possíveis relações entre *status* socioeconômico e estilo de vida, bem como seu impacto no *status* epigenético, vêm sendo investigadas. Estudos recentes mostraram uma associação entre *status* socioeconômico baixo e alterações epigenéticas.[65,66] Um exemplo relevante é a associação observada entre *status* socioeconômico baixo durante a adolescência e aumento de metilação, afetando o gene que codifica um transportador de serotonina, o que pode levar a um risco aumentado de doença mental. Essas descobertas são interessantes, sobretudo do ponto de vista das várias práticas de Medicina Integrativa, discutidas em outros capítulos deste livro.

Combinando o uso de biomarcadores convencionais de câncer (genéticos) com marcadores epigenéticos, uma estratégia interessante seria o uso de "biomarcadores homeostáticos", que resultam da resposta fisiológica ao câncer, ou seja, uma homeostase "nova" e alterada influencia não apenas o ambiente tumoral, mas também todo o organismo.[67]

Assim, nos próximos anos, espera-se que os achados epigenômicos sejam usados cada vez mais na determinação de diagnóstico, curso de tratamento e até mesmo custo de plano de saúde e seguro de vida. Um desafio vantajoso é que o perfil epigenético não é fixo, mas sujeito a alterações. Um indivíduo pode melhorar o seu epigenoma por mudanças na dieta, exercício ou outras intervenções sobre seu estilo de vida.

■ Dieta, microbioma, epigenética e câncer

O papel da nutrição na progressão e terapia do câncer tem sido alvo de investigação nas últimas duas décadas.[68-70] Está claro que a dieta pode induzir alterações epigenéticas, ocasionando alterações de expressão gênica que, por sua vez, podem ser fatores de predisposição para a carcinogênese. Dieta e nutrição podem influenciar o epigenoma ao longo da vida e podem até exibir efeitos transgeneracionais. Acredita-se que durante o desenvolvimento embrionário inicial, as marcas epigenéticas sejam apagadas e subsequentemente restabelecidas; portanto, é bem provável que as influências ambientais desempenhem um papel crucial durante esta fase.

Várias linhas de evidência mostram que os compostos nutricionais podem atingir o epigenoma. Compostos dietéticos como sulforafano, genisteína, cúrcuma, resveratrol e galato de epigalocatequina mostraram atividade anticancerígena por meio de mecanismos epigenéticos (revisados em Hardy *et al.*[70]). Por exemplo, sabe-se que a genisteína, um fitoestrógeno, diminui a atividade da metiltransferase de DNA (DNMT), levando à ativação transcricional de um gene importante no câncer cervical.[71] O folato é conhecido por regular vários processos biológicos, como o reparo do DNA e a metilação. Vários compostos parecem contribuir para a defesa contra a infecção por HPV.[72,73] A concentração de folato nas células cervicais e a metilação de genes supressores de tumores são fatores potenciais na persistência de HPV de alto risco.[74]

Outro componente essencial na tradução dos fatores de estilo de vida em impacto na saúde é o microbioma intestinal. Cada vez mais, o microbioma intestinal está implicado na etiologia do câncer, não apenas como agente infeccioso, mas também alterando a exposição a compostos dietéticos que influenciam o risco de doença. Embora a composição e o metabolismo do microbioma intestinal sejam influenciados pela dieta, o microbioma em si também pode modificar as exposições alimentares de modo benéfico ou prejudicial ao hospedeiro humano. Os micro-organismos do cólon metabolizam macronutrientes da dieta em metabólitos, que servem de cofatores críticos e reguladores alostéricos de processos epigenéticos, podendo alterar a expressão gênica e afetar o risco de câncer.[42,75]

Portanto, dieta e estado nutricional podem direcionar a maquinaria epigenética, levando a uma expressão imprópria de genes e instabilidade genômica, proporcionando crescimento às células e vantagem proliferativa que promovem a imortalização celular. É fundamental compreender o significado epigenético do microbioma intestinal e sua resposta a fatores alimentares para melhorar prevenção e terapia de câncer.

- **Envelhecimento, alterações epigenéticas e câncer**

"*Shift* epigenético", fenômeno que envolve mudanças genômicas na metilação do DNA em função da idade, está envolvido no envelhecimento e em distúrbios relacionados com a idade. Acredita-se que o padrão global de metilação do DNA seja alterado durante o processo de envelhecimento, o que pode levar a doenças geriátricas.[76] Várias assinaturas de metilação observadas nos tecidos normais como consequência do envelhecimento foram encontradas tanto em tumores como em lesões pré-cancerígenas.[77,78] Do mesmo modo, *Klotho*, um gene supressor de tumores e associado ao antienvelhecimento, está silenciado no câncer cervical[79] e alterado no câncer de cólon (Figura 1.3). As evidências experimentais disponíveis sugerem que a predisposição a alterações de metilação relacionadas ao envelhecimento e/ou a inibição de genes antienvelhecimento podem ser importantes para o câncer.

Sono e câncer – uma hipótese em avaliação

Uma plataforma multidimensional do grupo-controle de câncer do governo americano (https://cancercontrol.cancer.gov/brp/hbrb/images/8179_DCCPS_BRP_Matrix_Animation_Sleep_900x506.mp4) propõe avaliar evidências para alterações de sono – quantidade e qualidade – sobre risco e resultados clínicos em câncer. Inclui aspectos de pesquisa translacional (pesquisa básica/epigenética, desenvolvimento e avaliação de intervenções) e avaliação contínua de controle de câncer em vários níveis (prevenção, detecção/diagnóstico, tratamento e sobrevivência) e pretende responder às seguintes perguntas: (1) Há preditores genéticos da relação entre sono e câncer ou entre sono e fatores de risco para câncer (p. ex., obesidade)?; (2) Que fatores ambientais influenciam qualidade e duração do sono? Qualidade e duração do sono afetam frequência e níveis de comportamentos saudáveis? Alterações de sono e comportamentos saudáveis afetam níveis de marcadores associados a câncer?; (3) Como alterações no padrão de sono e comportamentos saudáveis afetam biomarcadores de câncer?; (4) Sono interage com outros comportamentos associados a câncer por autorregulação? Como?; (5) Intervenções de mudança de comportamento podem capitalizar em processos de sono para melhorar outros comportamentos saudáveis?; (6) Intervenções para melhora de sono afetam incidência de câncer?; (7) Intervenções para contrapor as interrupções de sono decorrentes de tratamento afetam enfrentamento e funcionamento psicossocial de pacientes com câncer?; (8) Intervenções de sono afetam adesão a medicamento em sobreviventes? Os resultados desse projeto irão clarear nosso entendimento do papel do sono em risco/prevenção, e sobrevivência ao câncer.

☰ Desafios e perspectivas

Pesquisadores de câncer enfrentam vários desafios e uma grande limitação é a falta de medidas diretas e a dependência de autorrelatos subjetivos quando se avaliam fatores do estilo de vida. Para intervenções de atividade física, o uso crescente de tecnologia, como dispositivos móveis, aliado a técnicas computacionais avançadas e abordagens de medicina de precisão, será realidade num futuro próximo. Para avaliar microbioma e metaboloma (o conjunto de todos os metabólitos em uma célula, fluido biológico, tecido ou indivíduo) como alvos importantes na prevenção do câncer, os obstáculos a ser superados incluem melhora na padronização de coleta de amostras de microbioma e validação dos estudos metabólicos.

Ensaios randomizados robustos e em larga escala são necessários para quantificar os efeitos de comportamentos de estilo de vida saudável na incidência, recorrência e sobrevivência do câncer. Ensaios emergentes desse tipo avaliando atividade física e fatores alimentares, e estudos mecanicistas de imunidade, inflamação, mecânica de matriz extracelular, regulação epigenética e transcricional, tradução de proteínas, interrupção circadiana e interações do microbioma com fatores de estilo de vida, serão cruciais para o avanço nessa área.[67] Desenhos de estudo cuidadosos aliados ao uso de tecnologia deverão preencher as lacunas no entendimento de como funcionam as intervenções de estilo de vida, além de fornecer biomarcadores confiáveis para avaliar sua eficácia.

Para otimizar as iniciativas de pesquisa e obter resultados clinicamente relevantes, o Departamento de Pesquisas de Comportamentos de Saúde (HBRB) do Instituto Nacional do Câncer (NCI) criou uma estrutura para priorizar sua pesquisa, na qual três linhas são propostas: (1) Pesquisa mecanicista, observacional e formativa, para entender melhor as influências e características de um determinado comportamento de risco de câncer e identificar alvos viáveis para a intervenção; (2) Desenho e teste de intervenções que conduzam a mudanças comportamentais "clinicamente significativas" – ou seja, associadas a melhores resultados de saúde; (3) Implementação de intervenções baseadas em evidências em contextos de saúde pública, clínicos e comunitários.

Embora existam muitas evidências para biomarcadores epigenômicos promotores de doença, essas ferramentas ainda não são aplicadas na medicina clínica de maneira ampla, sobretudo em serviços públicos. Para aplicá-las no contexto da medicina de precisão seria interessante responder algumas perguntas, tais como: Como é que se sabe que as medidas são precisas? Quais mudanças são transitórias e quais são biomarcadores reais da doença? Como comparar os resultados entre estudos e entre indivíduos? Quais as melhores maneiras de comparar diferentes tecnologias emergentes para medição e benefício máximo em relação à saúde de precisão? Muitos dos desafios associados à criação da medicina genômica personalizada são válidos também para a medicina epigenômica. Além do desafio técnico de resolver a base molecular complexa dos fenótipos clínicos, existem questões de privacidade e identificação do paciente, considerações éticas de edição do genoma ou epigenoma, dificuldades em obter acesso a diversas coortes de pacientes e alto custo dos cuidados individualizados.[80] Tanto a pesquisa e aplicação de medicina de precisão quanto a conduta clínica demandam um trabalho transdisciplinar.

Por fim, conscientes de que nem todos os aspectos de um estilo de vida são voluntários – mas influenciados ou determinados, por exemplo, pelo *status* socioeconômico e pela educação – é responsabilidade dos profissionais de saúde inspirar e educar seus pacientes, sem julgamento, sobre a importância dos fatores de estilo de vida para sua saúde. O número crescente de cursos de treinamento de *Coaching* de Saúde comprova a importância dessa atuação pelos profissionais de saúde, conscientizando e capacitando os pacientes ao autocuidado e autoeficácia na implementação de hábitos de vida mais saudáveis. As práticas de estilo de vida saudável devem ser promovidas ao longo da vida, tanto em nível individual como populacional, impulsionando peso corporal adequado e saúde metabólica ideal, para reduzir câncer globalmente.

Apêndice: Epigenética: bases teóricas, metiloma e epigenoma

- Metilação

Um dos mecanismos epigenéticos é a metilação da citosina que ocorre predominantemente nas sequências de dinucleotídeos CG, denominadas ilhas CpG (onde "p" simplesmente indica que "C" e "G" estão conectados por uma ligação fosfodiéster). A metilação ocorre sobretudo nas ilhas CpG, que são trechos curtos de DNA em que a frequência de CpG é maior do que em outras regiões; essas ilhas tipicamente ocorrem no local de início da transcrição dos genes, sobretudo nos genes de manutenção (*housekeeping genes*), ou perto deles. Cerca de 70% dos promotores humanos têm uma alta concentração de CpG. Nos genes expressos, as ilhas CpG dos promotores não são metiladas, o que às vezes é chamado de hipometilação. Em contraste, a hipermetilação dos sítios CpG no promotor de um gene inibe a expressão gênica. Curiosamente, a perda de expressão de genes ocorre dez vezes mais frequentemente pela hipermetilação das ilhas CpG promotoras do que pelas mutações. Semelhante aos SNPs (polimorfismos de nucleótido único), existem associações não aleatórias dos níveis de metilação do DNA entre os *loci* vizinhos. Para o estudo caso-controle de doenças complexas, é importante identificar a associação entre os tipos de combinação de níveis de metilação e doenças e fenótipos.

Metilação de DNA está associada a uma série de processos-chave, como a regulação da expressão gênica, envelhecimento e *imprinting* genômico. A metilação é o único parâmetro genômico flexível que pode alterar a função do genoma sob influência exógena. Constitui, assim, o elo principal, e até então ausente, entre genética, doença e meio ambiente, que supostamente execerá um papel decisivo na etiologia de praticamente todas as patologias humanas. A capacidade de detectar e avaliar metilação do DNA contribui de maneira precisa e eficiente para melhorar a compreensão do papel de metilação de DNA no desenvolvimento das doenças.

- Metiloma

Nos últimos anos, com o desenvolvimento da tecnologia de *chip* e sequenciação, como o Illumina Infinium HumanMethylation450 BeadChip (450 K methylation array; https://www.illumina.com/science/technology/beadarray-technology/infinium-assay.html) e a tecnologia de sequenciação de bisulfito (https://www.illumina.com/documents/products/appnotes/appnote-methylseq-wgbs.pdf), é possível medir a metilação do DNA em escala larga do genoma (*Genome Wide Study*, GWS). Juntamente com a tecnologia de *chip*, também foi desenvolvido o *software* para permitir uma análise profunda da metilação do DNA em escala ampla do genoma. Para exemplos, veja http://marmal-aid.org.

O sequenciamento de bisulfito direcionado é uma tecnologia precisa, eficiente e econômica para análises de metilação de DNA de regiões-alvo, que podem incluir um passo com base em hibridação em plataformas que contenham oligos onpreconcebidos, que capturam as ilhas CpG, promotores de genes e outras regiões metiladas significativas ou uma etapa com base em PCR para amplificar múltiplas regiões de DNA convertidas em bissulfito em uma única reação. Existem bibliotecas de captura comercialmente disponíveis, projetadas com uma gama de características epigenéticas que cobrem de 12% a 24% ou mais de todos os CpG do genoma. Além disso, *primers* específicos são projetados para capturar a região de interesse e avaliar alterações de metilação de DNA de sítios específicos (Ziller MJ, *et al*. Targeted bisulfite sequencing of the dynamic DNA methylome. Epigenetics & Chromatin, 2016;9(1):55.). Assim, ao avaliar a metilação do DNA em grande escala é possível caracterizar o metiloma.

Um *software* EWAS (*Epigenome-Wide Association Studies Software 1.0*) foi desenvolvido para identificar os tipos de combinação de metilação dos níveis relacionados com a doença. EWAS pode fornecer as seguintes funções básicas: (1) cálculo do coeficiente de desequilíbrio de metilação do DNA entre dois *loci* CpG; (2) identificação de blocos de desequilíbrio de metilação em todo o genoma; (3) realização de estudos de associação caso-controle do coeficiente de desequilíbrio de metilação e identificação do coeficiente de desequilíbrio de metilação relacionado com doença. Para um conjunto de dados de metilação do DNA incluindo 689 amostras (354 casos e 335 controles) e 473.864 *loci* CpG, bastam apenas cerca de 25 minutos para que a varredura esteja completa. EWAS v1.0 pode identificar rapidamente a associação entre combinações de níveis de metilação e doenças. EWAS v1.0 está disponível gratuitamente em: http://www.ewas.org.cn ou http://www.bioapp.org/ewas.

▪ miRNA

Outro mecanismo epigenético importante está relacionado aos microRNAs (miRNA), que são pequenos RNAs endógenos que se parecem com sequências de RNAs mensageiros para reprimi-los (repressão pós-transcricional). Em média, cada miRNA reprime várias centenas de genes-alvo.[81] Assim, a hipermetilação dos promotores de miRNA permite uma expressão excessiva de centenas a milhares de genes em câncer.

≡ Aplicações práticas

Recentemente, um exemplo interessante do uso de metiloma foi relatado.[80] A GWF Life (Minneapolis), companhia de seguros de vida dos EUA, (começou a exigir que os proprietários de políticas apresentassem amostras de saliva. A empresa não estava interessada nos genes que seus clientes herdaram, mas no estado epigenético dos genes, isto é, nas formas de metilação do DNA, para o que licenciou uma tecnologia epigenômica, com o objetivo de prever a saúde e a longevidade de um indivíduo.[82] Isso levanta a questão de uso dos perfis epigenômicos individuais para cobrar mais ou menos por cobertura de plano de saúde ou seguro de vida, ou para negar cobertura. O ponto-chave é que o perfil epigenético não é rígido; conforme descrito neste capítulo do livro, um indivíduo pode melhorar o seu epigenoma por mudanças na dieta, exercício ou outras modificações.

Exemplos de usos da análise de genoma de ampla escala (GWA) de metilação de DNA incluem um modelo animal de obesidade induzida por dieta como preditor de câncer colorretal,[83] metilação do DNA de genes relacionados à imunidade intestinal e ao metabolismo[84] e outros exemplos específicos para câncer.

Em câncer, hiper/hipometilação de promotores gênicos CpG e de microRNA causam perda de expressão (ou às vezes aumento de expressão) de muito mais genes do que mutações. Em um estudo de câncer de cólon, as ilhas CpG foram encontradas fortemente metiladas em tumores, enquanto as ilhas CpG da mucosa normal adjacentes não eram metiladas.[85] Nesse estudo, metade das ilhas CpG foi encontrada em promotores de genes, e cerca de 867 genes no tumor do cólon perderam sua expressão devido à metilação das ilhas CpG. Em contraste, hipometilação de ilhas CpG em promotores resulta em superexpressão dos genes afetados. Além disso, a resposta de certos pacientes com câncer a um tratamento medicamentoso pode ser predita da acessibilidade do DNA dos *loci*-alvo durante o tratamento.[64] Se uma pessoa é tabagista e, portanto, pode estar em risco de uma infinidade de cânceres, pode ser inferido a partir de padrões de metilação do DNA.[24]

≡ Epigenoma

O *Human Epigenome Project* (HEP; http://www.epigenome.org) visa identificar, catalogar e interpretar os padrões de metilação do DNA do genoma de todos os genes humanos em todos os principais tecidos. A metilação ocorre naturalmente em bases de citosina em sequências de CpG e está envolvida no controle da expressão correta de genes. As citosinas diferencialmente metiladas dão origem a padrões distintos específicos para o tipo de tecido e estado de doença. Tais posições variáveis de metilação (MVPs) são marcadores epigenéticos comuns. Como os polimorfismos de nucleotídeos únicos (SNPs), eles prometem avançar significativamente nossa capacidade de compreender e diagnosticar doenças humanas. O HEP é uma colaboração pública/privada, administrada pelos membros do Consórcio Epigenoma Humano. Os MVPs identificados como parte do HEP serão divulgados publicamente, de acordo com a política de lançamento de dados HEP. Os mapas epigenéticos recentemente disponíveis do ENCODE (*ENCyclopedia Of DNA Elements*, https://www.encodeproject.org) devem ajudar a acelerar esses esforços de pesquisa.[86]

≡ Referências

1. Anand P, Kunnumakkara AB, Sundaram C, Harikumar KB, Tharakan ST, Lai OS, et al. Cancer is a preventable disease that requires major lifestyle changes. Pharm Res. 2008;25(9):2097-116.
2. Colditz GA, Wolin KY, Gehlert S. Applying what we know to accelerate cancer prevention. Sci Transl Med. 2012;4(127):127rv4.
3. Herceg Z, Vaissiere T. Epigenetic mechanisms and cancer: an interface between the environment and the genome. Epigenetics. 2011;6(7):804-19.
4. Herceg Z, Hainaut P. Genetic and epigenetic alterations as biomarkers for cancer detection, diagnosis and prognosis. Mol Oncol. 2007;1(1):26-41.
5. WCRF/AICR. Food, Nutrition, Physical Activity, and the Prevention of Cancer: a Global Perspective. Washington DC: AICR 2007.
6. Romaguera D, Gracia-Lavedan E, Molinuevo A, de Batlle J, Mendez M, Moreno V, et al. Adherence to nutrition-based cancer prevention guidelines and breast, prostate and colorectal cancer risk in the MCC-Spain case-control study. Int J Cancer. 2017;141(1):83-93.
7. Nunez C, Bauman A, Egger S, Sitas F, Nair-Shalliker V. Obesity, physical activity and cancer risks: Results from the Cancer, Lifestyle and Evaluation of Risk Study (CLEAR). Cancer Epidemiol. 2017; 47:56-63.
8. Ploussard G, Hennequin C, Rozet F. Active surveillance of prostate cancer. Cancer Radiother. 2017; 21(6-7):437-41.
9. Kim SH, Kim S, Joung JY, Kwon WA, Seo HK, Chung J, et al. Lifestyle Risk Prediction Model for Prostate Cancer in a Korean Population. Cancer Res Treat. 2017.
10. Weiderpass E. Lifestyle and cancer risk. J Prev Med Public Health. 2010;43(6):459-71.
11. Ali AT. Towards prevention of ovarian cancer. Curr Cancer Drug Targets. 2018.
12. Yildirim NK, Ozkan M, Ilgun AS, Sarsenov D, Alco G, Aktepe F, et al. Possible role of stress, coping strategies, and life style in the development of breast cancer. Int J Psychiatry Med. 2018:91217417749789.
13. Meisel SF, Fraser LSM, Side L, Gessler S, Hann KEJ, Wardle J, et al. Anticipated health behaviour changes and perceived control in response to disclosure of genetic risk of breast and ovarian cancer: a quantitative survey study among women in the UK. BMJ Open. 2017;7(12):e017675.
14. Kerr J, Anderson C, Lippman SM. Physical activity, sedentary behaviour, diet, and cancer: an update and emerging new evidence. Lancet Oncol. 2017; 18(8):e457-e71.
15. Boyle T, Keegel T, Bull F, Heyworth J, Fritschi L. Physical activity and risks of proximal and distal colon cancers: a systematic review and meta-analysis. J Natl Cancer Inst. 2012;104(20):1548-61.
16. Aune D, Navarro Rosenblatt DA, Chan DS, Vingeliene S, Abar L, Vieira AR, et al. Anthropometric factors and endometrial cancer risk: a systematic review and dose-response meta-analysis of prospective studies. Ann Oncol. 2015;26(8):1635-48.

17. U.S. Department of Health and Human Services and U.S. Department of Agriculture. 2015–2020 Dietary Guidelines for Americans. 8th Edition. December 2015. Available at http://health.gov/dietaryguidelines/2015/guidelines/.
18. Pedersen BK, Febbraio MA. Muscles, exercise and obesity: skeletal muscle as a secretory organ. Nat Rev Endocrinol. 2012;8(8):457-65.
19. Ricceri F, Giraudo MT, Fasanelli F, Milanese D, Sciannameo V, Fiorini L, et al. Diet and endometrial cancer: a focus on the role of fruit and vegetable intake, Mediterranean diet and dietary inflammatory index in the endometrial cancer risk. BMC Cancer. 2017;17(1):757.
20. Previdelli AN, Andrade SC, Pires MM, Ferreira SR, Fisberg RM, Marchioni DM. A revised version of the Healthy Eating Index for the Brazilian population. Rev Saude Publica. 2011;45(4):794-8.
21. Arthur R, Kirsh V, Rohan TE. Association between dietary energy density and risk of breast, endometrial, ovarian and colorectal cancer among Canadian women. Cancer Epidemiol Biomarkers Prev. 2017.
22. Glantz SA, Bareham DW. E-Cigarettes: Use, Effects on Smoking, Risks, and Policy Implications. Annu Rev Public Health. 2018.
23. Huang H, Ji Y, Zhang J, Su Z, Liu M, Tong J, et al. Aberrant DNA methylation in radon and/or cigarette smoke-induced malignant transformation in BEAS-2B human lung cell line. J Toxicol Environ Health A. 2017;80(23-24):1321-30.
24. Joehanes R, Just AC, Marioni RE, Pilling LC, Reynolds LM, Mandaviya PR, et al. Epigenetic Signatures of Cigarette Smoking. Circ Cardiovasc Genet. 2016;9(5):436-47.
25. Singh SP, Chand HS, Langley RJ, Mishra N, Barrett T, Rudolph K, et al. Gestational Exposure to Sidestream (Secondhand) Cigarette Smoke Promotes Transgenerational Epigenetic Transmission of Exacerbated Allergic Asthma and Bronchopulmonary Dysplasia. J Immunol. 2017;198(10):3815-22.
26. Shishodia S, Aggarwal BB. Cyclooxygenase (COX)-2 inhibitor celecoxib abrogates activation of cigarette smoke-induced nuclear factor (NF)-kappaB by suppressing activation of IkappaBalpha kinase in human non-small cell lung carcinoma: correlation with suppression of cyclin D1, COX-2, and matrix metalloproteinase-9. Cancer Res. 2004;64(14):5004-12.
27. Vento-Tormo R, Rodriguez-Ubreva J, Lisio LD, Islam AB, Urquiza JM, Hernando H, et al. NF-kappaB directly mediates epigenetic deregulation of common microRNAs in Epstein-Barr virus-mediated transformation of B-cells and in lymphomas. Nucleic Acids Res. 2014;42(17):11025-39.
28. Ichikawa H, Nakamura Y, Kashiwada Y, Aggarwal BB. Anticancer drugs designed by mother nature: ancient drugs but modern targets. Curr Pharm Des. 2007;13(33):3400-16.
29. Humans IWGotEoCRt. Alcohol consumption and ethyl carbamate. IARC Monogr Eval Carcinog Risks Hum. 2010;96:3-1383.
30. IARC Working Group on the Evaluation of Carcinogenic Risks to Humans. Personal habits and indoor combustions. Volume 100 E. A review of human carcinogens. IARC Monographs on the Evaluation of Carcinogenic Risks in Humans 2012;100(Pt E): 373-472. 2012.
31. Baan R, Straif K, Grosse Y, Secretan B, El Ghissassi F, Bouvard V, et al. Carcinogenicity of alcoholic beverages. Lancet Oncol. 2007;8(4):292-3.
32. Hashibe M, Brennan P, Chuang SC, Boccia S, Castellsague X, Chen C, et al. Interaction between tobacco and alcohol use and the risk of head and neck cancer: pooled analysis in the International Head and Neck Cancer Epidemiology Consortium. Cancer Epidemiol Biomarkers Prev. 2009;18(2):541-50.
33. Turati F, Garavello W, Tramacere I, Pelucchi C, Galeone C, Bagnardi V, et al. A meta-analysis of alcohol drinking and oral and pharyngeal cancers: results from subgroup analyses. Alcohol Alcohol. 2013;48(1):107-18.
34. Kanda J, Matsuo K, Suzuki T, Kawase T, Hiraki A, Watanabe M, et al. Impact of alcohol consumption with polymorphisms in alcohol-metabolizing enzymes on pancreatic cancer risk in Japanese. Cancer Sci. 2009;100(2):296-302.
35. Yokoyama A, Omori T. Genetic polymorphisms of alcohol and aldehyde dehydrogenases and risk for esophageal and head and neck cancers. Alcohol. 2005;35(3):175-85.
36. Grewal P, Viswanathen VA. Liver cancer and alcohol. Clin Liver Dis. 2012;16(4):839-50.
37. Hamajima N, Hirose K, Tajima K, Rohan T, Calle EE, Heath CW, Jr., et al. Alcohol, tobacco and breast cancer--collaborative reanalysis of individual data from 53 epidemiological studies, including 58,515 women with breast cancer and 95,067 women without the disease. Br J Cancer. 2002;87(11):1234-45.
38. Allen NE, Beral V, Casabonne D, Kan SW, Reeves GK, Brown A, et al. Moderate alcohol intake and cancer incidence in women. J Natl Cancer Inst. 2009;101(5):296-305.
39. Fedirko V, Tramacere I, Bagnardi V, Rota M, Scotti L, Islami F, et al. Alcohol drinking and colorectal cancer risk: an overall and dose-response meta-analysis of published studies. Ann Oncol. 2011;22(9):1958-72.
40. Zakhari S. Alcohol metabolism and epigenetics changes. Alcohol Res. 2013;35(1):6-16.
41. Lauby-Secretan B, Scoccianti C, Loomis D, Grosse Y, Bianchini F, Straif K, et al. Body Fatness and Cancer-Viewpoint of the IARC Working Group. N Engl J Med. 2016;375(8):794-8.

42. Paul B, Barnes S, Demark-Wahnefried W, Morrow C, Salvador C, Skibola C, et al. Influences of diet and the gut microbiome on epigenetic modulation in cancer and other diseases. Clin Epigenetics. 2015;7:112.
43. Ferlay J, Shin HR, Bray F, Forman D, Mathers C, Parkin DM. Estimates of worldwide burden of cancer in 2008: GLOBOCAN 2008. Int J Cancer. 2010; 127(12):2893-917.
44. Woodman CB, Collins SI, Young LS. The natural history of cervical HPV infection: unresolved issues. Nat Rev Cancer. 2007;7(1):11-22.
45. Frazer IH. Prevention of cervical cancer through papillomavirus vaccination. Nat Rev Immunol. 2004;4(1):46-54.
46. Kabekkodu SP, Chakrabarty S, Ghosh S, Brand A, Satyamoorthy K. Epigenomics, Pharmacoepigenomics, and Personalized Medicine in Cervical Cancer. Public Health Genomics. 2017;20(2):100-15.
47. Baylin SB, Esteller M, Rountree MR, Bachman KE, Schuebel K, Herman JG. Aberrant patterns of DNA methylation, chromatin formation and gene expression in cancer. Hum Mol Genet. 2001;10(7):687-92.
48. Buffart LM, Galvao DA, Brug J, Chinapaw MJ, Newton RU. Evidence-based physical activity guidelines for cancer survivors: current guidelines, knowledge gaps and future research directions. Cancer Treat Rev. 2014;40(2):327-40.
49. Robien K, Demark-Wahnefried W, Rock CL. Evidence-based nutrition guidelines for cancer survivors: current guidelines, knowledge gaps, and future research directions. J Am Diet Assoc. 2011;111(3):368-75.
50. Blanchard CM, Courneya KS, Stein K, American Cancer Society's SCS, II. Cancer survivors' adherence to lifestyle behavior recommendations and associations with health-related quality of life: results from the American Cancer Society's SCS-II. J Clin Oncol. 2008;26(13):2198-204.
51. Williams K, Steptoe A, Wardle J. Is a cancer diagnosis a trigger for health behaviour change? Findings from a prospective, population-based study. Br J Cancer. 2013;108(11):2407-12.
52. Mishra SI, Scherer RW, Geigle PM, Berlanstein DR, Topaloglu O, Gotay CC, et al. Exercise interventions on health-related quality of life for cancer survivors. Cochrane Database Syst Rev. 2012(8): CD007566.
53. Mishra SI, Scherer RW, Snyder C, Geigle PM, Berlanstein DR, Topaloglu O. Exercise interventions on health-related quality of life for people with cancer during active treatment. Cochrane Database Syst Rev. 2012(8):CD008465.
54. Schmitz KH, Neuhouser ML, Agurs-Collins T, Zanetti KA, Cadmus-Bertram L, Dean LT, et al. Impact of obesity on cancer survivorship and the potential relevance of race and ethnicity. J Natl Cancer Inst. 2013;105(18):1344-54.
55. Croft B, Reed M, Patrick C, Kovacevich N, Voutsadakis IA. Diabetes, Obesity, and the Metabolic Syndrome as Prognostic Factors in Stages I to III Colorectal Cancer Patients. J Gastrointest Cancer. 2018.
56. Harrigan M, Cartmel B, Loftfield E, Sanft T, Chagpar AB, Zhou Y, et al. Randomized Trial Comparing Telephone Versus In-Person Weight Loss Counseling on Body Composition and Circulating Biomarkers in Women Treated for Breast Cancer: The Lifestyle, Exercise, and Nutrition (LEAN) Study. J Clin Oncol. 2016;34(7):669-76.
57. Goodwin PJ. Obesity and Breast Cancer Outcomes: How Much Evidence Is Needed to Change Practice? J Clin Oncol. 2016;34(7):646-8.
58. Jackson SE, Heinrich M, Beeken RJ, Wardle J. Weight Loss and Mortality in Overweight and Obese Cancer Survivors: A Systematic Review. PLoS One. 2017;12(1):e0169173.
59. Rossi EL, de Angel RE, Bowers LW, Khatib SA, Smith LA, Van Buren E, et al. Obesity-Associated Alterations in Inflammation, Epigenetics, and Mammary Tumor Growth Persist in Formerly Obese Mice. Cancer Prev Res (Phila). 2016;9(5):339-48.
60. Fazzino TL, Klemp J, Befort C. Late breast cancer treatment-related symptoms and functioning: associations with physical activity adoption and maintenance during a lifestyle intervention for rural survivors. Breast Cancer Res Treat. 2017.
61. Hamdy FC, Donovan JL, Lane JA, Mason M, Metcalfe C, Holding P, et al. 10-Year Outcomes after Monitoring, Surgery, or Radiotherapy for Localized Prostate Cancer. N Engl J Med. 2016;375(15):1415-24.
62. Colotta F, Allavena P, Sica A, Garlanda C, Mantovani A. Cancer-related inflammation, the seventh hallmark of cancer: links to genetic instability. Carcinogenesis. 2009;30(7):1073-81.
63. Mandal P. Molecular signature of nitric oxide on major cancer hallmarks of colorectal carcinoma. Inflammopharmacology. 2017.
64. Qu K, Zaba LC, Satpathy AT, Giresi PG, Li R, Jin Y, et al. Chromatin Accessibility Landscape of Cutaneous T Cell Lymphoma and Dynamic Response to HDAC Inhibitors. Cancer Cell. 2017;32(1):27-41 e4.
65. McGuinness D, McGlynn LM, Johnson PC, MacIntyre A, Batty GD, Burns H, et al. Socio-economic status is associated with epigenetic differences in the pSoBid cohort. Int J Epidemiol. 2012;41(1): 151-60.
66. Swartz JR, Hariri AR, Williamson DE. An epigenetic mechanism links socioeconomic status to changes in depression-related brain function in high-risk adolescents. Mol Psychiatry. 2017;22(2):209-14.
67. Falco M, Palma G, Rea D, De Biase D, Scala S, D'Aiuto M, et al. Tumour biomarkers: homeostasis as a novel prognostic indicator. Open Biol. 2016;6(12).

68. Beliveau R, Gingras D. Role of nutrition in preventing cancer. Can Fam Physician. 2007;53(11):1905-11.
69. Donaldson MS. Nutrition and cancer: a review of the evidence for an anti-cancer diet. Nutr J. 2004;3:19.
70. Hardy TM, Tollefsbol TO. Epigenetic diet: impact on the epigenome and cancer. Epigenomics. 2011;3(4): 503-18.
71. Mukherjee N, Kumar AP, Ghosh R. DNA Methylation and flavonoids in genitourinary cancers. Curr Pharmacol Rep. 2015;1(2):112-20.
72. Nair S, Pillai MR. Human papillomavirus and disease mechanisms: relevance to oral and cervical cancers. Oral Dis. 2005;11(6):350-9.
73. Gonzalez-Vallinas M, Gonzalez-Castejon M, Rodriguez-Casado A, Ramirez de Molina A. Dietary phytochemicals in cancer prevention and therapy: a complementary approach with promising perspectives. Nutr Rev. 2013;71(9):585-99.
74. Flatley JE, Sargent A, Kitchener HC, Russell JM, Powers HJ. Tumour suppressor gene methylation and cervical cell folate concentration are determinants of high-risk human papillomavirus persistence: a nested case control study. BMC Cancer. 2014;14:803.
75. Hullar MA, Fu BC. Diet, the gut microbiome, and epigenetics. Cancer J. 2014;20(3):170-5.
76. Jones MJ, Goodman SJ, Kobor MS. DNA methylation and healthy human aging. Aging Cell. 2015;14(6): 924-32.
77. Jung M, Pfeifer GP. Aging and DNA methylation. BMC Biol. 2015;13:7.
78. Teschendorff AE, Menon U, Gentry-Maharaj A, Ramus SJ, Weisenberger DJ, Shen H, et al. Age-dependent DNA methylation of genes that are suppressed in stem cells is a hallmark of cancer. Genome Res. 2010;20(4):440-6.
79. Aviel-Ronen S, Rubinek T, Zadok O, Vituri A, Avivi C, Wolf I, et al. Klotho expression in cervical cancer: differential expression in adenocarcinoma and squamous cell carcinoma. J Clin Pathol. 2016; 69(1):53-7.
80. Carter AC, Chang HY, Church G, Dombkowski A, Ecker JR, Gil E, et al. Challenges and recommendations for epigenomics in precision health. Nat Biotechnol. 2017;35(12):1128-32.
81. Friedman RC, Farh KK, Burge CB, Bartel DP. Most mammalian mRNAs are conserved targets of microRNAs. Genome Res. 2009;19(1):92-105.
82. Chen BH, Marioni RE, Colicino E, Peters MJ, Ward-Caviness CK, Tsai PC, et al. DNA methylation-based measures of biological age: meta-analysis predicting time to death. Aging (Albany NY). 2016;8(9): 1844-65.
83. Li R, Grimm SA, Mav D, Gu H, Djukovic D, Shah R, et al. Transcriptome and DNA Methylome Analysis in a Mouse Model of Diet-Induced Obesity Predicts Increased Risk of Colorectal Cancer. Cell Rep. 2018;22(3):624-37.
84. Pan X, Gong D, Nguyen DN, Zhang X, Hu Q, Lu H, et al. Early microbial colonization affects DNA methylation of genes related to intestinal immunity and metabolism in preterm pigs. DNA Res. 2018.
85. Illingworth RS, Gruenewald-Schneider U, Webb S, Kerr AR, James KD, Turner DJ, et al. Orphan CpG islands identify numerous conserved promoters in the mammalian genome. PLoS Genet. 2010;6(9): e1001134.
86. Consortium EP. An integrated encyclopedia of DNA elements in the human genome. Nature. 2012; 489 (7414): 57-74.

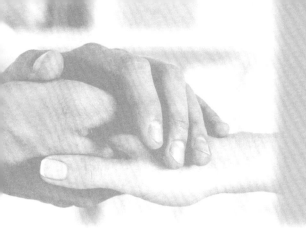

Capítulo 2

Marcos Rojo Rodrigues
Danilo Forghieri Santaella
Fernanda Burmeister de Campos Pires
Adriana Cajado O. Gasparini
Maria Ester Azevedo Massola

Ioga – Evidências e Prática

☰ Introdução

Ioga é uma disciplina que tem sua origem em uma época e cultura muito diferentes da nossa. Quando se estuda outra cultura, é comum colocar os próprios valores em sua análise, os quais quase sempre não correspondem à época, ao povo ou à região em questão. Por exemplo: em boa parte das atividades de corpo no Ocidente, a *performance*, a aquisição de habilidades físicas extraordinárias e a preocupação com a estética pessoal fazem parte dos objetivos, mas este não é o caso do ioga em sua essência. Originalmente, o ioga entende que o corpo é uma possibilidade ou estratégia para a transmissão de experiências e sensações que são importantes no caminho espiritual. A mente recebe informações específicas do corpo e faz delas motivo de aprendizagem, que passa pelo conceito da experiência. Só aprende aquele que passa por uma experiência, aquele que está consciente das informações que vivencia.

Para oferecer experiências que construam um ambiente pessoal mais saudável, o ioga propõe que haja estabilidade e conforto na prática das posturas, que são a porta de entrada experiencial. A sensação de estabilidade está relacionada com a sensação de imobilidade agradável. Quando se pratica uma postura de ioga, sobretudo se for de meditação, é importante sentir a imobilidade do corpo. Não é apenas o fato de não se mexer, mas sentir que não se mexe. Muitos animais não se mexem e nem por isso estão fazendo ioga. Sentir que não se mexe é uma capacidade humana que depende do estado de atenção. Caso haja distração, não será possível vivenciar essa experiência. Assim, o corpo transmite uma sensação que deve ser percebida pela mente. Caso se esteja completamente imóvel, mas dormindo, a experiência da imobilidade não acontece. Por isso, diz-se que no ioga a mente e o corpo devem trabalhar juntos, deixando bem claro que o ioga não é para o corpo, é através do corpo. Essa é uma diferença fundamental entre ioga e exercícios físicos. Isso não significa que ioga seja melhor que atividade física, mas sim que cada um tem seus objetivos e que ioga deve ser praticado como ioga e que ginástica deve ser praticada como ginástica, para que cada um alcance seus objetivos. Além da estabilidade, outras sensações transmitidas pelo corpo são importantes no caminho da meditação, como, por exemplo, atenção, conforto e relaxamento.

Portanto, para compreender o ioga, é necessário colocar a mente naquela época e nos objetivos daquela cultura em que o ioga surge, tendo como pontos de apoio os textos originais e interpretações de estudiosos dedicados. Pode-se chamar esse processo de estudo científico ou estudo acadêmico do ioga.

≡ Patanjali

Não se pode falar sobre ioga sem se referir a Patanjali. Ele sistematizou o ioga e elaborou o primeiro texto sobre o assunto. Isso não quer dizer que ele tenha criado o ioga, mas sim que ele organizou as referências existentes sobre o assunto. É difícil definir com exatidão o período em que viveu, mas acredita-se ter sido entre 200 a.C. e 200 d.C. O texto escrito por ele possui 196 *sutras*, que definem: o que é o ioga; para que serve; quais são as dificuldades e qual é o caminho.

Esse texto é conhecido como "*Yoga-Sutras*". *Sutra* era uma antiga forma de se compor um texto. São aforismos que contêm a maior quantidade de informações possível, com o menor número de palavras, visto que esses textos eram memorizados e não escritos. Muitas vezes, não contêm verbos, portanto, não se trata de frases, mas de um grupo mínimo de palavras que contém o máximo de significado implícito. A palavra *sutra*, literalmente significa fio, linha ou cordão. Na língua portuguesa, a palavra *sutra* deu origem à palavra suturar (costurar). A ideia de fio estabelece um importante sentido de organização do texto, ou seja, pelo fio de um colar é que se colocam ordenadamente as contas, ou pela organização precisa dos fios, é que se faz um tecido. Desse modo, a ordem das frases é muito importante, pois uma frase está relacionada com a anterior e prepara o praticante para a próxima.

Logo no início, o *sutra*: "Ioga é a inibição das modificações da mente" [1] define ioga como um estado da mente. Ioga é meditação no seu estado mais profundo. Ioga é um fim, um objetivo, mas é também o meio para se alcançar esse objetivo.

No *sutra* seguinte, Patanjali explica por que se deve fazer ioga, dizendo que: "Neste estado (referência ao *sutra* anterior) o praticante está estabelecido em sua própria natureza essencial e fundamental." Em outras palavras, isso significa que no estado meditativo, sem as agitações da mente, o indivíduo pode se encontrar no que verdadeiramente é.

O ser humano vive identificado com imagens, funções, profissões, nomes, religiões, nacionalidade e outros papéis que são agregados durante a vida, fazendo com que se identifique e acredite ser esses papéis assumidos, esquecendo a própria essência. Segundo Patanjali, somos todos iguais, mas pensamos que somos diferentes. Considerar-se diferente é um grande problema da humanidade, mas o pior é achar-se melhor, ou seja, pensar: "o meu time de futebol é o melhor, meu partido político é o mais correto, minha religião é a única" e assim por diante. A busca desta natureza fundamental e indiferenciada é o grande propósito do ioga, e isso só será possível se a mente estiver livre de suas perturbações, se estiver em estado meditativo.

Para superar o estado perturbado da mente, o texto oferece várias possibilidades, e algumas se referem a atitudes e formas de estar no mundo e outras são mais técnicas. Entre essas "dicas", é dito que se alguém quiser obter sucesso no caminho da meditação, duas coisas são muito importantes: prática e desapego. Prática não se restringe apenas ao uso de técnicas específicas, mas à tentativa constante de manter um padrão ideal de comportamento adequado à vida espiritual. Por sua vez, desapego quer dizer usufruto, ou seja, não significa ficar guardando coisas e querendo aumentar posses. Tem o sentido de aproveitar as maravilhas que a vida oferece.

O ioga deve ser entendido como meditação, que é um estado de "controle" das modificações da mente. No seu estado mais profundo, se chama *Samadhi*, que por sua vez é sinônimo de saúde perfeita. *Samadhi* significa "uma condição integrada", é sentir-se como parte do todo, em todos os níveis. Portanto, para o ioga, saúde perfeita é um estado da mente. Entende o ioga que corpo, mente e alma interagem o tempo todo e por isso podemos começar o processo de integração por onde é mais fácil ou mais palpável, ou seja, o corpo. Toda ação em um dos três níveis pode interferir nos outros dois. Por isso, inicia-se a prática do ioga pelo corpo, com o objetivo de interferir nos padrões mentais e posteriormente nos espirituais.

≡ Asanas e Pranayamas

As práticas de ioga que ficaram mais conhecidas no Ocidente se chamam *asanas*; são posturas de longa permanência em condições de conforto e estabilidade, com o objetivo de preparar a mente do praticante para as técnicas posteriores: respiratórias e meditativas. *Asanas* são traduzidos para a língua portuguesa como posturas, que por sua vez significam atitudes. Em uma aula de ioga, o treino de atitudes e comportamentos são o conteúdo principal.

As práticas respiratórias, denominadas *pranayamas*, são um dos importantes componentes da prática de ioga. A respiração e os centros emocionais no cérebro estão conectados; sendo assim, as emoções afetam diretamente a respiração. O contrário também é verdadeiro, podendo a respiração, ou seja, a interferência voluntária sobre ela, influenciar diretamente o estado mental e as emoções. É um caminho de mão dupla.

O oposto ao ioga é o estado de desintegração, ou quando o indivíduo está distante de sua verdadeira essência; é um estado que facilita a aquisição de doenças. As técnicas de ioga podem ser de grande ajuda para aqueles que buscam alívio, quando estão numa condição de desequilíbrio, sofrimento ou doença. Há um vasto repertório de técnicas que podem ser aplicadas nas mais variadas condições, dependendo do estado de cada um, até mesmo aos acamados. Podemos aplicar alongamentos simples com muita consciência e percepção das regiões tensas, exercícios respiratórios, técnicas de relaxamento e meditação. Enfim, há sempre algo do ioga que pode ser feito com alguém que está limitado por algum processo patológico. Contudo, é bom lembrar que todas essas técnicas serão muito úteis, se forem vistas como prevenção. No contexto da Medicina Integrativa, o ioga é um colaborador no processo de tratamento e cura, e não algo alternativo. O paciente não deve abandonar o tratamento convencional, e buscar uma nova terapia.

Atualmente, grande parte dos problemas de saúde tem origem em um sistema nervoso sobrecarregado pelo estresse. O ioga tem muito para contribuir no campo da saúde física e mental; tem uma proposta muito eficiente para fortalecer os hipotônicos e relaxar os hipertônicos; melhorar a postura, a eficiência respiratória, o padrão mental, e faz repensar prioridades. O ioga chega ao Ocidente para somar e não para dividir; chega para contribuir e não para criticar, uma vez que ioga significa união e não desintegração.

≡ Yamas e Niyamas

Patanjali demonstra, anteriormente às posturas (*asanas*), o controle da respiração (*pranayamas*) e a meditação, outro importante pilar, os chamados *Yamas* (abstinências) e *Niyamas* (observâncias). Virtudes que devem treinar atitudes, buscando o aperfeiçoamento ético e humano, e independem de classe, lugar, tempo ou ocasião.[1] Em todas as áreas de relacionamento humano, é possível ter como base essas condutas descritas há tanto tempo, adaptando-as aos dias atuais.

Patanjali fala dos *Yamas*, abstinências, afirmando que certos hábitos e tendências não saudáveis devem ser descartados para a manutenção da saúde do corpo e da mente.[2] O ioga não busca moralizar, apenas criar meios para facilitar a convivência entre todos os seres. Selecionamos três *Yamas* para refletirmos:

1. *Ahimsa* (não violência).
2. *Satya* (não mentir).
3. *Asteya* (não roubar).

Ahimsa (não violência) diz respeito a não infligir voluntariamente dano, sofrimento ou dor a qualquer ser vivo ou a si próprio, por palavras, pensamentos e ações.[1] Significa respeitar o próximo e a si mesmo, as opiniões e escolhas, sem ofender e nem obrigar ninguém a fazer o que não quer. Usar palavras com gentileza, mesmo para dizer algo difícil. Existem muitas maneiras de praticar a não violência e não por acaso esse é o primeiro *Yama*, pois para manter a calma e o respeito em situações desafiadoras, é necessário desenvolver autoconhecimento e autocontrole. Para praticar *Ahimsa*, um primeiro passo pode ser ter consciência de como se está agindo no momento e procurar escolher palavras e atitudes mais adequadas, respeitosas e pacíficas.

Satya é não mentir, também ser traduzido como verdade. Que em todas as relações a verdade esteja presente. Muitas vezes, a verdade pode ser dolorida, mas depende da maneira como é dita. Palavras escolhidas com compaixão e amor, podem trazer mais conforto do que palavras que tragam falsas esperanças. A palavra deve ser dita sempre com a intenção de beneficiar quem as escuta, jamais de ferir ou enganar. "Não há virtude mais excelente que a veracidade, nem pecado maior que a mentira. Portanto, o homem deve buscar a veracidade com todo o coração."[3]

Asteya, não roubar, é não se apropriar indevidamente de algo que não se possui, não apenas dinheiro ou bens, mas também coisas intangíveis, como crédito por coisas que não se fez ou privilégios que de direito não lhe pertençam.[1] Por exemplo, roubar o tempo, a paz, paciência ou mesmo ideias de outras pessoas, sem atribuir o devido crédito.

Os *Niyamas* dizem respeito às observâncias, hábitos que precisam ser mantidos e cultivados regularmente, de modo que o corpo e a mente possam funcionar de forma saudável.[2] Selecionamos três:

1. *Sauca* (pureza).
2. *Santosha* (contentamento).
3. *Tapas* (disciplina).

Sauca pode ser traduzido como pureza e diz respeito não apenas à limpeza do corpo, com banhos diários e alimentação adequada, mas também à pureza de pensamentos, palavras e atos tanto para si, quanto para os outros e para o meio ambiente.

Santosha é contentamento, deve ser cultivado internamente, independentemente das situações externas, implica também ver as coisas como elas são. A capacidade de manter-se satisfeito, aconteça o que acontecer, adquirir equanimidade e tranquilidade, é resultado da autodisciplina e treinamento da mente para manter a atitude correta, mesmo passando por experiências que implicam dor e sofrimento, tendo consciência de que tudo é passageiro.[1] É uma virtude que ajuda a focar no que foi conquistado e não no que ainda se quer obter, agradecer o que se tem e se recebe a cada dia.

Tapas é disciplina, austeridade, o autoesforço que permite praticar a simplicidade, o que faz bem para si, a determinação e força de vontade necessárias para alcançar os próprios objetivos, sejam eles físicos, mentais ou espirituais.

No contexto da saúde, os *Yamas* e *Niyamas* podem ser aplicados no agir eticamente com os parceiros de profissão, pacientes e no relacionamento do indivíduo consigo mesmo. A não violência deve ser praticada a cada atendimento, respeitando a vontade do paciente, procurando fazer qualquer tipo de procedimento da maneira mais delicada e gentil possível. O que for falado ao paciente, deve ser dito de maneira que ele entenda e suas perguntas respondidas de maneira suave e clara, praticando a comunicação não violenta. O contentamento pode ser cultivado pelo sentimento de gratidão a cada acontecimento da vida diária. Muitas vezes, os pacientes mais difíceis são aqueles que podem ensinar mais. A disciplina está ligada ao autocuidado, a cultivar momentos durante o dia para se cuidar, respirar com mais profundidade, observar uma flor, o céu, uma criança sorrindo, e assim se tornar mais presente e consciente. O profissional da saúde deve se cuidar e se conhecer cada vez mais, para poder desempenhar seu papel da melhor maneira possível, com consciência, calma e equilíbrio.

≡ Evidências da eficácia do ioga no tratamento integrativo do câncer

As pesquisas científicas sobre os efeitos terapêuticos do ioga tiveram seu início na Índia, com a atuação pioneira do Swami Kuvalayananda, que fundou uma faculdade e instituto de pesquisas científicas e literárias em 1924, com suporte do Ministério da Saúde indiano. Na segunda metade do século XX, houve bastante ênfase à pesquisa dos efeitos do ioga e relaxamento no manejo integrativo da hipertensão arterial sistêmica, com artigos publicados em periódicos importantíssimos, como *The Lancet*.[4,5] Tendo sua eficácia específica no combate aos distúrbios cardiovasculares comprovada, houve por bem investigar se o ioga poderia ter efeitos positivos também nos fatores de risco, como o estresse e a ansiedade. Assim sendo, as investigações migraram para as mais diversas áreas e doenças, uma vez que o estresse, a ansiedade e a depressão estão no pano de fundo de todos os processos que ameaçam a homeostase, gerando a necessidade de adaptação alostática.

No que diz respeito aos processos tumorais, existem muitas evidências de que o ioga pode contribuir de maneira positiva tanto para gerar alguma adaptação interna no paciente, seja fisiológica, seja psicológica, quanto nos familiares e cuidadores. Uma busca simples com as palavras "Yoga" e "Cancer" no *site* da Biblioteca do Instituto Nacional da Saúde norte-americano (www.pubmed.gov) resulta atualmente em 394 resultados. De fato, a eficácia do ioga como terapia integrativa está cada vez mais comprovada, o que faz com que ele esteja cada vez mais presente nos centros de referência em Medicina Integrativa para o tratamento de câncer (87% dos centros norte-americanos contam com o ioga no escopo de suas técnicas integrativas).[6] Com relação aos efeitos psicológicos, a influência do ioga na melhoria da qualidade de vida de pacientes com câncer é bastante estudada e confirmada por uma revisão sistemática recente.[7] Além disso, é consenso em literatura científica que o ioga seja custo-efetivo e que seja praticamente livre de efeitos colaterais.[8] De maneira complementar, alguns autores também corroboram tais efeitos, acrescidos de melhoras em fadiga, depressão, ansiedade e qualidade de sono,[3,9] além de benefícios no gerenciamento de estresse.[10] De fato, em uma recente revisão sistemática sobre os efeitos da prática de ioga durante a internação para tratamento de câncer, verificaram redução de ansiedade, depressão, estresse e fadiga, assim como aumento de qualidade de vida e de sono.[11] Outros autores verificaram também redução de estresse emocional e fadiga em um grupo de pacientes de câncer submetidos a seis semanas de aulas de 1h30 de ioga, mas não no grupo-controle, redução esta que foi mantida até 9 meses após o término da intervenção.[12] De maneira complementar, os cuidadores de pacientes com câncer, também submetidos a uma grande carga de estresse emocional, beneficiam-se da prática de ioga, pois alguns autores verificaram aumento da qualidade de vida no domínio mental.[13]

Evidências anatômico-fisiológicas se fazem presentes também. Artigos recentes demonstram a aplicabilidade de técnicas de ioga, mais especificamente as posturas no manejo de amplitude articular de pacientes pós-mastectomia, assim como no volume e força em pacientes sob risco de linfoedema.[14] Em uma recente meta-análise que incluiu 42 estudos,[15] foram verificados efeitos significativos da prática de ioga em marcadores de estresse, como cortisol, pressão arterial sistólica ambulatorial, frequência cardíaca de repouso, elevada variabilidade da frequência cardíaca, glicose de jejum e LDL colesterol.

No que diz respeito a mecanismos de ação, há evidências de que o ioga possa reduzir a sobrevida, a diferenciação e a recorrência de células tronco cancerígenas.[16] Além disso, a prática do ioga aumenta a atividade das células *natural killers* de pacientes com câncer de mama.[17] Outro estudo demonstrou que praticantes regulares de ioga têm menor disfunção celular que pode estar associada a menor taxa de dano qualitativo de DNA e melhor processo restaurativo quando comparado com grupo-controle.[18] Por outro lado, as evidências referentes à influência da prática regular de ioga em marcadores séricos de inflamação, como a interleucina 6 e 8 e fator de necrose tumoral alfa (FNTα), ainda é controversa, uma vez que há autores que não verificaram tal eficácia,[19] enquanto outros chegaram a resultados positivos quanto ao FNTα9,[20] e à interleucina 6,[13] verificando redução de ambos no grupo ioga, mas não no controle.

Assim sendo, parecem existir evidências suficientes que justifiquem a indicação do ioga como terapia integrativa no manejo de pacientes com câncer, uma vez que os benefícios são comprovados e não se verificaram efeitos colaterais, além de ser uma prática de baixo custo e com amplas possibilidades de adaptação.

Ioga durante a internação no Hospital Israelita Albert Einstein

O ioga é uma das técnicas oferecidas como terapia integrativa aos pacientes onco-hematológicos e seus acompanhantes. Com frequência, passam por um complexo tratamento, no qual podem surgir sintomas, como fadiga, ansiedade, depressão, insônia, náusea, dor, mal-estar, dentre outros desconfortos. Nesse contexto, o ioga pode auxiliar a lidar melhor com essas dificuldades, estimulando a sensação de relaxamento e bem-estar, sendo uma importante ferramenta de autocuidado, autoconhecimento e de gestão do estresse. A prática é simples, fácil e livre de risco, sempre individualizada e adaptada às necessidades do paciente internado.

Na enfermaria onco-hematológica, para os pacientes que necessitam de transplante de medula óssea, por exemplo, a internação é bem longa, implicando momentos de diminuição de atividades físicas e do contato social. Os alongamentos e movimentos gentis, com base nos *asanas*, podem trazer grande conforto. Outras vezes, técnicas de relaxamento profundo, embasadas em *Yoga Nidra*, podem ser muito bem-vindas para aqueles que estão passando por momentos delicados, durante quimioterapia, radioterapia, após um procedimento cirúrgico, ou quando se sentem indispostos, podendo se beneficiar com os atendimentos. Assim também, antes e durante a infusão de células ou a aplicação de medicamentos, o relaxamento conduzido e exercícios de respiração profunda podem induzir o paciente a um estado mental mais calmo, e seu benefício pode se refletir na equipe multidisciplinar que o atende.

O atendimento dura em média 30 minutos e pode ser realizado na cama, na poltrona e também em pé, dependendo das condições do paciente. Consiste numa sequência de posturas e movimentos gentis, executados com conforto e estabilidade, podendo ser seguida de exercícios respiratórios, relaxamento conduzido e meditação. Cuidadores e familiares são sempre convidados a participar, pois são parceiros essenciais durante tratamentos de saúde complexos e também enfrentam grande estresse.

A prática individual é estimulada e reforçada pelos terapeutas, que ensinam as diversas técnicas, desenvolvendo os princípios de autonomia e autocuidado, objetivos importantes em Medicina Integrativa. Assim, pacientes e acompanhantes aprendem ferramentas para usarem quando necessitarem, acessando estados de bem-estar e tranquilidade. Alguns que nunca tinham praticado ioga, ou que pensavam ser difícil e inacessível, descobrem a simplicidade e facilidade dessa atividade prazerosa, solicitando diariamente os atendimentos. Muitos pacientes relatam alegria quando o terapeuta corporal entra no quarto, dizem esquecer um pouco seus problemas, dificuldades e até mesmo que estão hospitalizados. Afirmam vivenciar momentos de presença, relaxamento e paz.

Referências

1. Taimni IK. A ciência do Ioga; comentários sobre os Ioga-Sutras de Patanjali à luz do pensamento moderno. 2ª Ed. Teosófica; Brasília, 2001.
2. Metha R. Ioga a arte da integração. Ed. Teosófica, Brasília 1995.
3. Feuerstein G. A tradição do Ioga: história, literatura, filosofia e prática. 5ª Ed. Pensamento; São Paulo: 576p.
4. Benson H, Rosner BA, Marzetta BR, Klemchuk HM. Decreased blood-pressure in pharmacologically treated hypertensive patients who regularly elicited the relaxation response. Lancet. 1974 Feb 23; 1(7852): 289-91.
5. Patel C, North WR. Randomised controlled trial of ioga and bio-feedback in management of hypertension. Lancet. 1975 Jul 19; 2(7925): 93-5.
6. Yun H, Sun L, Mao JJ. Growth of Integrative Medicine at Leading Cancer Centers Between 2009 and 2016: A Systematic Analysis of NCI-Designated Comprehensive Cancer Center Websites. J Natl Cancer Inst Monogr. 2017 Nov 1;2017(52). doi: 10.1093/jncimonographs/lgx004.
7. Duncan M, Moschopoulou E, Herrington E, Deane J, Roylance R, Jones L, Bourke L, Morgan A, Chalder T, Thaha MA, Taylor SC, Korszun A, White PD, Bhui K; SURECAN Investigators. Review of systematic reviews of non-pharmacological interventions to improve quality of life in cancer survivors. BMJ Open. 2017 Nov 28;7(11):e015860. doi: 10.1136/bmjopen-2017-015860.
8. Buffart LM, van Uffelen JG, Riphagen II et al. Physical and psychosocial benefits of ioga in cancer patients and survivors, a systematic review and meta-analysis of randomized controlled trials. BMC Cancer. 2012; 12:559.
9. McCall M. Ioga intervention may improve health-related quality of life (HRQL), fatigue, depression, anxiety and sleep in patients with breast cancer. Evid Based Nurs. 2018 Jan;21(1):9. doi: 10.1136/eb-2017-102673.
10. Carlson LE. Distress Management Through Mind-Body Therapies in Oncology. J Natl Cancer Inst Monogr. 2017 Nov 1;2017(52). doi: 10.1093/jncimonographs/lgx009.
11. Danhauer SC, Addington EL, Sohl SJ, Chaoul A, Cohen L. Review of ioga therapy during cancer treatment. Support Care Cancer. 2017 Apr;25(4):1357-1372. doi: 10.1007/s00520-016-3556-9.
12. Grégoire C, Bragard I, Jerusalem G, Etienne AM, Coucke P, Dupuis G, Lanctôt D, Faymonville ME. Group interventions to reduce emotional distress and fatigue in breast cancer patients: a 9-month follow-up pragmatic trial. Br J Cancer. 2017 Nov 7;117(10):1442-1449. doi: 10.1038/bjc.2017.326.
13. Milbury K, Mallaiah S, Mahajan A, Armstrong T, Weathers SP, Moss KE, Goktepe N, Spelman A, Cohen L. Ioga Program for High-Grade Glioma Patients Undergoing Radiotherapy and Their Family Caregivers. Integr Cancer Ther. 2017 Jan 1:1534735417689882. doi: 10.1177/1534735417689882.
14. Mazor M, Lee JQ, Peled A, Zerzan S, Irwin C, Chesney MA, Serrurier K, Sbitany H, Dhruva A, Sacks D, Smoot B. The Effect of Ioga on Arm Volume, Strength, and Range of Motion in Women at Risk for Breast Cancer-Related Lymphedema. J Altern Complement Med. 2017 Oct 24. doi: 10.1089/acm.2017.0145
15. Pascoe MC, Thompson DR, Ski CF. Ioga, mindfulness-based stress reduction and stress-related physiological measures: A meta-analysis. Psychoneuroendocrinology. 2017 Dec;86:152-168. doi: 10.1016/j.psyneuen.2017.08.008.
16. Beri K. The Impact of the "Yogic Lifestyle" on Cancer Prognosis and Survival: Can we Target Cancer Stem Cells with Ioga? Int J Ioga. 2017 May-Aug;10(2):95-98. doi: 10.4103/0973-6131.205512.
17. Rao RM, Telles S, Nagendra HR, Nagarathna R, Gopinath K, Srinath S, et al. Effects of ioga on natural killer cell counts in early breast cancer patients undergoing conventional treatment. Med Sci Monit. 2008; 14: LE3-4.
18. Ram A, Banerjee B, Hosakote VS, Rao RM, Nagarathna R. Comparison of lymphocyte apoptotic index and qualitative DNA damage in ioga practitioners and breast cancer patients: a pilot study. Int J Ioga. 2013 Jan; 6(1): 20-5.
19. Long Parma D, Hughes DC, Ghosh S, Li R, Treviño-Whitaker RA, Ogden SM, Ramirez AG. Effects of six months of Ioga on inflammatory serum markers prognostic of recurrence risk in breast cancer survivors. Springerplus. 2015 Mar 26;4:143. doi: 10.1186/s40064-015-0912-z.
20. Vijayaraghava A, Doreswamy V, Narasipur OS, Kunnavil R, Srinivasamurthy N. Effect of Ioga Practice on Levels of Inflammatory Markers After Moderate and Strenuous Exercise. J Clin Diagn Res. 2015 Jun; 9(6): CC08–CC12. Published online 2015 Jun 1. doi: 10.7860/JCDR/2015/12851.6021.

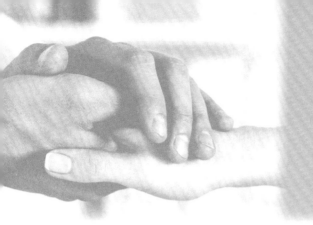

Capítulo 3

Fabio Ricardo de Souza Romano
Romina Orefice Pardi Guelmann

Massagem como Terapia Complementar ao Tratamento Oncológico

≡ A pele e suas funções

Para falar de terapias manuais ou corporais, é importante compreender um pouco sobre a pele e algumas de suas diversas funções.

Trata-se de um órgão tátil, extensamente envolvido no processo de crescimento e desenvolvimento do organismo, não apenas no nível físico, mas também comportamental.[1]

A pele, o maior e mais sensível dos nossos órgãos, é o primeiro órgão do sentido (tato) a desenvolver-se no embrião humano. Nas primeiras semanas de vida, o embrião ainda não tem olhos nem orelhas, mas sua pele já está bastante desenvolvida.

Durante a evolução dos seres vivos, observa-se que os primeiros neurônios surgiram na superfície externa do organismo, onde a função primordial do sistema nervoso é de relacionar o animal com o ambiente.[2]

Durante o desenvolvimento do corpo humano, na fase de embriogênese, a pele e o sistema nervoso central (SNC) originam-se da mesma camada de células embrionárias, a ectoderme, a mais externa das três camadas.

O sistema nervoso se forma a partir do espessamento da ectoderme, formando a chamada placa neural, que posteriormente irá formar o tubo neural. A ectoderme é aquela que está em contato com o meio externo do organismo, e após a diferenciação do cérebro, da medula espinhal e das demais partes do sistema nervoso central, o restante do revestimento de superfície torna-se a pele, mais precisamente os órgãos do sentido (nariz, boca, ouvidos, olhos e pele), o que explica a estreita relação existente entre eles (pele e sistema nervoso).[3]

Os órgãos do sentido garantem que todas as informações captadas no ambiente sejam enviadas ao sistema nervoso central.

Além de ser o maior órgão do corpo humano, é também bastante complexo, com cerca de 20 funções diferentes. No bebê, a pele equivale a cerca de 19% do peso corporal; no adulto, essa relação se mantém praticamente a mesma, sendo responsável por cerca de 17% do peso corporal, ou seja, uma mudança muito pequena, mostrando que a importância de suas funções para a sobrevivência do indivíduo se mantém a mesma durante toda a vida.[3-5]

Em todo o corpo, a pele possui um número enorme de receptores sensoriais, captando estímulos de calor, frio, pressão, dor etc. Um pedaço de pele com cerca de 3 cm de diâmetro contém mais de 3 milhões de células, entre 100 e 340 glândulas sudoríparas (variando de acordo com a região do corpo),

50 terminações nervosas e 90 cm de vasos sanguíneos. Estima-se que existam em todo o corpo cerca de 640.000 receptores sensoriais, os pontos táteis variam de 7 a 135 por centímetro quadrado. Grande parte dessas estruturam sofre um declínio com a idade, o que pode impactar em variações estruturais e funcionais da pele, porém o tato permanece uma constante.[3,5]

Na comunicação entre pele e cérebro todos os estímulos recebidos pela pele (epiderme) são transformados em mediadores químicos e transmitidos ao sistema nervoso central, que geram sensações e pensamentos.[6,7]

Tradicionalmente, considera-se que os sentidos cutâneos compreendem quatro submodalidades reconhecidas, que transmitem informações tácteis, térmicas, dolorosas e pruriginosas ao sistema nervoso central, mas há evidências crescentes da presença de uma quinta modalidade que transmite propriedades afetivas positivas (agradáveis).[4,8]

A pele é a peça-chave na regulação homeostática: controlada por sinais neurais autonômicos do cérebro e por informações químicas de diversas proveniências.[9]

Tem sido amplamente estudado e comprovado o papel do toque (estimulação tegumentar) no desenvolvimento saudável do ser humano e de outros mamíferos.[10-12]

≡ Mecanismos do estresse

Ao longo de sua história evolutiva, os seres vivos desenvolveram mecanismos de enfrentamento às condições adversas, originadas tanto no ambiente geofísico como no ambiente social. Essa resposta adaptativa é coordenada e, nos mamíferos, envolve diferentes sistemas funcionais, sobretudo os sistemas nervoso, endócrino e imune, sendo denominada resposta ao estresse que atende a duas demandas principais da vida: sobrevivência e reprodução.[13]

O estresse pode ser definido como uma série de eventos constituídos por alguns estímulos (físico ou psicológico), que deflagram uma reação no cérebro (percepção do estresse), levando à ativação do sistema de luta ou fuga (resposta fisiológica ao estresse).[14]

Quando uma ameaça surge, colocando a vida ou integridade em risco, o sistema nervoso simpático (SNS) entra em ação. Para combater essa ameaça, o cérebro dispara um mecanismo de resposta ao estresse, chamado de "mecanismo de luta ou fuga". Diversas reações bioquímicas, em uma fração de segundo, nos preparam para lutar ou fugir. Contudo, para que isso ocorra algumas adaptações momentâneas precisam acontecer. Algumas funções, não emergenciais, mas muito importantes ao funcionamento do organismo, ficam paradas ou reduzidas. Por exemplo, uma das consequências desse mecanismo é a elevação do fluxo sanguíneo nos músculos (para aumento do tônus e da força muscular), mas para isso ocorrer o corpo reduz o fluxo de sangue nos sistemas digestório e reprodutor, pois nesse momento digerir o alimento ou garantir a perpetuação da espécie não é mais essencial que se livrar da ameaça. Se o estresse tivesse a duração de alguns minutos, não haveria nenhum tipo de problema; muito pelo contrário, há benefícios ao organismo oriundos do estresse agudo.[15] Porém, se a reação permanecer por horas, seguindo nosso exemplo, os sistemas digestório e reprodutor não terão aporte sanguíneo ideal, o que a médio prazo pode acarretar algumas disfunções desses sistemas. Portanto, o problema com o estresse tem início quando ele se torna crônico, prejudicando o equilíbrio da mente e do corpo e suprimindo a imunidade.[16]

Em uma tentativa de manter a homeostase, tão logo a resposta ao estresse se inicia, o sistema nervoso parassimpático é acionado, disparando um mecanismo de relaxamento, que visa reestabelecer o funcionamento normal do organismo e suas funções.

Somente quando estamos relaxados, nosso organismo vai fazer a manutenção de si próprio, isto é, eliminar células velhas ou defeituosas, produzir células novas, ajustar os hormônios responsáveis pelo sono, dentre muitas outras funções, também responsáveis pela nossa sobrevivência (manutenção da homeostase).

As duas principais vias por meio das quais o estresse é retransmitido do cérebro para o corpo são o eixo hipotálamo-hipófise-adrenal (HPA), com a liberação de cortisol (glicocorticoide), e o SNS, com a consequente liberação de catecolaminas (epinefrina e norepinefrina). Esses dois sistemas (neuroendócrino e neural) do estresse coordenam a resposta de muitos outros sistemas fisiológicos a algum estressor, incluídos os sistemas neurológicos e cardiovascular, bem como a produção e a utilização de energia e comportamento, permitindo que o indivíduo atenda com êxito às demandas do desafio colocadas pelo agente estressor e depois conduza o corpo de volta à homeostase.[17]

≡ Câncer e estresse

Descobrir uma doença oncológica e enfrentar os tratamentos e suas adversidades geram, na maior parte dos casos, um aumento considerável de estresse no paciente, familiares e pessoas próximas.

O processo causa uma série de alterações na rotina do paciente, envolvendo diversas reações físicas e emocionais, como fadiga, enjoo, dores, depressão, isolamento e medo em relação ao futuro e prognóstico da doença.[18]

A dor aguda interfere na vontade de viver e de reagir ao tratamento.[19,20] Ela pode ainda dificultar o processo de cura, prolongando a hospitalização.

Ambientes hospitalares também propiciam o aumento do estado de estresse, dificultando a capacidade de adaptação do corpo, fato que exige ainda mais do organismo já debilitado.[21] Lidar com a fragilidade da saúde, com a diminuição da autonomia e o afastamento do convívio com entes queridos torna o estresse quase permanente.[22]

Considera-se também importante o esgotamento que a família enfrenta ao cooperar e estar presente com um paciente internado.[23]

≡ Uso de terapias integrativas no tratamento oncológico

A maioria dos pacientes com câncer faz uso de terapias integrativas ou complementares como ajuda no manejo de sintomas.[24,25]

O objetivo é aliar as práticas integrativas (sempre baseadas em evidências) ao tratamento médico, proporcionando uma melhor qualidade de vida.

O modelo clínico para o cuidado integrativo requer uma abordagem centrada no paciente, considerando sempre as suas preocupações, desejos, necessidades e valores. Inclui o trabalho conjunto, de todos os profissionais envolvidos no tratamento e desenvolvimento de um plano de cuidado integrado e abrangente.[26]

Ensaios clínicos controlados e randomizados em pacientes que recebem tratamento oncológico fornecem fortes evidências (Grau A) sobre o uso de terapias comportamentais (p. ex., meditação/*mindfulness*, relaxamento e ioga), para melhora do humor no contexto de depressão e ansiedade. Recomendações de terapias com Grau B de evidência podem ser feitas para massagem e controle do estresse para melhora do humor e conservação de energia no contexto da fadiga associada ao tratamento.[27,28]

O toque gentil na forma de massagem exerce um importante papel no auxílio da autorregulação do organismo humano, tanto no bem-estar físico (homeostase) quanto nas relações socioemocionais.[29]

O toque como forma de massagem e outros métodos suaves e não invasivos são as técnicas mais populares de tratamento paliativo para alívio da dor e de outros sintomas no câncer.[30]

Numerosos estudos de massagem com pacientes com câncer demonstraram efeitos significativos no estresse percebido,[31,32] qualidade de vida[33-36] e sintomas comuns, como dor, náuseas, ansiedade, perturbação do humor, fadiga e distúrbios do sono.[37-42]

Em uma pesquisa sobre experiência e administração da dor do câncer no lar, constatou-se que 60% dos pacientes utilizavam técnicas não medicamentosas para tratar a dor, e a massagem foi a segunda técnica mais utilizada.[43]

A estimulação da pele é uma das maneiras que o cérebro do indivíduo é ativado para receber mensagens de relaxamento.[44]

Tradicionalmente, considera-se que os sentidos cutâneos compreendem quatro submodalidades reconhecidas, que transmitem informações táteis, térmicas, dolorosas e pruriginosas ao sistema nervoso central, mas há evidências crescentes da presença de uma quinta modalidade, transmissora de propriedades afetivas positivas (agradáveis).[45,46]

A pele é a peça-chave na regulação homeostática, que é controlada por sinais neurais autonômicos do cérebro e por informações químicas de diversas proveniências.[47]

O toque qualificado, por meio de diversas técnicas de massagem, proporciona ao receptor uma sensação que o leva a experimentar os efeitos de relaxamento geral do organismo. Essa sensação foi definida por Herbert Benson como um conjunto de mecanismos fisiológicos e ajustes integrados, que são eliciados quando um sujeito se engaja em uma atividade mental ou física repetitiva e passiva, e ignora pensamentos perturbadores.[48,49]

A massagem também exerce um papel social importante e está presente em muitos países do mundo. As técnicas utilizadas e o seu significado diferem em cada local. Pode ser uma maneira de demonstração de afeto, de respeito pelos anciãos e, para muitos, uma ferramenta de cura, seja como forma de medicina ou para prover algum cuidado no alívio de sintomas.[50]

☰ Técnicas de massagem mais utilizadas

A massagem é reconhecida como uma modalidade terapêutica segura, com poucos riscos ou efeitos adversos. No entanto, existem contraindicações, como aplicação de massagem em uma área com inflamação aguda, infecções na pele, fratura não consolidada, área de queimadura recente ou em cicatrização, trombose venosa profunda ou em locais com tumor.[51]

Além dos objetivos a que cada técnica se destina, os vários tipos de massagem diferem entre si pelos movimentos feitos pelas mãos, as partes do corpo que são massageadas, a quantidade de pressão aplicada e os instrumentos que o profissional utiliza.

Em todos os tipos de massagens para pacientes oncológicos, vários aspectos do paciente devem ser observados e respeitados, como trombose venosa profunda, neutropenia, leucopenia, trombocitopenia, entre outros. As técnicas de massagem envolvem pressão leve, moderada e intensa, e somente a pressão leve pode ser aplicada no paciente oncológico.

■ Drenagem linfática manual

A drenagem linfática manual (DLM) é uma terapia manual leve, muito utilizada no Brasil, tendo como base a anatomia do sistema linfático, muito específica. Ela visa reduzir o inchaço linfático.[52]

Algumas vezes, é administrada de maneira isolada. Em outras, faz parte de um tratamento composto de quatro fases, conhecido como terapia descongestiva complexa (TDC). Os quatro componentes do TDC são DLM, terapia de compressão, exercícios redutores de linfa e cuidados com a pele.[53]

Pessoas com linfedema decorrente de câncer de mama têm mais risco de infecção porque o inchaço estica a pele, ocasionando microfissuras, colocando-a em maior risco de lesão. Além disso, o alto teor de proteína do líquido linfático serve como um meio no qual as bactérias podem prosperar, causando uma infecção da pele conhecida como celulite. A celulite pode se espalhar para tecidos mais profundos e/ou sistemicamente pelo corpo. Assim, na educação dos cuidados com a pele, os pacientes devem manter a mesma flexível e protegida contra rupturas, com o auxílio de cremes ou loções com pH neutro e sabonetes de baixo pH para dificultar a colonização bacteriana.

- Reflexologia

A reflexologia é um método de massagem, não invasivo e não farmacológico, de alívio da dor. Tem como base um sistema de zonas reflexas nos pés e nas palmas das mãos, que refletem a imagem de todo o corpo, incluindo músculos, nervos, glândulas e ossos, exatamente nessa ordem.[54] Por utilizar uma pressão profunda em alguns pontos, deve ser modificada quando feita em pacientes oncológicos, dependendo do tipo, da localização do tumor e da fase em que se encontram.[55]

- *Shiatsu*

Apesar de *shiatsu* significar, em japonês, "pressão do dedo", essa técnica pode utilizar também mãos, joelhos e cotovelos em pontos específicos do corpo. É uma técnica de pressão sobre o corpo, sem uso de óleos ou cremes, na qual a pressão varia de moderada a intensa e sempre é feita sobre os meridianos de energia da acupuntura, seguindo a mesma base teórica dos fluxos de energia. O *shiatsu* é uma síntese da informação moderna sobre a anatomia e fisiologia ocidentais e os princípios da massagem japonesa tradicional. Existem vários estilos de *shiatsu* que objetivam do relaxamento ao tratamento de doenças.[55]

- Terapia craniossacral

Por meio de toques extremamente delicados, a terapia craniossacral ajuda a equilibrar o fluxo do líquido cerebroespinhal, a fim de restaurar o funcionamento ideal do sistema nervoso central. Indicada para resolver problemas de saúde específicos, como algumas dores, ela é muito útil para liberar estresse acumulado, sendo benéfica ao paciente oncológico em todas as fases do tratamento.[55]

- Toque compassivo

O toque compassivo é uma modalidade terapêutica muito utilizada em indivíduos idosos e doentes. Seu foco está no toque suave, técnicas de relaxamento, de comunicação com atenção ativa, realimentação reflexiva e instrução positiva. Todos os pacientes com câncer podem se beneficiar ao receber essa técnica.[55]

- Massagem clássica

A massagem clássica ou sueca, por sua vez, envolve aplicação de óleos ou cremes diretamente na pele e as técnicas ou os movimentos (deslizamento em sua maioria) são aplicados com as mãos do terapeuta.[56]

São utilizados cinco movimentos diferentes das mãos: acariciar, amassar, esfregar, bater e vibrar. A ideia básica por trás dessa abordagem é que a dor é quase sempre causada por músculos tensos, que afetam a circulação sanguínea. O objetivo da massagem clássica é relaxar os músculos e melhorar o fluxo da circulação sanguínea.[57]

Por ser a mais conhecida no Ocidente, é também a técnica mais pesquisada e diversos artigos demonstram a sua eficácia no alívio de alguns sintomas, como dores tensionais, fadiga, ansiedade, insônia, humor, sono e controle da náusea[58-61] em diversos tipos de pacientes, incluíndo o paciente oncológico em tratamento e em cuidados paliativos.[62]

Estudos também apontam a inclusão da massagem como parte do tratamento oncológico dentro de um serviço de Oncologia Integrativa.[63,64]

■ Massagem oncológica

Devido aos estudos apontando os benefícios da massagem no auxílio do cuidado ao paciente oncológico, o uso dessa terapêutica tem aumentado muito nas últimas décadas, surgindo assim a necessidade de uma submodalidade da massagem clássica com saberes mais específicos sobre o paciente oncológico e suas complexidades, que é a chamada massagem oncológica.

Nesse caso, o profissional recebe treinamento sobre a complexidade da doença e do tratamento onco-hematológico, levando em consideração os riscos de infecção do paciente, os cuidados especiais relacionados com a força (pressão) feita na aplicação da técnica e os cuidados que envolvem a família do paciente.[65,66]

≡ Toque gentil, saúde e bem-estar

A Organização Mundial de Saúde define saúde como: "Um estado de completo bem-estar físico, mental e social e não apenas ausência de afecções e enfermidades."[67] Promover a saúde implica também prover o bem-estar geral do indivíduo. O relaxamento corporal é uma das intervenções que proporciona melhores condições à qualidade de vida do enfermo e aos seus familiares, nos aspectos relacionados com a gestão de estresse e auxílio da expressão das emoções.[68]

O sentido do tato guarda sua essência na atenção dada pelo indivíduo à experiência de ser tocado e como ele se relaciona com essa sensação.[69-71]

O toque gentil, por meio de diversas técnicas de massagem, proporciona ao receptor uma sensação de relaxamento. Os efeitos do relaxamento também podem ser observados em meditações, orações, *tai-chi-chuan*, *qigong*, ioga, treinamento de relaxamento autógeno, entre outras práticas mente-corpo.[72]

≡ Massagens e terapia de toque

Diversos tipos de massagem podem ser oferecidas ao paciente para que esse estado de relaxamento seja obtido, pois, em sua maioria, podem desencadear respostas imediatas nos níveis de cortisol (hormônio envolvido na resposta do organismo ao estresse) em lactantes pré-termos, estimulando a maturação do sistema nervoso simpático, assim como em diferentes tipos de patologias e faixas etárias.[73-76]

Os cuidadores, aqueles que prestam o cuidado ao doente, tanto no âmbito institucional quanto familiar, atuando com ou sem remuneração e/ou formação profissional especializada, isto é, a pessoa que passa mais tempo com o doente, podem ser orientados a utilizarem técnicas de terapias de toque que proporcionem bem-estar e conforto ao paciente e, sem dúvida, aumentando e fortalecendo o vínculo entre eles.[77,78]

Diferentemente das massagens que têm como finalidade primária o relaxamento físico, a terapia de toque utilizada pelo grupo de Medicina Integrativa no Centro de Oncologia e Hematologia Dayan-Daycoval, do Hospital Israelita Albert Einstein, tem como finalidade estimular a resposta de relaxamento, conforto e bem-estar ao paciente e aos familiares.

O toque é leve, gentil, realizado com as palmas das mãos em ritmo lento e constante. O paciente pode permanecer de roupas e ficar em qualquer posição, desde que esteja confortável.

A maioria dos pacientes relata estado de relaxamento, conforto, alívio da dor, melhora na percepção de bem-estar e do sono, o que corrobora os achados da literatura em técnicas semelhantes.[79-81]

Como já citamos, as terapias não medicamentosas são parte de um programa amplo de controle e alívio de sintomas relacionados com o câncer.

Observar atentamente as necessidades e os desejos dos pacientes é essencial para oferecer a melhor combinação de tratamento, considerando aspectos individuais, indicação de acordo com a literatura e a compreensão de toda a equipe de cuidado.

A massagem provou ser uma das ferramentas utilizadas para prover cuidado ao paciente oncológico, seus familiares e cuidadores, considerando não apenas o bem-estar físico, mas também acolhendo suas demandas psicoemocionais.

É fundamental a discussão e escolha das possíveis técnicas integrativas com o médico responsável e a equipe multidisciplinar.

A equipe da Medicina Integrativa do HIAE observa, em sua prática diária com pacientes oncológicos, familiares e cuidadores, grandes benefícios proporcionados pelo toque qualificado. Os familiares são constantemente encorajados pelos profissionais da equipe a tocar, acariciar seus entes queridos, reforçando, assim, os laços de carinho e respeito que podem colaborar muito para o bem-estar de todos.

≡ Referências

1. Ardiel EL, Rankin CH. The importance of touch in development. Paediatr Child Health. 2010; 15(3): 153-6.
2. Ribas GC. Considerações sobre a evolução filogenética do sistema nervoso, o comportamento e a emergência da consciência. Rev Bras Psiquiatr. [online]. 2006, vol. 28, n. 4 [cited 2018-01-23], pp.326-38.
3. Lent R. Cem Bilhões de Neurônios? Conceitos Fundamentais de Neurociência. Rio de Janeiro: Atheneu; 2010.
4. Sehlstedt I, Ignell H, Backlund Wasling H, Ackerley R, Olausson H, Croy I. Gentle touch perception across the lifespan. Psychology and Aging. 2016; 31(2): 176-84. http://dx.doi.org/10.1037/pag0000074.
5. Montagu A. Tocar – o significado humano da pele. São Paulo: Summus; 1988.
6. LeDoux J. The Emotional Brain. Touchstone Simon & Schuster, Nova York, EUA, 1998.
7. Zimmerman A, Bai L, Ginty DD. The gentle touch receptors of mammalian skin. Science (New York, NY). 2014; 346(6212): 950-54. doi:10.1126/science.1254229.
8. McGlone F, Reilly D. The cutaneous sensory system. 2010;148-59.
9. Damásio ARO. Mistério da consciência. São Paulo: Cia. das Letras; 2006.
10. Ardiel EL, Rankin CH. The importance of touch in development. Paediatrics & Child Health. 2020; 15(3):153-156.
11. Field T. Massage Therapy Research Review. Complementary Therapies in Clinical Practice. 20014; 20(4), 224–229. http://doi.org/10.1016/j.ctcp.2014.07.002.
12. Field T, Diego M, Hernandez-Reif M. Preterm infant massage therapy research: a review. Infant Behavior & Development. 2010; 33(2), 115-24. http://doi.org/10.1016/j.infbeh.2009.12.004.
13. Sousa MBC, Silva HP, Galvão-Coelho NL. (2015). Resposta ao estresse: I. Homeostase e teoria da alostase. Estudos de Psicologia (Natal), 2015; 20(1): 2-11. https://dx.doi.org/10.5935/1678-4669.20150002.
14. Dhabhar FS & McEwen BS. Enhancing versus suppressive effects of stress hormones on skin immune function. Proceedings of the National Academy of Sciences of the United States of America, 1999; 96(3):1059-064.
15. Dhabhar FS, McEwen BS. Enhancing versus suppressive effects of stress hormones on skin immune function. Proceedings of the National Academy of Sciences of the United States of America, 1999; 96(3):1059-64.
16. Dhabbar FS, McEwen BS. Acute Stress Enhances while Chronic Stress Suppresses Cell-Mediated Immunityin Vivo: A Potential Role for Leukocyte Trafficking Brain, Behavior, and Immunity Vol. 11, Issue 4, Dec. 1997, pp. 286-306.
17. Tanno AP, Marcondes F.K. Estresse, ciclo reprodutivo e sensibilidade cardíaca às catecolaminas. Rev Bras Cienc. Farm. [Internet]. 2002 Sep [cited 2018 Jan 28]; 38(3): 273-89. Available from: http://www.scielo.br/scielo.php?script=sci_arttext&pid=S1516-93322002000300004&lng=en. http://dx.doi.org/10.1590/S1516-93322002000300004.
18. Goyal NG, Maddocks KM, Johnson AJ et al. Cancer-Specific Stress and Trajectories of Psychological and Physical Functioning in Patients With Relapsed/Refractory Chronic Lymphocytic Leukemia, Annals of Behavioral Medicine, Vol. 52, Issue 4, 15 March 2018, pp. 287-98, https://doi.org/10.1093/abm/kax004.
19. Daut R.L, Cleeland CS. The prevalence and severity of pain in cancer. Cancer. 1982; 50(9):1913-18.

20. Arathuzik D. The appraisal of pain and coping in cancer patients. Western Journal of Nursing Research. 1991; 13(6):714-31.
21. Mîndru DE, Stănescu RS, Mioara CM, Duceac LD, Rugina A, Temneanu OR, Ungureanu M, Florescu L. Stress in Pediatric Patients – the Effect of Prolonged Hospitalization. Rev Med Chir Soc Med Nat Iasi. 2016 Apr-Jun; 120(2): 417-23.
22. Goyal NG. Cancer-specific stress and trajectories of psychological and physical function in patients with relapsed/refractory chronic lymphocytic leukemia. Ann Behav Med. 2018.
23. Choi J, Tate JA. Hoffman LA. et al, Fatigue in family caregivers of adult intensive care unit survivors. Journal of Pain and Symptom Management. 2014; 48(3), 353-63. http://doi.org/10.1016/j.jpainsymman.2013.09.018.
24. Liu R, Chang A, Reddy S, Hecht FM, Chao MT. Improving patient-centered care: a cross-sectional survey of prior use and interest in complementary and integrative health approaches among hospitalized oncology patients. J Altern Complement Med. 2016; 22(2): 160-5. http://www.ncbi.nlm.nih.gov/pubmed/26505257. [PMC free article]
25. Mao JJ, Palmer CS, Healy KE, Desai K, Amsterdam J. Complementary and alternative medicine use among cancer survivors: a population-based study. J Cancer Surviv. 2011;5:8–17 [PMC free article] [PubMed] [Google Scholar]
26. Frampton S, Guastello S, Brady C et al. Patient-Centered Care Improvement Guide. Planetree, Inc. and Picker Institute; 2008. Online document at: www.patient-centeredcare.org/inside/abouttheguide.html, accessed July30, 2015.
27. Greenlee H, Balneaves LG, Carlson LE, Cohen M, Deng G, Hershman D, Mumber M, Perlmutter J, Seely D, Sen A, Zick SM, Tripathy D. Clinical practice guidelines on the use of integrative therapies as supportive care in patients treated for breast cancer. Society for Integrative Oncology. J Nat Cancer Institute Monogr. 2014.
28. Lopez G, Lee R, Garcia MK, Chaoul A, Cohen L. Complementary and Alternative (Integrative) Oncology. In: The American Cancer Society's Principles of Oncology (ed.). 2017.doi:10.1002/9781119468868.ch25.
29. Field T. Touch for socioemotional and physical well-being: A review. Developmental Review, 30, 367-383. doi:10.1016/j.dr.2011.01.001, 18 June 2012.
30. Collinge W, Kahn J, Walton T, Kozak L, Bauer-Wu S, Fletcher K, Yarnold P, Soltysik R. Touch, caring, and cancer: randomized controlled trial of a multimedia caregiver education program. 2013 May; 21(5): 1405-14. doi: 10.1007/s00520-012-1682-6. Epub 2012 Dec 21.
31. Listing M, Krohn M, Liezmann C, Kim I, Reisshauer A, Peters E, Klapp BF, Rauchfuss. The efficacy of classical massage on stress perception and cortisol following primary treatment of breast cancer. Arch Womens Ment Health 2010; 13(2):165-73.
32. Stringer J, Swindell R, Dennis M. Massage in patients undergoing intensive chemotherapy reduces serum cortisol and prolactin. Psychooncology 2008; 17(10):1024-31.
33. Sharp DM, Walker MB, Chaturvedi A, Upadhyay S, Hamid A, Walker AA, Bateman JS, Braid F, Ellwood K, Hebblewhite C, Hope T, Lines M, Walker LG. A randomised, controlled trial of the psychological effects of reflexology in early breast cancer. Eur J Cancer. 2010;46(2):312-22.
34. Sturgeon M, Wetta-Hall R, Hart T, Good M, Dakhil S. Effects of therapeutic massage on the quality of life among patients with breast cancer during treatment. J Altern Complement Med 2009;15(4):373-80.
35. Billhult A, Stener-Victorin E, Bergbom I. The experience of massage during chemotherapy treatment in breast cancer patients. Clin Nurs Res 2007;16(2): 85-99.
36. Wilkie DJ, Kampbell J, Cutshall S, Halabisky H, Harmon H, Johnson LP, Weinacht L, Rake-Marona M. Effects of massage on pain intensity, analgesics and quality of life in patients with cancer pain: a pilot study of a randomized clinical trial conducted within hospice care delivery. Hosp J 2000;15(3):31-53.
37. Listing M, Reisshauer A, Krohn M, Voigt B, Tjahono G, Becker J Klapp BF, Rauchfuss M. Massage therapy reduces physical discomfort and improves mood disturbances in women with breast cancer. Psychooncology 2009;18(12):1290-99.
38. Campeau MP, Gaboriault R, Drapeau M, Van Nguyen T, Roy I, Fortin B, Marois M, Nguyen-Tân PF. Impact of massage therapy on anxiety levels in patients undergoing radiation therapy: randomized controlled trial. J Soc Integr Oncol. 2007; 5(4):133-8.
39. Billhult A, Bergbom I, Stener-Victorin E. Massage relieves nausea in women with breast cancer who are undergoing chemo-therapy. J Altern Complement Med. 2007;13(1):53-7.
40. Weinrich SP, Weinrich MC. The effect of massage on pain in cancer patients. Appl Nurs Res 1990; 3(4):140-5.
41. Smith MC, Kemp J, Hemphill L, Vojir CP. Outcomes of therapeutic massage for hospitalized cancer patients. J Nurs Schol-Arsh 2002; 34(3):257- 62.
42. Stephenson NL, Weinrich SP, Tavakoli AS. The effects of foot reflexology on anxiety and pain in patients with breast and lung cancer. Oncol Nurs Forum 2000; 27(1):67-72.
43. Ferrel BR, Schneider C. Experience and Management of Cancer Pain at Home. Cancer Nursing. 1988; 11(2):84-90.

44. Rossi EL. The psychobiology of mind-body healing. W. W. Norton & Company, Inc, NY, 1993.
45. Sehlstedt I, Ignell H, Backlund Wasling H et al. Gentle touch perception across the lifespan. Psychology and Aging.2016;31(2):176-84. http://dx.doi.org/10.1037/pag0000074
46. McGlone F, David Reilly D. The Cutaneous Sensory System. 2010; 148-59.
47. Damásio ARO. Mistério da Consciência. São Paulo: Cia. das Letras; 2006.
48. Zimmerman A, Bai L, Ginty DD. The gentle touch receptors of mammalian skin. Science. 2014 November 21; 346(6212): 950-54. doi:10.1126/science.1254229.
49. Benson H, Beary JF, Carlo MPO. The relaxation response. Psychiatry: Journal for the Study of Interpersonal Processes. 1974.
50. Smith JM, Sullivan SJ, Baxter GD. The culture of massage therapy: Valued elements and the role of comfort, contact, connection and caring. Complementary Therapies in Medicine, Volume 17, Issue 4, 2009, pp. 181-189. ISSN 0965-2299, (https://doi.org/10.1016/j.ctim.2009.05.003).
51. Vickers A, Zollman C. ABC of complementary medicine. Massage therapies. BMJ Clinical Research, ed.) vol. 319,7219; 1999:1254-7. doi:10.1136/bmj.319.7219.1254.
52. International Society of Lymphology. The diagnosis and treatment of peripheral lymphedema: 2013 Consensus Document of the International Society of Lymphology. Lymphology. 2013; 46:1-11. [PubMed] [Google Scholar].
53. Ezzo J et al. Manual Lymphatic Drainage for Lymphedema Following Breast Cancer Treatment. The Cochrane Database of Systematic Reviews 5 (2015): CD003475. PMC. Web. 29 Sept. 2018.
54. Tiran D, Chummun H. The physiological basis of reflexology and its use as a potential diagnosis tool. Complement Ther Clin Pract. 2005; 11: 58-64. [15984227] [doi:10. 1016/j.ctnm.2004.07.007]
55. MacDonald G. Glossário das Modalidades de Trabalho Corporal. In: MacDonald G. Mãos que cuidam – Massagem terapêutica para pessoas com câncer. São Paulo: TRIOM Centro de Estudos Marina e Martin Harvey Editorial e Comercial Ltda., 2009. pp. 251-64.
56. Barreto DM, Batista MVA. Swedish massage: A systematic review of its physical and psychological benefits. Adv Mind Body Med. 2017;31:16-20. [PubMed] [Google Scholar].
57. Weerapong P, Hume PA, Kolt GS. The mechanisms of massage and effects on performance, muscle recovery and injury prevention. Sports Med. 2005; 35: 235-56. doi: 10.2165/00007256-200535030-00004. [PubMed] [CrossRef] [Google Scholar].
58. Kinkead B, Schettler PJ, Larson ER et al. Massage therapy decreases cancer-related fatigue: Results from a randomized early phase trial. Cancer, 2018; 124: 546-54. doi:10.1002/cncr.31064
59. Darabpour S, Kheirkhah M, Ghasemi E. Effects of Swedish massage on the improvement of mood disorders in women with breast cancer undergoing radiotherapy. Iranian Red Crescent Medical Journal. 2016; 18(11): e25461. doi:10.5812/ircmj.25461.
60. Aourell M, Skoog M, Carleson J. Effects of Swedish massage on blood pressure. Complement Ther Clin Pract. 2005;11(4):242-6. doi: 10.1016/j.ctcp.2005.02.008.
61. Russell NC, Sumler SS, Beinhorn CM, Frenkel MA. The Journal of Alternative and Complementary Medicine Vol. 14, No. 2 Paradigms. Role of Massage Therapy in Cancer Care 8 Mar 2008 https://doi.org/10.1089/acm.2007.7176.
62. Ernst E. Support Care Cancer 2009; 17: 333. https://doi.org/10.1007/s00520-008-0569-z.
63. Cowen VS, Tafuto B. Integration of massage therapy in outpatient cancer care. International Journal of Therapeutic Massage & Bodywork. 2018; 11(1): 4-10.
64. Grant SJ, Hunter J, Bensoussan A et al. Support Care Cancer 2018; 26: 471. https://doi.org/10.1007/s00520-017-3851-0.
65. MacDonald G. Medicine hands – Massage therapy for people with cancer. Findhorn Press, Scotland: 1999.
66. Collinge W. Partners in healing – Simple ways to offer support, confort and care to a loved one facing illness. Trumpeter Boston & London Press, Massachucetts, EUA, 2008.
67. Segre M, Ferraz FC. O conceito de saúde. Rev. Saúde Pública [Internet]. 1997; Oct [cited 2018, Feb 08]; 31(5):538-42. Available from:http://www.scielo.br/scielo.php?script=sci_arttext&pid=S0034891019970006000016&lng=en.http://dx.doi.org/10.1590/S0034- 89101997000600016.
68. Braunstein MVG, Braz MM, Pivetta HMF. A Fisiologia da Massagem Terapêutica. Trabalho vinculado ao Grupo de Pesquisa Promoção da Saúde e Tecnologias Aplicadas à Fisioterapia – UNIFRA – Santa Maria – RS.
69. Foga M. Estimulação tátil-cinestésica: uma integração entre pele e sistema endócrino? Rev Bras. de Saúde de Recife, p. 277-83, 2006.
70. Herbert B, Beary JF, Carol MP. The relaxation responce. Psychiatry: Journal for the Study of Interpersonal Processes, 1974.
71. Esch T, Fricchione GL, Stefano GB. The therapeutic use of the relaxation response in stress-related diseases. Med Sci Monit 9.2 2003; 23-34.
72. Field T. Massage Therapy Research Review. Complementary Therapies in Clinical Practice, 2014; 20(4), 224-9. http://doi.org/10.1016/j.ctcp.2014. 07.002.

73. Field T. Massage Therapy. Medical Clinics of North America, 2002; 86(1), 163-71.
74. Kinkead B, Schettler PJ, Larson ER, Carroll D, Sharenko M, Nettles J, Edwards SA, Miller AH, Torres MA, Dunlop BW et al. Massage therapy decreases cancer-related fatigue: Results from a randomized early phase trial. Cancer. 2018 Feb 1; 124(3):546-54. Epub 2017 Oct 17.
75. Stringer J1, Swindell R, Dennis M. Massage in patients undergoing intensive chemotherapy reduces serum cortisol and prolactin. Psychooncology. 2008 Oct17; (10): 1024-31. doi: 10.1002/pon.1331.
76. de Souza, LM, Wegner W, Gorini MIPC. Educação em saúde: uma estratégia de cuidado ao cuidador leigo. Rev Latino-Am. Enfermagem 2007; 15.2.
77. Collinge W, Kahn J, Walton T et al. Touch, caring, and cancer: randomized controlled trial of a multimedia caregiver education program. Supportive Care in Cancer, 2013; 21(5), 1405-14. http://doi.org/10.1007/s00520-012-1682-6.
78. Asadollahi M, Jabraeili M, Mahallei M et al. Effects of gentle human touch and field massage on urine cortisol level in premature infants: a randomized, controlled clinical trial. Journal of Caring Sciences 2016; 5(3), 187-194. http://doi.org/10.15171/jcs.2016.020.
79. Robertz A-C, Rudolfsson G. Tactile massage as a nursing intervention in child and adolescent psychiatry: nurses' experiences, Journal of Psychiatric and Mental Health Nursing. 2016; 23, 8, 502.
80. Lindgren L, Lehtipalo S, Winsö O, Karlsson M, Wiklund U, Brulin C. Touch massage: a pilot study of a complex intervention. Nurs Crit Care, 2013;18: 269-77. doi:10.1111/nicc.12017.
81. Moon J-S, Cho K-S. (2001), The effects of handholding on anxiety in cataract surgery patients under local anaesthesia. Journal of Advanced Nursing. 2001; 35: 407-55. doi:10.1046/j.1365-2648.2001.01855.

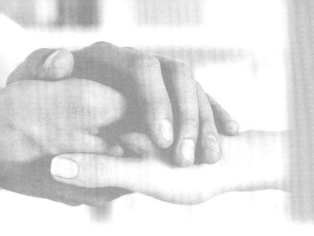

Capítulo 4

Fábio Roberto Munhoz dos Santos
Fernanda Burmeister de Campos Pires
Elisa Harumi Kozasa

Práticas Meditativas – Evidências e Práticas

≡ Introdução

Mesmo com os avanços nos tratamentos oncológicos, é comum o paciente encontrar dificuldades de adaptação, como o lidar com sintomas de ansiedade e depressão ou com pensamentos intrusivos de medo de recidiva. O medo, a ansiedade e a depressão são comuns durante a recuperação. Mas será que a prática de meditação por alguns minutos diários pode nos ajudar a aliviar esses sintomas?

Enquanto hinduístas e budistas praticam a técnica de meditação há mais de 2.000 anos, a ciência ocidental só começou a descobrir nas últimas décadas até que ponto a meditação pode ajudar a tratar uma série de condições mentais associadas à recuperação do câncer.

Em um importante estudo publicado no Journal of Clinical Oncology, envolvendo 229 mulheres sobreviventes do tratamento de câncer de mama, as pacientes que praticaram meditação obtiveram melhoras no humor, no bem-estar, no sono e menores níveis de dor física, quando comparadas com o atendimento padrão. Essas melhoras persistiram três meses após a intervenção com base na meditação.[1]

Ott *et al.* realizaram uma revisão na literatura sobre intervenções fundamentadas em meditação para pacientes oncológicos. A maioria dos estudos avaliados foi realizada com câncer de mama e próstata; as intervenções foram realizadas em grupo; com pacientes ambulatoriais; e em clínicas ou hospitais. Foram encontrados benefícios efetivos em fatores como: melhoria do funcionamento psicológico; redução de sintomas de estresse; e melhora na capacidade de enfrentamento e maior bem-estar. Os autores concluíram que as intervenções apresentaram resultados clinicamente relevantes para aliviar o sofrimento psicológico e físico dos pacientes. Em face dos resultados efetivos, atualmente as práticas meditativas para pacientes oncológicos constituem uma área de crescente interesse para clínicos e pesquisadores.[2]

As intervenções psicossociais para pacientes oncológicos sugerem melhora da qualidade de vida e nas habilidades de enfrentamento das situações vividas pelos mesmos.[3]

Dentre essas intervenções psicossociais voltadas para o paciente oncológico, as práticas meditativas demonstram alguma eficácia em reduzir o estresse e os sintomas de ansiedade e depressão, promovendo uma boa adaptação do paciente.

A seguir, temos as descrições de alguns programas embasados em práticas meditativas relatadas na literatura científica, voltadas para o paciente oncológico e com eficácia significativa para lidar com as diversas situações inerentes ao tratamento.

Mindfulness-Based Stress Reduction

Existem diversas técnicas de meditação descritas na literatura. As mais estudadas atualmente são as práticas com base em *Mindfulness*. *Mindfulness* pode ser traduzido por "atenção plena" e envolve práticas, como a observação imparcial no momento presente, de sensações, pensamentos e emoções, sempre com uma atitude de não julgamento, serenidade, abertura e aceitação.

As origens dessa prática estão no Budismo e Hinduísmo. É possível dizer que o *Mindfulness* é uma adaptação de práticas atencionais tradicionais em que o indivíduo treina o foco e a manutenção do foco de atenção e da percepção das sensações que ocorrem no momento presente.

Jon Kabat-Zinn, professor da University of Massachusetts Medical School, foi o pioneiro no uso científico das técnicas de *Mindfulness*, inicialmente em um programa para redução do estresse, o *Mindfulness-Based Stress Reduction* (MBSR). Ele define *Mindfulness* como "prestar atenção intencionalmente no momento presente, com aceitação e sem nenhum julgamento para com o desenrolar da experiência".[4]

O programa MBSR foi de início desenvolvido na clínica Massachusetts Medical Center para reduzir o estresse de pacientes com dor. Utiliza uma combinação de meditação, consciência corporal e ioga para ajudar as pessoas a se tornarem mais presentes e conscientes.

Adaptações do MBSR para pacientes oncológicos

Existem na literatura vários estudos avaliando adaptações do programa MBSR voltadas para pacientes oncológicos; dentre eles, temos o estudo de Carlson *et al.*[5] Os pesquisadores desenvolveram um programa com base no MBSR adaptado para o paciente oncológico, constituído por três componentes principais:

1. Material teórico relacionado com atenção plena, relaxamento, meditação, ioga e conexão corpo-mente.
2. Prática experiencial de meditação e ioga durante encontros presenciais em grupo e práticas para serem realizadas em casa.
3. Processo de grupo focado na resolução de problemas relacionados com impedimentos e dificuldades específicas dos pacientes.

O programa ofereceu práticas formais de meditação, aplicações práticas de atenção plena para o dia a dia e interação de apoio entre os membros do grupo.

Os pesquisadores forneceram um folheto para os pacientes contendo informações e instruções de cada semana, incluindo uma bibliografia para aqueles com intenção de se aprofundar no tema. Forneceram também áudios de meditações guiadas. A intervenção foi realizada em sete sessões de grupos semanais com duração de 90 minutos e com até 15 participantes. Os pacientes foram instruídos a praticar diariamente.

Ledesma e Hiroaki realizaram uma revisão sistemática da literatura acadêmica envolvendo intervenções baseadas em *Mindfulness* para populações de pacientes oncológicos. Dentre os estudos encontrados, selecionaram dez trabalhos randomizados para serem incluídos na metanálise. Os estudos avaliados envolverem 583 indivíduos, todos completaram as avaliações pré- e pós-intervenção. Como resultado, a metanálise demonstrou que as intervenções com base em *Mindfulness* podem ser úteis para melhorar diversos parâmetros de saúde psicológica, como, por exemplo, amenizar sintomas ansiosos e depressivos e aumentar a qualidade de vida e o bem-estar de pacientes oncológicos.

No entanto, os autores concluíram ser necessária a realização de pesquisas mais controladas para apresentar provas convincentes dos efeitos das práticas meditativas sobre parâmetros de saúde fisiológica. O estudo concluiu que as intervenções baseadas em *mindfulness* podem auxiliar de maneira efetiva o tratamento psicossocial dos pacientes com câncer e sua adaptação à doença e ao tratamento.[6]

Os programas derivados dessa técnica também podem promover um aumento da autocompaixão, ou seja, uma atitude de aceitação, compreensão e amor para consigo mesmo. Em um estudo com pacientes oncológicos, L'Estrange *et al.* demonstraram que essa prática propiciou ao paciente tornar-se mais gentil e menos hostil em relação a si mesmo, assim como diminuiu o nível de autojulgamento e autocrítica.[7]

≡ Mindful Self-Compassion

O programa *Mindful Self-Compassion* (MSC) foi desenvolvido para cultivar a capacidade de se ter autocompaixão e amor incondicional para consigo mesmo. Elaborado pelos pesquisadores Kristin Neff e Christopher Germer, o MSC ensina princípios e práticas que permitem aos participantes responder aos momentos difíceis das suas vidas com bondade, atenção e compreensão na relação consigo mesmo. Combina as habilidades de *Mindfulness* e autocompaixão, fornecendo uma ferramenta poderosa para a resiliência emocional. A atitude de atenção plena é o primeiro passo, implica ser capaz de transformar e reconhecer os nossos pensamentos e sentimentos difíceis (como a inadequação, tristeza, raiva, confusão) com um espírito de abertura. A autocompaixão envolve responder a esses pensamentos e sentimentos difíceis com bondade, simpatia e compreensão, para que possamos acalmar e confortar-nos quando estamos sofrendo.[8]

Segundo essa abordagem do MSC, a compaixão é composta de três elementos:

1. Aceitar e perceber o desconforto.

    Expressa em frases como: Este é um momento de sofrimento. Reconheço que é um momento difícil. Isso realmente é uma dor. Isso é difícil.

2. Dor e sofrimento são experiências naturais do viver humano.

    Expressa em frases como: Outras pessoas também passam por isso. Não sou o único com adversidade. Não estou sozinho na experiência da dor. Todos os seres humanos lutam com algum tipo de dor.

3. Compaixão (intenção de aliviar a dor) para consigo mesmo.

    Expressa em frases como: Que eu possa ser gentil comigo mesmo. Ser compreensivo comigo mesmo. Possa ser amável comigo mesmo.

Campo *et al.* realizaram um estudo para avaliar a viabilidade e eficácia de uma intervenção de oito semanas do MSC em sistema de videoconferência. A intervenção foi realizada em grupo, com encontros semanais de 90 min ao longo de oito semanas, com recomendação de prática diária por meio de áudios de meditação guiada. A aceitabilidade da intervenção foi elevada. Todos os resultados psicossociais, com exceção de resiliência, indicaram melhoras significativas. O estudo concluiu que os pacientes demonstraram bastante interesse em participar da intervenção de MSC via videoconferência, trata-se de um tipo de intervenção de boa viabilidade e aceitação, tendo uma comprovada potencial eficácia sobre parâmetros psicossociais da intervenção.[9]

Os programas derivados de *Mindfulness* também podem promover um aumento da autocompaixão. O estudo de L'Estrange *et al.* indicou que essa prática propicia ao participante tornar-se mais gentil e menos hostil em relação a si mesmo, assim como reduz o nível de autojulgamento e autocrítica.[7]

Cognitively-Based Compassion Training

O treinamento em compaixão com base cognitiva (*Cognitively-Based Compassion Training* – CBCT) é um método adaptado de uma prática secular do budismo tibetano, conhecido como *lojong* e tem como objetivo cultivar a compaixão. Essa prática utiliza-se de uma abordagem analítica incorporada à prática da meditação. O programa CBCT é ensinado em etapas semanais ou módulos, iniciando pelas práticas para desenvolver a estabilidade da atenção, semelhante ao *Mindfulness*, para então cultivar estados mentais de equanimidade para com todos os seres, apreço e carinho (bondade) para os outros e para consigo mesmo, e compaixão para com todos e si mesmo. O protocolo básico do CBCT é composto de seis módulos, descritos a seguir:

- *Desenvolver a atenção e estabilidade mental*. A fundação para a prática é o cultivo de certo grau de refinamento da estabilidade mental.
- *Cultivar a estabilidade mental*. É alcançado para então ter um *insight* da natureza do mundo interior: pensamentos, sentimentos, emoções e reações.
- *Cultivando a autocompaixão*. O praticante observa a inata aspiração por felicidade e bem, como também a aspiração de se libertar das experiências de sofrimento e insatisfações.
- *Desenvolvimento de equanimidade e imparcialidade*. Tendemos a classificar as pessoas em amigos, inimigos e estranhos. A manutenção dessas categorias nos leva a ter relações desequilibradas, como apego, aversão e indiferença.
- *Desenvolvendo apreço, afeição, gratidão e empatia pelo outro*. Quando percebemos que somos beneficiados em todos os momentos, desenvolvemos apreço e gratidão por eles. Com isso, desenvolvemos também a afeição e a empatia. Quanto mais apreço desenvolvemos, mais nos movemos no sentido de ajudar e aceitar a ajuda do outro.
- *Engajando-se na ação compassiva e empática*. Quanto mais nos engajamos em ações do corpo, fala e mente que promovam a expressão da compaixão, também expandimos nossa habilidade empática. Com isso, fica mais natural desenvolver consciência plena no momento presente e assim lidar com mais leveza e acolhimento com a realidade presente.

O estudo de Doods avaliou a aplicação do programa CBCT em pacientes de câncer de mama. Os participantes foram randomizados em grupos-controle e intervenção. Foi investigada a satisfação e adesão dos participantes entre os grupos de intervenção e controles; também foi avaliado o nível de cortisol, um referenciado biomarcador endócrino do estresse. O estudo conclui que o CBCT é uma intervenção viável e altamente satisfatória na avaliação do paciente, e tem um efetivo efeito positivo para o bem-estar psicológico, a depressão e o sono dos pacientes com câncer de mama.[10]

Benefícios das práticas meditativas para pacientes oncológicos

O tratamento oncológico está frequentemente associado a vários efeitos colaterais de ordem física e psicológica. Por exemplo, sintomas adversos, como náusea, fadiga, disfunção imune, estresse, depressão e perturbação do sono, podem estar presentes dependendo de vários fatores, como tipo de câncer, estágio e condições do tratamento. As práticas meditativas podem trazer benefícios efetivos para o paciente oncológico lidar com tais sintomas. Os estudos sobre essas intervenções indicam que as práticas meditativas são efetivas em reduzir o estresse logo após a aplicação, assim como seus efeitos positivos sobre o estresse permanecem quando avaliados após seis meses, em pacientes de uma variedade de diagnósticos de câncer, estágios de doença e nível educacional. As práticas meditativas também apresentam resultados efetivos na diminuição de sintomas adversos, como fadiga, náusea e dor, assim como na melhora do humor e da qualidade do sono.[5,6]

Função cognitiva e tratamento oncológico

Nos anos recentes, estudos revelaram que o tratamento oncológico pode também gerar níveis significativos de comprometimento cognitivo. Trata-se de um fator limitante, comprometedor da qualidade de vida dos pacientes oncológicos. Como já descrito, os treinamentos em práticas meditativas se mostram efetivos para reduzir o estresse, a fadiga, a náusea e a dor, e melhorar o humor e a qualidade do sono. Além desses efeitos, alguns trabalhos sugerem que a meditação pode ser particularmente eficaz no alívio desse comprometimento cognitivo relacionado com o tratamento oncológico, provavelmente em função das modulações comportamentais e neurofisiológicas relacionadas com as práticas meditativas.

Em um estudo avaliando o tema, Beigler *et al.* concluíram que a meditação pode ajudar na melhora da disfunção cognitiva relacionada com o tratamento oncológico e tais práticas devem ser investigadas como adjuvantes no tratamento oncológico.[11]

Experiências de práticas meditativas na oncologia do Hospital Israelita Albert Einstein

A meditação é uma das técnicas oferecidas pela equipe de Medicina Integrativa do Hospital Israelita Albert Einstein como uma ferramenta de autocuidado e gestão de estresse aos pacientes onco-hematológicos e seus acompanhantes e cuidadores.

O terapeuta, durante o atendimento individual, quando em comum acordo entre o mesmo e o paciente/cuidador, ensina e realiza uma meditação simples e básica com foco na observação da respiração, usada como objeto de concentração para, desse modo, manter a presença no momento presente. Muitas vezes, parte do sofrimento reside no fato de se estar no passado, revivendo em pensamento o que já foi ou no futuro, ´pré-sofrendo´ alguma situação que ainda não aconteceu (e que talvez nem acontecerá). Sendo assim, raramente a mente está presente, apenas observando, sentindo o que acontece no aqui agora, conectada ao corpo, às emoções e às próprias necessidades.

A meditação entra como uma maneira de treinar a própria mente a aos poucos "escapar" menos, e consequentemente adquirir maior controle de reações, pensamentos negativos e emoções. Além disso, a prática em si pode ser um momento de prazer e bem-estar, trazendo benefícios físicos como o relaxamento.

É possível observar uma procura crescente de práticas meditativas no contexto hospitalar, tanto por parte dos pacientes e cuidadores, como também pelos profissionais da saúde, em busca de recursos para cuidarem melhor de si mesmos e terem uma melhor qualidade de vida. É fundamental a informação que "desmistifica" a meditação como algo inacessível, difícil ou apenas atrelada a alguma religião. A meditação é um recurso simples e eficiente, em especial com a orientação adequada de um profissional experiente na prática.

Dicas de prática básica de meditação

Sente-se no chão sobre uma almofada com as pernas cruzadas ou na cadeira com os pés apoiados no chão – o importante é estar confortável.

Procure manter a coluna ereta, os ombros e braços relaxados, assim como os músculos da face.

Mantenha os olhos ou fechados ou semiabertos e olhar direcionado para o chão.

Traga sua atenção para o momento presente, percebendo seu corpo, seu espaço, sua presença.

Tome consciência da sua própria respiração, sem julgamento, apenas observando o seu ritmo, sua intensidade e os movimentos respiratórios em seu corpo.

Perceba quando a mente se distrai e gentilmente a traga de volta para o seu objeto de atenção, a sua respiração.

Comece a interferir na sua respiração, buscando deixá-la mais ampla e profunda. Sem esforço, inspire profundamente e expire lentamente.

A expiração é um pouco mais lenta que a inspiração e conforme o ar sai, imagine que junto saem as tensões acumuladas, as distrações e preocupações.

Procure manter o seu interesse e foco apenas nisso, por 2 minutos a 5 minutos (você pode ir aumentando esse tempo conforme pratica e sente que está fácil e agradável).

Vá, então, deixando a respiração voltar ao seu ritmo natural. Perceba o seu corpo, o ambiente e vá suavemente fazendo movimentos, primeiro com os dedos das mãos, pés, aumentando gradualmente.

Espreguice-se à vontade e retome suas atividades procurando manter esse estado de mais calma e atenção durante o dia.

≡ Referências

1. Hoffman C et al. Effectiveness of mindfulness-based stress reduction in mood, breast-and endocrine-related quality of life, and well-being in stage 0 to III breast cancer: a randomized, controlled trial. Journal of Clinical Oncology 30.12 (2012): 1335-42.
2. Ott, MJ, Norris RL, Bauer-Wu SM. Mindfulness meditation for oncology patients: a discussion and critical review. Integrative Cancer Therapies 5.2 (2006): 98-108.
3. Blake-Mortimer J, Gore-Felton C, Kimerling R, Turner-Cobb JM, Spiegel D. Improving the quality of life among patients with cancer: a review of the effectiveness of group psychotherapy. Eur J Cancer 1999; 35(11):1581-86.
4. Kabat-Zinn J, Massion AO, Kristeller J, Peterson LG, Fletcher KE, Pbert L et al. Effectiveness of a meditation-based stress reduction program in the treatment of anxiety disorders. Am J Psychiatry.1992; 149(7), 936-943.
5. Carlson L et al. The effects of a mindfulness meditation-based stress reduction program on mood and symptoms of stress in cancer outpatients: 6-month follow-up. Supportive Care in Cancer 9.2 (2001): 112-123.
6. Ledesma D,a, Kumano H. Mindfulness-based stress reduction and cancer: a meta-analysis. Psycho-Oncology 18.6 (2009): 571-79.
7. L'Estrange K, Timulak L, Kinsella L, D'Alton P. Experiences of changes in self-compassion following mindfulness-based intervention with a cancer population. Mindfulness. 2016 Jun 1; 7(3): 734-44.
8. Neff KD, Germer CK. A pilot study and randomized controlled trial of the mindful self-compassion program. Journal of Clinical Psychology. 2013 Jan 1; 69(1): 28-44.
9. Campo RA, Bluth K, Santacroce SJ, Knapik S, Tan J, Gold S, Philips K, Gaylord S, Asher GN. A mindful self-compassion videoconference intervention for nationally recruited posttreatment young adult cancer survivors: feasibility, acceptability, and psychosocial outcomes. Supportive Care in Cancer. 2017 Jun 1; 25(6):1759-68.
10. Dodds S et al. Feasibility and effects of Cognitively-based Compassion Training (CBCT) on psychological well-being in breast cancer survivors: a randomized, wait list controlled pilot study. Pscyho-Oncology 24 (2015): 96-97.
11. Biegler KA, Chaoul MA, Cohen L. Cancer, cognitive impairment, and meditation. Acta Oncologica 48.1 (2009): 18-26.

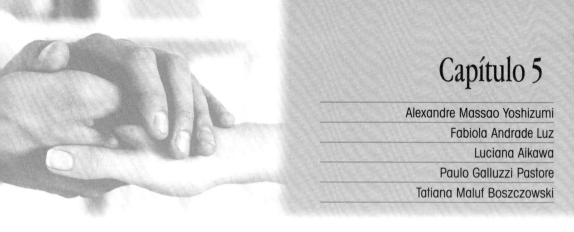

Capítulo 5

Alexandre Massao Yoshizumi
Fabiola Andrade Luz
Luciana Aikawa
Paulo Galluzzi Pastore
Tatiana Maluf Boszczowski

Acupuntura na Prática Clínica da Oncologia

≡ Introdução

A Acupuntura tem se mostrado eficaz no tratamento e na prevenção de inúmeras enfermidades, a rigor, há mais de 2 mil anos, reconhecidamente no Oriente, oferecendo recursos na prevenção, no diagnóstico e no tratamento de patologias. Mas somente há poucas décadas ela tem alcançado importância no Ocidente. Na Oncologia, especificamente, pode-se ver a ação das agulhas reduzindo sintomas colaterais comuns aos tratamentos tradicionais, como dor, dispneia, xerostomia, linfedemas,[1] náuseas e vômitos,[2] resultantes da quimioterapia e radioterapia. Este capítulo dará uma ideia geral das origens da Acupuntura, de seus fundamentos e modos de ação, assim como uma visão breve da literatura que relata o uso dessa técnica milenar para o acompanhamento na recuperação e melhora da qualidade de vida do paciente oncológico.

≡ História da acupuntura

A Medicina Tradicional Chinesa (MTC) é um sistema originado empiricamente, resultado de milhares de anos de observação da natureza e das leis que regem o universo. Nela, o ser humano é considerado um microcosmo dentro do macrocosmo, sujeito às mesmas leis naturais e em interação constante com o ambiente.

A história da MTC teve início na Antiguidade. Inscrições arcaicas feitas em cascos de tartaruga e oráculos ósseos relatam o uso da água quente e do vinho para tratamento de doenças. Agulhas de pedra e outros artefatos, datados de mais de 4 mil anos, são evidências das primeiras técnicas terapêuticas utilizadas.[3] O *Nei Jing*, ou Tratado de Medicina Interna do Imperador Amarelo, ao que se sabe, é o mais antigo registro sobre Acupuntura. Acredita-se que tenha sido escrito durante o reinado de *Huang Di*, entre 2697 e 2596 a.C.[4] Esse livro, considerado um clássico e tido como referência até hoje, reúne teorias e fundamentos da MTC, aborda diagnósticos, tratamentos e métodos de prevenção de doenças.

Na dinastia *Shang* (1700 a 1100 a.C.), a dança já era usada para relaxar os músculos e articulações, ajudando o *Qi* (energia) a fluir melhor e nutrir os órgãos internos. Trata-se de uma forma inicial do *daoyin* (práticas corporais e exercícios respiratórios) para ajudar na cura de enfermidades e na manutenção da saúde.[5]

Entre 581 e 682 d.C. surgiu a primeira enciclopédia médica na China, composta de 30 volumes e 5.300 prescrições, chamada *Qianjin Yaofang & Qianjin Yifang*. Essas obras tratavam de Acupuntura, dietoterapia e moxabustão, tanto para tratamento de doenças como para prevenção e promoção da saúde.[3]

Na dinastia *Song* (960 a 1279 d.C.), houve um pico de avanços. Com o surgimento do papel e da impressão, a literatura foi amplamente organizada e disseminada, e com ela os mapas de meridianos (linhas que unem os pontos de Acupuntura).

Waike Zhengzong (*The Genuine Surgery*), de *Chen Sigong*, com primeira publicação em 1617, explica em detalhes terapias e procedimentos cirúrgicos para o câncer de mama e lábio.[3]

Entre 1909 e 1924, *Zhang Xichun* publicou *Yixue Zhongzhong Canxilu* (Registros da MTC Combinada com a Medicina Ocidental), em que o autor defendia a integração entre a Medicina oriental e a ocidental.[3]

A Acupuntura difundiu-se pelo mundo, chegou à Europa no século XVII e ao Brasil há mais de 50 anos, trazida por imigrantes orientais. O interesse médico data da década de 1960. Em 1980, após a abertura para acordos culturais e científicos, a China recebeu médicos brasileiros interessados em estudar a MTC.[6]

Em 1988, o governo brasileiro publicou as normas e diretrizes para a implantação dos atendimentos em Acupuntura nos serviços públicos e restringiu o exercício dessa atividade aos médicos. Em 1992, a Acupuntura foi reconhecida como Ato Médico e, em 1995, como especialidade médica pelo Conselho Federal de Medicina.

No Sistema Único de Saúde (SUS), a Acupuntura está inserida na Política Nacional de Práticas Integrativas e Complementares em Saúde, desde 2006, montada com base nas recomendações de 2002 da Organização Mundial da Saúde (OMS).[11]

≡ Fundamentos da Medicina Tradicional Chinesa

A Acupuntura é uma das ferramentas da MTC – ao lado da moxabustão, fitoterapia e dietoterapia. Sua técnica, a aplicação de agulhas pelo corpo em pontos específicos, visa à terapia e à cura das enfermidades.[7] Os alicerces teóricos da MTC são: a teoria do *Yin* e *Yang* e a teoria dos Cinco Elementos. A Acupuntura usa também os conceitos de *Qi* (energia), de meridianos e de pontos de Acupuntura.

A teoria de *Yin* e *Yang* expressa a dualidade de todas as coisas. O alto e o baixo, o claro e o escuro, o dia e a noite, o quente e o frio, o homem e a mulher, o exterior e o interior . E esses pares de opostos se complementam (Tabela 5.1 e Figura 5.1).[8]

O *Yin* e o *Yang* formam uma unidade e estão presentes em tudo o que conhecemos. Na Medicina, a teoria do *Yin* e *Yang* pode ser exemplificada na Tabela 5.2.

Tabela 5.1
Exemplos de *Yin* e *Yang*.

Yin	Yang
Frio	Quente
Noite	Dia
Baixo	Alto
Interior	Exterior
Mulher	Homem

Fonte: adaptada de Thambirajah.[8]

Figura 5.1
Símbolo do *Yin* e *Yang*: *Yin* representado em preto e *Yang* representado em branco.

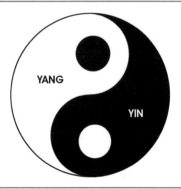

Fonte: adaptada de Thambirajah.[8]

Tabela 5.2
Exemplos de *Yin* e *Yang* na Medicina.

Yin	Yang
Órgão	Víscera
Friorento	Calorento
Sonolência	Insônia
Doença crônica	Doença aguda
Início gradual	Início rápido
Voz fraca	Voz alta
Face pálida	Rubor facial
Língua pálida	Língua vermelha
Respiração lenta	Dispneia
Diarreia	Constipação
Parassimpático	Simpático

Fonte: autoria própria.

Outro conceito importante para o raciocínio clínico é o dos Cinco Elementos, ou "cinco movimentos", visto que a interação entre esses elementos é dinâmica.

Os cinco elementos são: Água, Madeira, Fogo, Terra e Metal. Cada um deles representa um conjunto de características; por isso, são escritos com iniciais maiúsculas para diferenciá-los dos elementos que conhecemos.

Cada elemento se relaciona com um órgão (*Zang*), víscera (*Fu*), cor, emoção, sabor, clima, dentre outras características, como se pode ver na Tabela 5.3.

Seguindo uma linha dessa tabela, a do elemento Terra, por exemplo, pode-se dizer que, se há uma desarmonia nesse elemento, o paciente pode apresentar os seguintes sintomas: maior necessidade de doce, preocupação excessiva, fraqueza muscular, maior facilidade para ganhar peso ou mesmo desenvolver diabetes. Há uma grande lista de sintomas relacionados com as desarmonias específicas de cada um dos cinco movimentos.

Os elementos interagem entre si pela lei da geração, segundo a qual um elemento (que se convencionou chamar de "mãe") gera ou promove mais energia para outro (chamado de "filho"); e pela lei da dominância, segundo a qual um elemento (chamado de "avô") inibe ou controla outro (chamado de "neto") (Figura 5.2).

Continuando o mesmo exemplo anterior, se há uma deficiência do elemento Terra, o elemento Fogo, sendo "mãe" da Terra, para restabelecer o equilíbrio, é chamado a supri-la, podendo ficar também em deficiência e desenvolver desarmonia, que se detecta pelos sintomas: ansiedade, desejo do sabor amargo, da cor vermelha, palpitações ou aperto no peito, entre outros.

O *Qi* é a energia que percorre o corpo todo por caminhos diversos e definidos, denominados meridianos. Essas linhas energéticas não coincidem totalmente com trajetos

Tabela 5.3
Características dos cinco elementos.

Elemento	Zang	Fu	Nutre	Cor	Emoção	Sabor	Clima
Fogo	Coração	Intestino delgado	Língua	Vermelho	Ansiedade	Amargo	Quente
Terra	Baço Pâncreas	Estômago	Músculo	Amarelo	Preocupação	Doce	Úmido
Metal	Pulmão	Intestino grosso	Nariz	Branco	Tristeza	Picante	Seco
Água	Rim	Bexiga	Orelha	Preto	Medo	Salgado	Frio
Madeira	Fígado	Vesícula biliar	Olho	Verde	Raiva	Azedo	Vento

Fonte: adaptada de Yamamura.[9]

Figura 5.2
Cinco movimentos. As setas no exterior (preto) indicam a lei da geração e as setas no interior (brancas) indicam a lei da dominância.

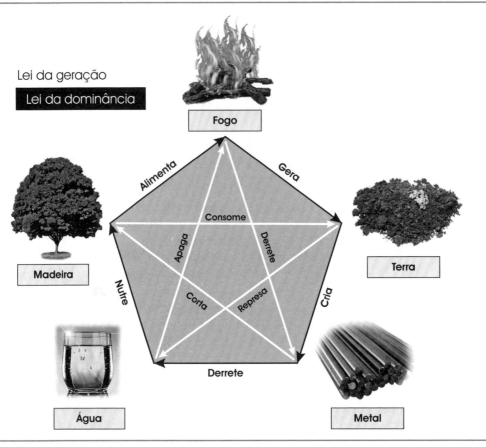

Fonte: autoria própria.

linfáticos, nervosos ou de vasos sanguíneos. Ao longo dos meridianos, são descritos os pontos de Acupuntura, localizados no trajeto externo. Muitos pontos têm menor resistência elétrica e coincidem com terminações nervosas que penetram a fáscia ou pontos-gatilho miofasciais.

≡ Processo de adoecimento na acupuntura

A teoria da Acupuntura explica as três fases do adoecimento, que tem início na fase energética, evolui na segunda fase, chamada de funcional, e termina na fase orgânica ou anatômica.

A fase energética se caracteriza com sintomas de fadiga, cansaço, desatenção, memória fraca, palidez no rosto ou sensação de falta de energia. Nessa fase, os exames laboratoriais são normais.

O desgaste energético pode ser causado pelos seguintes fatores: excessos de trabalho e de atividades física, mental e sexual. Uma alimentação inadequada e uma respiração curta interferem na elaboração energética nutricional do corpo; sendo assim, é muito importante orientar o paciente para realizar uma refeição mais adequada e valorizar a respiração mais profunda e lenta.

A influência dos fatores externos, como frio, calor, umidade e secura, também são considerados fatores de adoecimento, dos quais o paciente precisa se proteger para evitar o desequilíbrio.

Um fator muito valorizado na teoria da Acupuntura diz respeito às emoções: o medo e a insegurança consomem a energia do rim; a raiva, contrariedade; nervosismo e estresse causam desequilíbrio no fígado; a ansiedade, no coração; a preocupação, no sistema baço-pâncreas e estômago; e a tristeza e melancolia enfraquecem o pulmão.

Devido aos fatores de adoecimento, o processo evolui para a segunda fase, denominada funcional. Nesse momento, surgem sintomas funcionais, como gastrite, refluxo gastroesofágico, insônia, tendinite, neurite, tontura ou labirintite, quadros alérgicos, piora da TPM (tensão pré-menstrual) e podem aparecer dores espalhadas ou concentradas no corpo todo (cefaleia, enxaqueca, cervicalgia, dorsalgia, lombalgia, gonalgia, dores pélvicas e nos pés). Na fase funcional, os exames podem continuar com resultados normais ou inicia-se pequenas alterações metabólicas, como aumento do colesterol e glicemia, deficiência da vitamina D, oscilação hormonal. Os exames de imagens não detectam alterações anatômicas e o tratamento é realizado com medicamentos que reduzem os sintomas (Figura 5.3).

Na fase orgânica ou anatômica, é o momento em que o corpo inicia o processo de degeneração com alteração estrutural devido a falta de nutrição e oxigenação. Nesse momento, podem surgir quadro de artrose, protrusão do disco intervertebral, infarto agudo do miocárdio (IAM), acidente vascular encefálico (AVE) e doenças oncológicas.

Ao realizar os exames de sangue ou de imagem, já se detectam alterações e o médico precisa identificar se o tratamento será cirúrgico ou não.

☰ Mecanismos de ação

Os mecanismos de ação da Acupuntura estão sendo explicados cientificamente desde a última década. Já se sabe que ela age nos receptores que liberam encefalinas, endorfinas, dinorfinas, serotonina e outras substâncias que atuam no alívio da dor por intermédio do estímulo das fibras nervosas A-delta e fibras C.[10]

Um recurso utilizado para pesquisa em Acupuntura é agulhar os chamados pontos *sham*. Eles são aleatórios e sua localização não corresponde a nenhum ponto conhecido. Esse procedimento permite comparar os resultados, na medida em que são considerados placebo.

Diversos estudos têm correlacionado a ação dos pontos de Acupuntura com as atividades cerebrais por meio de ressonância magnética funcional e mostram que os pontos de Acupuntura estimulam maior número de áreas cerebrais e de áreas específicas, se comparados com o agulhamento nos pontos *sham*.[11-14]

Há várias enfermidades para as quais a Acupuntura já é indicada e cientificamente reconhecida. Como exemplo, para as reações adversas da radioterapia e/ou quimioterapia; dor (lombalgia, odontalgia, cervicalgia, ciatalgia, cefaleia, gonalgia, dor facial, dismenorreia primária, epigastralgia aguda, cólica biliar e renal, dor pós-operatória); doenças sistêmicas (hipertensão arterial essencial, artrite reumatoide); rinite alérgica; depressão; disenteria; hipotensão primária; leucopenia; também náuseas e vômitos, dentre outras.[15]

A Acupuntura, embora livre de efeitos tóxicos, tem uma contraindicação relativa para pacientes com distúrbios de coagulação ou portadores de valvulopatias em uso de anticoagulantes.[10]

Figura 5.3
Processo de adoecimento na teoria da Acupuntura.

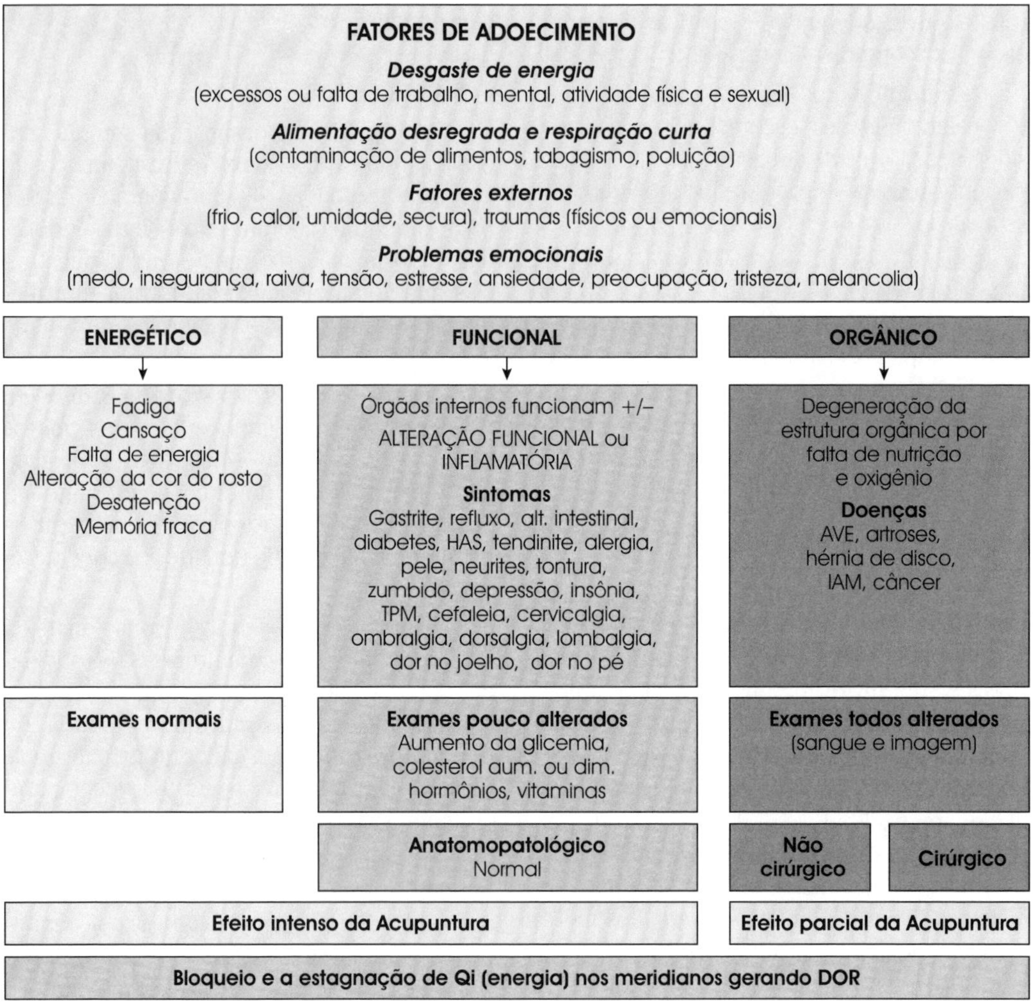

FATORES DE ADOECIMENTO

Desgaste de energia
(excessos ou falta de trabalho, mental, atividade física e sexual)

Alimentação desregrada e respiração curta
(contaminação de alimentos, tabagismo, poluição)

Fatores externos
(frio, calor, umidade, secura), traumas (físicos ou emocionais)

Problemas emocionais
(medo, insegurança, raiva, tensão, estresse, ansiedade, preocupação, tristeza, melancolia)

ENERGÉTICO	FUNCIONAL	ORGÂNICO
Fadiga Cansaço Falta de energia Alteração da cor do rosto Desatenção Memória fraca	Órgãos internos funcionam +/− ALTERAÇÃO FUNCIONAL ou INFLAMATÓRIA **Sintomas** Gastrite, refluxo, alt. intestinal, diabetes, HAS, tendinite, alergia, pele, neurites, tontura, zumbido, depressão, insônia, TPM, cefaleia, cervicalgia, ombralgia, dorsalgia, lombalgia, dor no joelho, dor no pé	Degeneração da estrutura orgânica por falta de nutrição e oxigênio **Doenças** AVE, artroses, hérnia de disco, IAM, câncer
Exames normais	**Exames pouco alterados** Aumento da glicemia, colesterol aum. ou dim. hormônios, vitaminas	**Exames todos alterados** (sangue e imagem)
	Anatomopatológico Normal	Não cirúrgico / Cirúrgico
Efeito intenso da Acupuntura		**Efeito parcial da Acupuntura**

Bloqueio e a estagnação de Qi (energia) nos meridianos gerando DOR

Fonte: adaptada de Yamamura.[9]

As complicações descritas na literatura incluem: síncope ou torpor, infecções, trauma de tecidos e órgãos, e lesões vasculares, como hematomas.[10,15]

≡ Aplicação na oncologia

O número de sobreviventes de câncer aumenta consideravelmente: estima-se que, nos EUA, chegue a 19 milhões em 2024. Com frequência, os pacientes têm vários sintomas após a quimioterapia e a radioterapia, por vezes prolongados, comprometendo bastante a qualidade de vida.[16] Os mais comuns são: dor, náuseas, fadiga, fogachos, xerostomia, linfedema e obstipação. A Acupuntura, compondo o quadro da Medicina integrativa, tem se mostrado eficaz na redução da dor.[17] Um estudo, embora com amostra de apenas 30 pacientes, revelou diminuição significativa do linfedema após esvaziamento ganglionar no tratamento cirúrgico do tumor.[1,18]

Uma revisão de artigos desde 2011,[2] buscando avaliar a eficácia da Acupuntura para o manejo dos sintomas em pacientes sobreviventes de câncer, revelou que ela é apropriada para tratamento de náuseas e vômitos, e ainda indeterminada para os outros sintomas.[19] Um trabalho detectou redução da xerostomia, da ansiedade, da insônia e dos fogachos.[20] Outra pesquisa investigou a ação da Acupuntura em pacientes tratados em casa e encontrou redução dos seguintes sintomas: constipação, dispneia, inquietação, fadiga, insônia, cistite e vômitos. O autor considerou provável que a ativação e distribuição de *Qi* e o restabelecimento do equilíbrio *Yin/Yang* contribuam para a circulação de O_2 do sangue e de outros líquidos internos, promovendo o ajuste autonômico.[21]

A aplicação de agulhas em pontos conhecidos foi comparada com a aplicação nos pontos *sham*, para o tratamento da xerostomia, do linfedema e do íleo pós-cirúrgico. A pesquisa mostrou que a aplicação em pontos reconhecidos elevou a produção de saliva de pacientes com xerostomia e reduziu muito a circunferência do braço em pacientes com linfedema. E foi também eficaz se comparado com o uso dos pontos *sham* na redução do íleo pós-cirúrgico.[22]

No acompanhamento dos efeitos do tratamento do câncer de próstata, um estudo não revelou resultados positivos na diminuição da dor, mas demonstrou atenuação tanto dos rubores quanto da letargia, comuns nesse tumor.[23]

Uma metanálise utilizou dez trabalhos para avaliar a diminuição da fadiga em pacientes com câncer, tratados com Acupuntura. Por essa análise, a Acupuntura apresentou melhora da fadiga nos pacientes oncológicos, em especial nas portadoras de câncer de mama. Mostrou grande vantagem em comparação com outras terapias, sobretudo por não depender de nenhuma outra atividade do paciente, como, por exemplo, exercícios físicos.[24]

Um trabalho questionou se o papel da Acupuntura seria apenas paliativo. Ao considerar as ramificações energéticas do câncer, sugeriu que o tratamento chinês deveria ter um papel mais central nessa patologia, a saber, o de impedir o crescimento do tumor; mas refletiu que, por enquanto, essas considerações ainda são muito arriscadas.[25]

Em resumo, esses são os principais sintomas do paciente oncológico e os pontos respectivos mais usados podem ser vistos na Tabela 5.4.

Conclusão

Diante do que expusemos e do desafio que a Oncologia nos impõe, resta-nos considerar que é tempo de abertura, reunir saberes e conceber; de acordo com o Dr. *Tran Viet Dzung*,[26] há apenas uma Medicina. O que difere é o campo de pesquisa em que cada uma delas se debruçou para investigar, seja a matéria no Ocidente, seja a energia no Oriente. À luz dos novos estudos da Neurociência e da

Tabela 5.4
Pontos indicados para o tratamento dos sintomas comuns no paciente oncológico.

Sintomas	Tratamento
Dor	B60, IG4
Náuseas e vômitos	CS6, E41, VC12, VC13, E21
Dispneia	P7, VC17, P1
Xerostomia	R2, R6, R9
Linfedemas	BP9, E40, VC9
Fogachos	R2, R6, BP6
Obstipação	E25, F3, IG4, IG11
Ansiedade	C3, C7, VC17, VG20, *Yin Tang*, CS6
Insônia	B62/ID3 (*Yang Qiao Mai*), VG20, B1 (ou B2)
Cistite	VC3, R10, R5, B23

Física, os seres humanos têm sido vistos, também neste lado do mundo, como sistemas energéticos dinâmicos em interação constante com o meio ambiente. Acreditamos nessa fusão de perspectivas e que, somente por intermédio dela, poderemos oferecer melhor entendimento para a manutenção da saúde e melhor tratamento às enfermidades.

≡ Referências

1. de Valois B, Young T, Melsome E. Assessing the feasibility of using acupuncture and moxibustion to improve quality of life for cancer survivors with upper body lymphoedema. European Journal of Oncology Nursing. 2012; 16(3): 301-09.
2. Garcia M, McQuade J, Haddad R, Patel S, Lee R, Yang P et al. Systematic review of Acupuncture in cancer care: A synthesis of the evidence. Journal of Clinical Oncology. 2013; 31(7): 952-60.
3. Hoizey D, Hoizey M. A History of Chinese Medicine. Vancouver, BC: UBC Press; 1993.
4. Gerber R. Medicina Vibracional: uma Medicina para o Futuro. São Paulo: Cultrix; 2007.
5. Yu G. Chinese Qigong Illustrated. Kuala Lumpur: Estern Dragon; 1996.
6. Rocha S, Benedetto M, Fernandez F, Gallian D. A trajetória da introdução e regulamentação da Acupuntura no Brasil: memórias de desafios e lutas. Ciência & Saúde Coletiva. 2015; 20(1): 155-64.
7. Wen T. Acupuntura Clássica Chinesa. São Paulo: Cultrix; 2006.
8. Thambirajah R. Energetics in Acupuncture. Edinburgh: Churchill Livingstone/Elsevier; 2011.
9. Yamamura Y. A Arte de Inserir. São Paulo: Roca; 2001.
10. Ernst E, White A. Acupuntura: uma Avaliação Científica. São Paulo: Manole; 2001.
11. Shan Y, Wang Z, Zhao Z, Zhang M, Hao S, Xu J et al. An fMRI study of neuronal specificity in Acupuncture: The Multiacupoint Siguan and its Sham point. Evidence-Based Complementary and Alternative Medicine. 2014; 2014: 1-6.
12. Theysohn N, Choi K, Gizewski E, Wen M, Rampp T, Gasser T et al. Acupuncture-Related modulation of pain-associated brain networks during electrical pain stimulation: a functional magnetic resonance imaging study. The Journal of Alternative and Complementary Medicine. 2014;20(12):893-900.
13. Wu C, Qu S, Zhang J, Chen J, Zhang S, Li Z et al. Correlation between the Effects of Acupuncture at Taichong (LR3) and functional brain areas: A resting-state functional magnetic resonance imaging study using true versus Sham Acupuncture. Evidence-Based Complementary and Alternative Medicine. 2014; 2014: 1-7.
14. Kong S, Tan Q, Liu Y, Jing X, Zhu B, Huo Y et al. Specific correlation between the Hegu point (LI4) and the orofacial part: Evidence from an fMRI study. Evidence-Based Complementary and Alternative Medicine. 2015; 2015: 1-7.
15. Acupuncture: Review and Analysis of Reports on Controlled Clinical Trials [Internet]. WHO; 2002 [cited 1 September 2017]. Available from: http://apps.who.int/iris/bitstream/10665/42414/1/9241545437.pdf
16. Viscuse P, Price K, Millstine D, Bhagra A, Bauer B, Ruddy K. Integrative medicine in cancer survivors. Current Opinion in Oncology. 2017; 29(4): 235-42.
17. Glick R, Matsumoto M, Chen X, Cheng Y, Smith P, Balk J et al. Acupuncture for cancer-related pain: an open clinical trial. Medical Acupuncture. 2015; 27(3): 188-93.
18. Deng G, Chan Y, Sjoberg D, Vickers A, Yeung K, Kris M et al. Acupuncture for the treatment of post-chemotherapy chronic fatigue: a randomized, blinded, sham-controlled trial. Supportive Care in Cancer. 2013; 21(6): 1735-41.
19. Lian W, Pan M, Zhou D, Zhang Z. Effectiveness of acupuncture for palliative care in cancer patients: A systematic review. Chinese Journal of Integrative Medicine. 2013; 20(2): 136-47.
20. O'Regan D, Filshie J. Acupuncture and cancer. Autonomic Neuroscience. 2010; 157(1-2): 96-100.
21. Takahashi H. Effects of Acupuncture on terminal cancer patients in the home care setting. Medical Acupuncture. 2009; 21(2): 123-29.
22. Javdan B, Cassileth B. Acupuncture research at Memorial Sloan Kettering Cancer Center. Journal of Acupuncture and Meridian Studies. 2015; 8(3): 115-21.
23. Jan A. The Role of Acupuncture in the Management of Prostate Cancer. Medical Acupuncture. 2015; 27(3): 168-78.
24. Zhang Y, Lin L, Li H, Hu Y, Tian L. Effects of acupuncture on cancer-related fatigue: a meta-analysis. Supportive Care in Cancer. 2017; 26(2): 415-25.
25. Greenwood M. Cancer and the Hidden Tradition: Is There a Role for Acupuncture Beyond Adjunctive? Medical Acupuncture. 2011; 23(1): 39-51.
26. Dzung TV. V Jornada Médica em Acupuntura, Semiologia e Tratamento na MTC. Embu das Artes, SP; 2011.

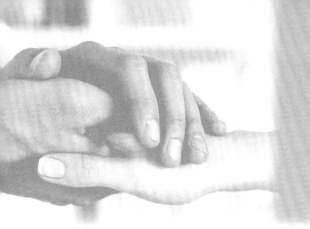

Capítulo 6

Denise Vianna

Arteterapia – Infusão de Vida na Oncologia

O que você poderia fazer dentro de um hospital estando muito doente, com um braço espetado por uma agulha por onde entrassem medicamentos que lhe deixassem enjoado ou um tanto zonzo?

Bem, ao menos você poderia ouvir histórias, conversar, pintar, falar do seu passado, traçar planos para o futuro, chorar, rir ou cantar.

Onde mora a parte divina, a beleza, o núcleo saudável que mantém acesa mesmo a mais tênue chama... a chama da vida, que é a mesma para todos, e que brilha nos lugares mais obscuros?

***Infusão de Vida*, Denise Vianna**

≡ Práticas integrativas

A crescente demanda por técnicas não tradicionais de cuidado evocou o surgimento espontâneo de uma nova cultura para essa área de atenção no sistema público de saúde brasileiro. Paralelamente, os estudos voltados para as ações de promoção e prevenção na área da saúde questionam-se em como orientar a humanização e integralidade do cuidado em direção aos direitos de seus usuários.

Para Madel Luz,[1] isso parece apontar, entre outros fatores, para a ineficácia dos tratamentos exclusivamente oriundos das ciências biomédicas, cuja hegemonia de métodos mecânicos, cada vez mais sofisticados, priorizam o diagnóstico e alocam o sujeito sofredor como um mero objeto de investigação. Segundo a autora, a força do requerimento coletivo fomentou que, em 2006, mediante um estudo comparativo por ela realizado, a *Política Nacional de Práticas Integrativas e Complementares* legitimasse como Racionalidades Médicas, junto à Biomedicina, três abordagens clínico-terapêuticas voltadas ao cuidado integral: a Medicina Tradicional Chinesa, a Medicina Ayurvédica e a Homeopatia.

A partir de então, outras ferramentas terapêuticas geradas por diversas tradições populares vêm ampliando a oferta das Práticas Integrativas e Complementares (PICs), disponibilizadas aos usuários do Sistema Único de Saúde brasileiro (SUS).

Em 2017, 14 práticas avultaram o rol das PICs instituídas ao SUS: arteterapia, ayurveda, biodança, dança circular, meditação, musicoterapia, naturopatia, osteopatia, quiropraxia, reflexoterapia, *reiki*, *shantala*, terapia comunitária integrativa e ioga. Tais atividades, comprovadamente capazes de beneficiar ao mesmo tempo pacientes, seus cuidadores, equipes multiprofissionais e estudantes de graduação, têm sido aceitas como partícipes dos procedimentos terapêuticos convencionais desde a rede de atenção básica até a de alta complexidade.

Mas é fundamental que essas práticas recém-chegadas ao SUS sejam avaliadas de perto por organizações competentes, para que seus preceitos fundamentais não sejam extraviados ou corrompidos.

A obtenção do registro profissional pelas Associações Regionais de Arteterapia exige o cumprimento de parâmetros curriculares estabelecidos pela União Brasileira das Associações em Arteterapia (UBAAT), cuja carga horária mínima de 520 horas compreende estágio supervisionado e trabalho de conclusão de curso. Em sua inserção oficial como uma das práticas do SUS pela portaria 849 (publicada em março de 2017) do Diário Oficial da União, a arteterapia foi assim definida:

> Uma prática que faz uso de diversas técnicas expressivas como pintura, desenho, sons, música, modelagem, colagem, mímica, tecelagem, expressão corporal, escultura – de forma individual ou em grupo (...). O processo criativo é terapêutico e fomentador da qualidade de vida. Estimula a expressão criativa, auxilia no desenvolvimento motor, no raciocínio e no relacionamento afetivo. Através da arte é promovida a ressignificação dos conflitos, ampliando a percepção do indivíduo sobre si e sobre o mundo. A arte é utilizada no cuidado à saúde de pessoas de todas as idades, sob a reflexão das possibilidades de lidar de forma mais harmônica com o stress e experiências traumáticas.

Caminho do cuidado

Especializada em Hemato-Oncologia e Homeopatia, minha experiência médica sempre foi intercalada com as artes em geral (dança, música e artes plásticas). Mas apenas após a qualificação como arteterapeuta, foi possível conjugar meus interesses artísticos e terapêuticos à prática do cuidado individual e coletivo em diversas instituições do Ministério da Saúde.

A partir de 2002, instituí cursos de extensão em arteterapia para cerca de 150 profissionais de diversas graduações na Universidade Federal Fluminense (UFF). Dezenas de escolas, hospitais, orfanatos, asilos, CAPs etc. foram os campos de estágio fertilizados por esses alunos, confirmando na prática que a arteterapia é um procedimento terapêutico inovador e efetivo de deferir integralidade a toda ação assistencial.

Em 2010, participei da implantação pioneira do uso das práticas expressivas na graduação de Medicina da UFF pela disciplina obrigatória curricular "Trabalho de Campo Supervisionado (TCS): *Arteterapia e Integralidade – Remodelando o Conceito de Doença*". Ao convidarem os pacientes internados no Hospital Universitário Antônio Pedro (HUAP) para participarem de dinâmicas veiculadas por materiais expressivos, os graduandos testemunharam a pertinência desse novo modelo de cuidado na área da saúde. Os bons resultados logrados na ocasião denotaram a arteterapia como uma ferramenta capaz de aprimorar a formação de alunos da área de saúde nos hospitais universitários.

Por motivos conceituais, utilizei a nominação Terapia Expressiva® para a ferramenta, definindo-a como uma proposta diagnóstica, preventiva e terapêutica que emprega materiais e técnicas expressivas, norteada pelos conceitos de Carl Gustav Jung e de Nise da Silveira.[2]

O sucesso desse TCS inspirou a criação do Programa da Pró-Reitoria de Extensão da UFF *Terapia Expressiva® como Veículo de Cuidado Integral no Hospital Universitário Antônio Pedro* (TECI-HUAP), cuja atividade central é o curso de Educação Continuada *Cuidar de Si com Arte* (CCSA). O programa, premiado com o PROEXT-MEC/Saúde em 2011, 2013 e 2014, compreende várias ações e estende seu olhar aos estudantes, profissionais de saúde, pacientes, seus cuidadores e sociedade em geral.

O curso, formado por dois módulos que compõem uma carga horária de 216 horas de aulas práticas e teórico-vivenciais, cumpriu, em 2017, sua sétima edição. Incitando ao cuidado de si e à reconstituição da noção da equipe em rede, todo ano vem oferecendo a 45 profissionais e graduandos de múltiplas áreas a oportunidade de melhorar sua qualidade de vida, aprimorar o cuidado prestado e esmerar sua formação.

Na programação do curso, oficinas com técnicas expressivas plásticas, como desenho, aquarela, pintura, modelagem, colagem, confecção de máscaras e bonecos, cartonagem, costura e trabalho com sucata e materiais tridimensionais. Estas são complementadas com danças circulares, meditação, técnicas de relaxamento e de imaginação, análise dos sonhos, jogos cooperativos, música, teatro, expressão corporal etc., além de aulas externas com visitas guiadas a museus, exposições, ateliês e instituições onde o espaço terapêutico envolve o trabalho expressivo. Temas de psicologia, simbolismo das imagens, tradições, folclore, religiões, rituais, mitologias e seminários de literatura, arte e cultura são mesclados na consideração de conceitos da doença e da cura, direitos das pessoas a um tratamento digno e resgate do papel do hospital como difusor da saúde comunitária.

Nas ações do programa, denominadas *Infusão de Vida* (AIV), os alunos do CCSA participam de vivências supervisionadas com arteterapia no Núcleo de Atenção Oncológica do HUAP (NAO), tanto durante sessões de quimioterapia coletiva como na sala de espera desse ambulatório. Alcançando mais de 90 pessoas por semana – pacientes, seus acompanhantes e profissionais locais – essas atividades dirigem-se à promoção da autoestima, conexão com a fé e criatividade dessa população, no empenho em criar um modelo de atenção que amenize o sofrimento de portadores de câncer – doença de altíssima prevalência mundial.

O treinamento e a sensibilização dos alunos do CCSA para o trabalho de campo pela experimentação das técnicas expressivas proporcionam o contato com seus sentimentos e história pessoal, enfatizando que a satisfação com o trabalho é condição fundamental para o refinamento da qualidade de vida.[3] Na AIV, as atividades dos pacientes com material expressivo são precedidas e finalizadas pela aproximação amistosa dos terapeutas, que ao colhermos dados iniciais para as pesquisas explicitam os procedimentos da ação, estabelecendo uma intimidade facilitadora ao processo criativo. O ato de inclinar-se sobre uma pessoa na intenção de servir às suas necessidades singulares de saúde remete à etimologia grega da palavra clínica (*kline* – leito, repouso), evocando que cuidar é um ato de postar-se em atenção e reverência.[4] Após esse primeiro contato, acontece a atividade sensibilizadora para a expressão, seja por meio de meditação, de música, de uma história ou de reflexões sobre a vida. Ato contínuo, a técnica proposta por Jung, a *imaginação ativa* – um modo imaginativo de meditar que visa expandir e ativar fantasias ou sonhos inconscientes para que estes sejam observados, transformados e alcancem a potência de eclodir,[5] dá início ao ritual de arteterapia propriamente dito.

Toda essa fase, conectando a consciência a elementos inconscientes, promove a introspecção e a reserva, valores que vêm sendo subjugados pela superficialidade, a extroversão e o barulho da sociedade atual. Nesse momento, pode ser solicitado que o paciente volte sua atenção para si – seja focalizando aspectos reais ou fictícios, atuais ou passados; seja criando projeções para experiências desejadas, realizáveis ou não. Os temas são livres ou propostos pelo terapeuta, como, por exemplo, o de dialogar com o corpo e com os sintomas. Caso a pessoa não indique o lugar acometido pela doença durante o exercício, pode ser que ela tenha acessado a metáfora de um trauma antigo e profundo, cujas memórias corporais estejam representadas no sintoma vigente.

Em seguida, uma bandeja é acomodada no colo de cada paciente, que poderá interferir livremente sobre o suporte, seja colando, pintando, desenhando, construindo. Após o tempo suficiente para a integração da experiência subjetiva com o material, é entabulada uma conversa para saber o que a atividade significou para cada pessoa, sendo todos os relatos fielmente anotados para as pesquisas. Essa fase do trabalho, cuja proposta inicial era apenas coletar dados, foi sentida por muitos pacientes como uma técnica de cuidado e interesse, revelando-se também eminentemente terapêutica. Todos os propósitos e atitudes na AIV afinam-se com princípios da Medicina Integrativa, ao focalizar a totalidade e valorizar a relação entre usuários e profissionais envolvidos nos procedimentos terapêuticos na busca dos significados da dimensão *dialógica do encontro*[6] – manifestação autêntica do interesse em ouvir o outro.

É comum ver pacientes registrando os objetos que produziram com o celular, tanto para colecionar suas imagens, como para enviá-las para os amigos e para a família. De início, a equipe do TECI-HUAP fotografava os objetos produzidos pelos pacientes apenas com finalidade de arquivamento, divulgação e pesquisa. Posteriormente, com a admissão de fotógrafos voluntários e bolsistas de cinema no programa, os próprios pacientes explicitaram o desejo de serem fotografados durante e após a confecção de suas obras. Muitos deles arrumavam o cabelo ou o lenço, passavam batom, faziam pose e colocavam o objeto ao lado do rosto, com grande expectativa de encontrar sua imagem no *blog* do programa (http://www.terapiaexpressivauff.blogspot.com.br/).

O fotógrafo, com carinho e atenção, esperava pacientemente que eles escolhessem a foto que iria para o *blog* – onde seus conhecidos, e sobretudo eles mesmos, pudessem se ver: "Só mesmo tendo câncer consegui ter uma foto tão bonita assim. Nunca tive uma foto de papel, nem quando era criança...". Aos poucos, toda a equipe foi sentindo que essas imagens eram como um espelho que refletia a saúde e a vida, desviando o olhar do sofrimento e da doença. Expressando o fenômeno da transdisciplinaridade no programa, a fotografia passou a ser parte integrante das propostas terapêuticas, e os fotógrafos tornaram-se profissionais híbridos – os "terapeutas das imagens":

> Quando pensei em ser bolsista do programa, me perguntei o que iria fotografar numa sala de quimioterapia para câncer. Em geral, um fotógrafo está nos lugares de festa, pois todos querem colocar no álbum fotografias de momentos felizes. Mas aprendi com os pacientes que eles queriam guardar seu momento "de herói", e mostrar a si e aos outros como conseguiram lutar contra a doença (bolsista de cinema, fotógrafo do TECI-HUAP).

Em mais de dez anos de existência, o programa implantou, sob a filosofia do cuidado de si, um vasto campo de aperfeiçoamento em arteterapia hospitalar para mais de 420 pessoas – bolsistas multidisciplinares, docentes, alunos do CCSA e arteterapeutas voluntários. Mais de 6.000 pacientes, seus acompanhantes e profissionais do setor já foram alcançados por suas ações.

Implicando assistência hospitalar, educação continuada, arte e cultura, o TECI-HUAP preza seu compromisso com os ideais extensionistas ao incentivar a pesquisa, publicar evidências científicas e orientar trabalhos de final de curso de graduação, artigos e capítulos de livros. Além disso, vídeos elaborados pela própria equipe[7] divulgam a factibilidade e a eficácia da arteterapia como complemento promotor do cuidado humanizado e integral, facilmente adaptável aos métodos clássicos em toda instituição de saúde.

≡ O percurso da expressão com finalidades terapêuticas

No final do século XVIII, o médico francês Philippe Pinel substituiu a sangria, as purgações e os vesicatórios por atividades intermediadas pela afetividade e pelo material expressivo no trato a portadores de doenças mentais.

Por volta de 1920, o psiquiatra suíço postulador da Psicologia Analítica, Carl Gustav Jung (1875-1961), usou a arte em sua prática terapêutica como recurso de acesso às camadas mais profundas da psique.

No Brasil, Ulysses Pernambuco (1892-1943) e Osório Cesar (Oficina de Pintura, em 1923, e Escola Livre de Artes Plásticas, em 1949, Hospital Psiquiátrico do Juqueri – São Paulo) garantiram, pelo artesanato e estímulo de manifestações expressivas espontâneas, o desenvolvimento psicológico, e inclusive artístico, de muitos portadores de doenças mentais reclusos em instituições.

Mas apenas em 1940, Margareth Naumburg, nos EUA,[8] sistematizou o que se entende atualmente por *arteterapia*.

A psiquiatra brasileira Nise da Silveira (1905-1999) insurgiu-se contra os métodos correntes à época como o eletrochoque, a insulinoterapia e a lobotomia, defendendo uma prática alicerçada no "afeto catalisador", cuja relação horizontal abolia a hierarquia entre sanidade e loucura, médicos e pacientes.

Nise[9] trouxe os conceitos da Psicologia Analítica de Jung à análise das obras expressivas dos pacientes da seção de Terapêutica Ocupacional que implantou no Hospital Pedro II do Engenho de Dentro – manifestações espontâneas com pintura, desenho e modelagem que inspiraram-na a inaugurar, em 1952, o Museu de Imagens do Inconsciente. Para a autora, cujo foco de trabalho era terapêutico e não artístico, a Psicologia Analítica jamais deveria opinar sobre o valor estético de obras ou explicar o fenômeno da arte, sendo essa competência meritória dos críticos de arte.

≡ Arteterapia e dinâmica na direção do equilíbrio

De acordo com Jung,[10] a psique tem como eixo central da consciência o ego, que se eleva como uma ilha de uma matriz aparentemente caótica composta de estratos inconscientes pessoal e coletivo. A faixa mais superficial, o inconsciente pessoal, é conformado por experiências vividas que podem ser evocadas espontaneamente, pelos sonhos ou por técnicas diversas. Mais profundamente, encontra-se o inconsciente coletivo, composto do material cunhado por uma miríade de experiências primitivas, os mitos. Transmitidos oralmente de geração a geração, estes se apresentam como imagens ou emoções sob formas análogas em todos os povos e épocas, zelando pelo acervo das experiências pré-humanas desde a origem do universo.

A estrutura psíquica do homem normal não é capaz de suportar o contato direto com o conteúdo mitológico, cujo potencial energético é avassalador para a consciência. Por outro lado, para que indivíduos e coletividades tenham uma estrutura psíquica saudável, é necessário o intercâmbio recorrente e disciplinado com essa temática por meio dos sonhos, das fantasias, das tradições e de seus rituais. Para Fordham,[11] desequilíbrios na conexão com os mitos podem ocorrer pela falta ou pelo excesso: pela incapacidade de beber nessa fonte fundamental à alimentação da criatividade, ou pela invasão destrutiva da personalidade por delírios de conteúdo mitológico ameaçador.

Tanto os textos tradicionais como os mitos, as fábulas e os contos de fada, assim como os rituais propostos nas sessões de arteterapia, são capazes de reatualizar os significantes do patrimônio de memórias passadas. O contato com esse material de alto potencial gerativo de simbolização pode desbloquear complexos inconscientes, suscitando desde sensações efêmeras de bem-estar até à remissão de sintomas.

Algumas técnicas da psicoterapia, em analogia às práticas tradicionais realizadas por xamãs, curandeiros, benzedores e pajés-índios, consideram as terapias pela imaginação nas práticas rituais populares como fenômenos culturais portadoras de propriedades curativas. Para Achterberg,[12] a figura do xamã, conjugando os protótipos do louco e do terapeuta, é considerado um intermediário entre o mundo espiritual, a comunidade e a natureza. Ao alcançar o estado de êxtase, ele é capaz de traduzir as mensagens inconscientes recebidas do consulente mediadas pela pintura, pela fala teatralizada ou pela dança – que no contexto são formas de expressão hábeis para afastar os medos, a insanidade, a doença e a morte.

Símbolos mágicos retratados como animais ou objetos mágicos nas sessões com técnicas expressivas, emulando os rituais xamânicos no *setting* terapêutico, denunciam que os sintomas podem funcionar como dínamos potencialmente regeneradores de estados mórbidos, reformulando o conceito clássico de doença:

> A história pedia para imaginar um animal de poder. A paciente, bem desanimada desde que chegou, mesmo assim construiu um canário. Denise lhe perguntou se ela desejava colocar asas nele. "Só se forem amarelas", disse. Conseguimos penas amarelas para o bichinho, e logo ela pareceu ganhar um novo ânimo: "Meu pássaro está livre para voar! O nome dele é *O canário que me traz felicidade!*" (relato sobre atividade com arteterapia para portadora de câncer, atividade *Infusão de vida*).

A arteterapia reafirma, por meio de suas técnicas, a intenção terapêutica pela afloração à consciência de imagens psíquicas: *da psique ao suporte, expressão*; *do suporte à psique, terapia.*[13] Jung,[10] mesmo sem um treinamento específico em arte, utilizou intuitivamente diversos materiais expressivos em sua prática clínica, tencionando substanciar os conteúdos das imagens oníricas ou das associações livres de seus pacientes. Acicatando a fantasia livre pela regência da imaginação em ações práticas sob forma dramática, acústica, pictórica, gráfica ou da modelagem, valorizou os indubitáveis efeitos terapêuticos de tais atividades e, mesmo sem compreender os significados dessas representações, percebeu seu potencial encorajador para os pacientes em prosseguirem seus tratamentos.

Segundo o autor,[14] todos possuem um *quantum* de energia psíquica – a libido, que tanto pode ser disponibilizada para objetos externos como para conexões inconscientes. O autor ilustrou sua hipótese num modelo alicerçado na teoria energética das ciências físicas. Para Jung, quando a energia abandona um investimento na psique – que é um sistema energético relativamente fechado – ela se direciona para outra motivação e se manifesta sob novas formas. As imagens configuradas nos suportes de qualquer natureza exprimem a tentativa da resolução de conflitos que, se bloqueados, tendem a se externar por meio de sintomas físicos, emocionais ou mentais – representações simbólicas em uma expressão plástica traduzem a tentativa do reequilíbrio energético possível para cada circunstância. Pode-se dizer que as doenças são entidades "criativas", e que as mesmas imagens que expressam conteúdos reprimidos no inconsciente também intermedeiam o desbloqueio da energia psíquica, sendo o diagnóstico simultâneo ao processo terapêutico. Os sintomas, encarados como indícios, quando representados e reconhecidos, tendem a ser resolvidos simbolicamente, designando que expressar conteúdos inconscientes pode ajudar a prevenir agravos, superar traumas, promover e recuperar a saúde. Na AIV, a proposta de mobilização da energia vital visando estimular a criatividade acontece numa ambiência de acolhimento pelo afeto e atenção. Segundo Hall,[15] para que problemas físicos e psíquicos se resolvam e que complexos patológicos se desfaçam, é necessário reexperimentar as mesmas emoções que os originaram, contanto que mediante circunstâncias psicologicamente confortáveis. Isso foi ratificado pelos frequentes relatos de alívio, sensação de bem-estar e de conforto dos que participaram das atividades com arteterapia. Isso não seria possível apenas mediante a expressão verbal, pois a prática confirma que sentimentos e emoções se expressam melhor por imagens do que por palavras. Manipular uma infinidade de técnicas exige, em geral, que os pacientes usem ao menos uma das mãos, e enquanto a manufatura resgata a dimensão do indivíduo é retomada a dimensão terapêutica do cuidado. Considerando a produção do paciente para além do julgamento utilitário, moral ou estético, a arteterapia considera os estímulos em um campo de experiências metafóricas não dirigidas à beleza, mas à liberdade para escolher materiais, cores, formas, linhas e texturas – o que fortalece a autonomia e a confiança.

Categorias do cuidado: uma pesquisa sobre o amor

*A luta é grande, mas a fé é maior...
Plantei na minha casa as flores
que levei daqui, e elas pegaram*
(participante da AIV, 50 anos).

Serão aqui explorados os dados obtidos em uma pesquisa – ação realizada na AIV,[16] investigando a interferência dessas atividades com Terapia Expressiva® sobre os sentimentos de 413 adultos portadores de câncer durante 48 sessões de infusão de quimioterápicos venosos por nove meses em 2011. Foram avaliadas as informações obtidas de um longo questionário com perguntas fechadas e abertas numa pesquisa quali-quantitativa sob triangulação de métodos, em entrevistas estruturadas e semiestruturadas. Para ampliar a percepção sobre as mensagens recebidas, todo o material foi agrupado em categorias e temas. Uma vez que foram levados em conta as narrativas livres dos pacientes sobre si e sobre o processo vivido, como também os depoimentos e as anotações dos diários de campo dos membros da equipe,

houve uma compreensão ampliada dos dados estatísticos, contextualizados sob a análise de conteúdo das narrativas pelo referencial interpretativo das ciências sociais.[17] Na análise, foram identificadas questões e soluções ligadas à humanização e à integralidade do NAO. Inúmeros relatos ressaltaram como a AIV esmerou a qualidade do cuidado prestado pelos profissionais locais:

> A residente de Nutrição falava muito alto especificamente durante nossas vivências. Conversei com ela, perguntando-lhe se poderia me ajudar com ideias para a implantação de nosso trabalho ali. Naquele exato momento, ela mesma deu-se conta de que, sem saber por que, falava mais alto durante as nossas atividades! Aí, contou que já notara a resistência das enfermeiras conosco (diário de campo de Denise Vianna, supervisora).

Alguns dos profícuos resultados atribuídos à oportunidade de expressar sentimentos e de receber atenção especial foram a diminuição do estresse causado pela enfermidade e pela longa duração das sessões de quimioterapia, e a melhor aceitação da agressividade da doença e das intervenções terapêuticas. Isso foi, muitas vezes, reconhecido pelos enfermeiros:

> Um paciente, impedido de tomar quimioterapia por uma crise hipertensiva, estava nervoso, com medo da pressão aumentar. A enfermeira o desaconselhou a ir embora: "Fica aqui e relaxa com a arteterapia, depois vejo sua pressão de novo. Deixe os problemas lá fora!" (diário de campo de Denise Vianna).

As informações da pesquisa foram observadas à luz das narrativas e da análise comparativa de outros quesitos antes e após a atividade com material expressivo, dedicadas a saber se as atividades seriam capazes de oferecer conforto e bem-estar a nível físico, mental, emocional e espiritual. Nesse ensaio, serão evidenciadas especialmente as respostas à primeira pergunta das entrevistas: "Qual é a coisa mais importante da sua vida?". Os valores prevalentes atribuídos pelos entrevistados como sendo fundamentais em suas vidas foram "A família e as relações afetivas" (eleitas por 36,7% dos pacientes), "A saúde" (30,5%), "A espiritualidade e a fé" (14,1%), e "A própria vida" (13%). Os classificados como "Outros" (amor, cura, felicidade, trabalho, amizade, paz) completaram os 5,7% restantes. Vários estudos também atribuíram à família e à espiritualidade as principais fontes de apoio a pacientes em condições graves de saúde, validando os achados dessa pesquisa.[18,19] A seguir, estão listados os três grupos de temas predominantes nas narrativas e as facções deles provindas, acompanhados de depoimentos sobre eles.

■ Tema 1: a família e as relações afetivas

As principais fontes de apoio apontadas pelos pacientes nesse estudo foram o amor e o carinho recebidos da família e dos amigos – que os ajudaram a cultivar sentimentos de segurança, esperança e vontade para lutar contra as dificuldades trazidas pela doença – aspectos reiterados por análises afins.[18-20]

Valor da família e do apoio familiar

A maioria dos pacientes valorizou a família na superação das dificuldades e adesão ao tratamento. Muitos pretendiam dar seus trabalhos a um parente:

– *Minha mulher sempre espera pra ver o que fiz! Darei o relicário a ela.*
– *Fico tranquila graças ao apoio dos filhos, minha benção! Para enfrentar o tratamento é muito importante ter uma família, e eu tenho uma muito boa.*
– *Pensei sobre a minha neta, ela ajudou a abrir meu coração. Ela é minha ajuda e minha força* (atividade *Abrindo o coração*).
– *A rosa no meio é minha mãe. Essa borboleta é minha filha, a outra minha namorada e a azul sou eu, admirando o meu jardim* (atividade *O Jardim secreto*).
– *A torre simboliza a família: na primeira camada, o meu marido; na segunda,* *meus dois filhos; na terceira, minhas netas* (atividade *As torres de dentro*).

Dependência e preocupação com a família

– *O pior é atrapalhar a família, pois eu não posso fazer mais nada sozinho!*
– *A resposta ao tratamento não está nada boa. Estou tentando ocultar isso da família ... Só mesmo com vocês eu posso chorar.*
– *O mais difícil mesmo é ter que pedir ajuda...*
– *Só penso no sofrimento dos filhos, é muita preocupação e tristeza.*

Problemas familiares

– *Minha mãe morreu há 20 dias, o filho de 16 anos tem depressão e dificuldades de aprendizagem. Como vai ser? A atividade me fez esquecer os problemas...*
– *Depois da doença, meu marido me largou. Com essa terapia, pensei como o mundo ainda é bom* [chegou carregada, tremendo; saiu andando e sorrindo].
– *Nem desfruto da companhia do meu neto, que sempre pede pra levá-lo ao futebol* [chorou e agradeceu o alívio, pois não pode chorar em casa. Na semana seguinte, nos disse que ajudamos muito, pois voltou a cuidar do neto].

■ Tema 2: a saúde

O comprometimento dos projetos de vida causado pela deterioração da saúde e recidivas da doença mostraram-se muitas vezes associados a uma postura ativa mobilizada pela raiva. No entanto, a dificuldade para enfrentar tais situações adversas – que causam medo, dúvidas e fantasias nefastas – pode fazer com que o paciente, desamparado, se entregue e abdique de poderes que fundamentam uma melhor qualidade de vida. Na impossibilidade de reagir à conjuntura, são comuns os sentimentos de impotência, baixa autoestima, frustração, fracasso, insegurança e mecanismo denegação. Um comportamento regressivo, no qual prevalecem a passividade e a dependência, pode delegar a autonomia à instituição, aos profissionais e familiares – o que pode significar a desistência de assumir as próprias responsabilidades: "Nem ligo, não sei o que eu tenho e nem quero saber, só minha filha que sabe, deixo ela cuidar de tudo pra mim."

Negação da doença pelo paciente ou seus familiares

É como um mecanismo de defesa contra o impacto de condições ameaçadoras:

– *Está tudo bem, não estou doente, este soro é apenas para me fortalecer.*
– *Só tenho isso que estão me tratando, não é nada demais. Me sinto curado e de bem com a vida* (portador de câncer de pulmão com metástases ósseas).
– *O pessoal exagerou, disseram que a químio ia ser ruim, mas não é. Tenho só isso que me atrapalha há oito meses* (portadora de câncer de ânus, HIV e sífilis).

Alguns parentes, ao superprotegerem o ente querido, impedem que ele entre em contato com a realidade, podendo acentuar a perda da potência e vitalidade:

– *Não sei se está certo, mas a gente não contou nada pra ele. Ele pensa que foi só uma trombose. O ruim de não dizer o que ele tem é que ele ficou com medo de andar até no quintal* (esposa de portador de câncer com 40 anos).

Limitações e perdas trazidas pela doença

A mastectomia traz um grave prejuízo à autoestima. Dentre os efeitos da quimioterapia, a perda do cabelo traz frequentemente um grande dano à feminilidade. Muito lamentada é a redução da potência física:

– *Não posso mais dirigir, fazer esportes ou cuidar das crianças.*
– *Sou otimista, mas estou cheia de doença. Os pedacinhos que perdi não têm volta* (descrição da mandala com fragmentos coloridos).

– *Queria que a vida fosse como antes, colorida e sem tristeza. A flor no meio era o cabelo. Pedaços azuis são coisas boas; branco, a paz; vermelho, o amor.*

Valorização dos recursos de enfrentamento e superação

– *Ver a coragem dos pacientes me colocou em contato com a minha coragem* (graduanda de Medicina, bolsista do TECI-HUAP).

A AIV mostrou-se um potente auxiliar na conexão com recursos potenciais, como a vitalidade necessária para lutar em direção à recuperação da saúde:

– *Me trato há 16 anos, fiz 12 cirurgias, tirei um rim e a próstata. Dou palestras pra quem tem medo do câncer. Pra me recuperar não tenho medo, encaro, é uma doença como outra qualquer.*
– *A terapia com vocês me dá calma, alívio e coragem para seguir.*
– *A atividade aumenta a autoestima e a vontade de viver. Quero viver muito, sem perder a esperança. A estrela do centro* [da mandala] *vai iluminar a doença!*

■ Tema 3: espiritualidade e fé

Alguns autores[18-21] ressaltam a espiritualidade e a fé como as principais formas de apoio e conforto a pacientes graves e suas famílias, ajudando-os a acharem sentido na vida, coerência no mundo e novas perspectivas para lidar com a doença.

Apoio para enfrentar a doença pela fé

Afiliações religiosas ou a fé em Deus têm sido repetidamente associadas à melhora dos sintomas e da condição geral dos pacientes. Um poder maior, Deus, Jesus Cristo, representações de entidades diversas e símbolos transcendentes foram frequentes nas narrativas e na expressão criativa dos pacientes. Imagens da natureza também foram observadas em muitas obras, transmitindo serenidade, confiança e fé na recuperação:

- *Coloquei um 'J' para Jesus no centro e flores: Dele, nasceu a natureza, a minha fé, coragem, alegria e a for*ça para segurar cada sentimento.
- *Deus me dá força para levantar e sair do caos para o sol e as estrelas.*
- *Fiz uma montanha e duas pessoas chorando querendo achar a claridade: são a minha mãe e o meu pai. E eles só vão chorar até eu achar a luz divina...*
- *Nada mais aborrece. Botei santinho, terço, crucifixo e uma fita. O tumor eu não pude operar, mas tenho certeza que vou ficar bom.*
- *Eu usei todas as cores, as tonalidades da alma. São cores que não desaparecem, e que só podem ser pintadas pela mão do Criador.*
- *Tive medo de pegar o relicário, sou evangélica. Mas tenho muita fé, prendi perto do coração pra ele me ajudar com tanta operação!* (atividade O Relicário).

Falta de fé

- *Não quero fazer esse material, não acredito nisso. A história é bonita, mas não convence. Acredito na natureza, e vocês não trouxeram isso. Sou ateu convicto e* não quero relicário, nem pedrinha, nem conchinha. Mesmo assim, *o trabalho de vocês ajuda a passar as horas todas que temos que ficar aqui.*
- *Estou chorando é de tristeza, não quero deixar essa vida ainda, não acredito em nada e não tenho nenhuma esperança de cura.*

Reconexão com a fé

- *Não tenho religião, não acredito nem no* big-bang, *nem em Deus. Minha mulher é católica, diz que a falta de fé* não ajuda a lidar com a doença. Mas, depois de fazer o relicário, ele se emocionou tanto que chegou a chorar, e falou: *Você vai se surpreender com o que eu vou dizer. O nome deste* *trabalho é Meu Salvador, Jesus é suficiente. Mudar de ideia é sinal de maturidade!* (relato de bolsista sobre a narrativa de portador de câncer metastático, 52 anos).
- *Morte e vida são dádivas do criador. Doenças são para aperfeiçoar as pessoas e o mundo – isso aconteceu comigo. Deixei de ser religiosa, não preciso mais de religião. Estou chorando de emoção, por fazer esse trabalho e falar com você.* Ela ficou mais comovida ao saber que duas voluntárias ali presentes se curaram de câncer. Foi visível um sopro de esperança passar por ela. Sorrindo, disse: *Se elas escaparam, elas sabem o que eu estou passando...* (relato da supervisora).

≡ Considerações finais

Estrela cadente – estrela que já morreu é a que brilha no presente...

Em geral, os hospitais são considerados lugares frios e tristes, onde só existem doença e morte. Mas a AIV revelou-se uma difusora da integralidade sob a delicadeza do cuidado aos funcionários, usuários e familiares. Muitos relatos evidenciaram que foram afetados pela atividade até os que apenas ouviram as histórias, mesmo sem fazer a expressão plástica. Isso corroborou a premissa de que é possível melhorar o ambiente do setor por expor os pacientes e os funcionários às dinâmicas ainda que apenas indiretamente. As demonstrações de atenção e carinho oferecidas pela equipe TECI-HUAP reforçaram as relações amigáveis entre os pacientes e o pessoal em serviço, em uma atmosfera acolhedora e amistosa, estreitando laços e melhorando a sensação de bem-estar durante o tratamento quimioterápico.

Mudanças na atitude de todos os agentes provocaram reações dinâmicas que acionaram movimentos de reorganização nas relações pessoais e profissionais, concordando com a concepção de Meyer,[22] para quem a pesquisa-ação em hospitais facilita as parcerias amistosas entre equipes operativas e usuários:

No início, os enfermeiros, se conversavam com os pacientes, era sobre tragédias ou futebol. Enquanto fazíamos a indução, alguns falavam ao telefone ou abriam um jornal. A mudança foi enorme! Começaram a contar suas vidas aos pacientes, acordá-los para a terapia, dar ideias de histórias e materiais, participar quando dava tempo (diário de campo de Denise Vianna).

Aos poucos, a equipe local passou a participar das atividades expressivas, mostrando interesse ativo pelas atividades e pelo programa; dizendo que sentiram falta da equipe e das atividades nas férias; nos contando que ensinavam as técnicas expressivas fora do hospital; participando das partilhas; nos oferecendo e materiais (sucatas, caixinhas etc.); interagindo e incentivando os pacientes a participar – elogiando, criticando ou criando condições facilitadoras para o trabalho: *"... e você, está prendendo o choro por quê? Isso não é terapia repressiva, é terapia expressiva!"* (enfermeira do NAO repreendendo a paciente que disse estar com vergonha de chorar de emoção).

A intimidade gerada pelo trabalho expressivo dos pacientes junto com os funcionários locais gerou grupos de conversas sobre as atividades, sobre o tratamento e a qualidade de vida mediante doenças graves, suscitando sugestões e críticas que implementaram muitas transformações no programa.

Isso contribuiu para um cuidado mais abrangente aos pacientes, e também transformou a sala de quimioterapia em um lugar mais acolhedor, como demonstra a fala deste senhor: "Ah, não! Vocês não podem entrar de férias. Desde que vocês começaram aqui a enfermagem ficou mais calma e alegre."

O oferecimento de um material elaborado com tanto zelo e as demonstrações de interesse genuíno na vida dos pacientes atestou o autêntico interesse da equipe AIV por suas angústias, despertando manifestações de agradável surpresa, anunciadas por perguntas, como: "Vocês é que fizeram isso, só para nós?".

Apostando na identidade humana que a todos aproxima, a AIV investiu na intimidade e confiança entre os pacientes, equipe do NAO e do TECI-HUAP. Os resultados foram o cuidado integral, a humanização e o trabalho em rede de equipes multiprofissionais, atestando que as práticas integrativas e complementares nos serviços de saúde vinculados às universidades poderão melhorar a efetividade do ensino e das práticas, inclusive das convencionais.

A finalização da atividade pelo fotógrafo também explicitou potencial terapêutico: ver a imagem criada e a sua própria imagem, reveladas pela mira da lente com tanta atenção e respeito, edificou e valorizou cada pessoa.

Exercitar uma prática ritual que atenda a demanda de símbolos pessoais por meio de práticas mágicas em encontros marcados com atividades lúdicas, culturais e criativas, engrandece o indivíduo e as suas origens. Ações dessa natureza podem converter lugares originalmente tristes em lugares inusitados para festa e congregação – não uma arma contra a doença, a força que opera nesse trabalho pede licença para abrir espaço à beleza e à saúde.

■ Do que fizemos, o que aprendemos?

A esperança mais antiga encarna subitamente no instante presente – momento messiânico, experiência da aura na Obra

(diário de campo, Denise Vianna).

Cuidar é restituir a fé no direito de desejar e de vir a ser, uma janela para mudanças que sugerem maneiras mais criativas e altruístas de cuidar. Contamos histórias para os pacientes e eles nos narram as suas, em um ritual de cura mútua, em que o material expressivo é o vetor da permuta.

As pesquisas executadas sobre as atividades com arteterapia no HUAP reconheceram que esse programa, hábil para subverter a hierarquia instituída pela proposta de atividades expressivas conjuntas dos pacientes com os profissionais que deles cuidam, foi capaz de restituir a dignidade e a autonomia tantas vezes depreciadas sob os protocolos diagnósticos e terapêuticos.

A AIV no hospital demonstrou ser um meio para alcançar um fim: o cuidado. O cuidado com a vida, não o que se dedica à doença e à morte.

Sabe-se que o tempo escoa sem cessar, e que o fio da existência pode ser cortado a qualquer momento. Mas a percepção da qualidade de vida muda por completo quando se é vaticinado por um diagnóstico que parece delimitar o espaço do devir, e a atenção se volta tão somente para a areia que escapa de uma ampulheta partida. Para um paciente cujo tempo de vida é previsto, lhe é negado planejar o futuro, como acontece aos condenados à morte.

Mas a arte dá o que falar: durante as ações com arteterapia, a atenção é desviada da doença para a expressão de si mesmo e daquele que está ao lado, e portas de compartilhamento e diálogo são abertas, acessos que poderiam advir de muitos dispositivos: fazer um bolo, dançar, dar um passeio. Porém, numa sala de quimioterapia, onde as pessoas estão amarradas a uma cadeira, o recurso com atividades expressivas foi, além de factível, o ideal: poder se expressar e ver a própria expressão; falar de sua expressão – falar de si e ser (se) ouvido, ser fotografado e gostar de se ver, de se mostrar, de ver sua beleza que está além da aparência, como a sua obra.

Para saber o que alguém necessita é preciso ouvir, e para oferecer apoio é essencial postar-se a serviço. O cuidado de perguntar: "Qual é a coisa mais importante da sua vida?" e estar junto de pessoas enquanto recebiam medicação quimioterápica venosa para doenças tão graves trouxe o conhecimento do que era essencial para elas e do tipo de cuidado que melhor poderá atender às necessidades de outros pacientes em condições similares. Para as famílias, as atividades encorajaram a sua dedicação aos pacientes. Vale lembrar que quando uma pessoa está com uma doença grave, todos os envolvidos afetivamente precisam de apoio – o que não se restringe apenas a remédios ou intervenções. Para o cuidado, são necessários boa alimentação, tratamento psicológico, afeto e ampla possibilidade de expressão.

E quanto à fé e à religiosidade? Cada profissional de saúde que amplie sua conexão com os significados do divino, revendo seus preconceitos e dificuldades, certamente poderá acolher todos os tipos de crenças e descrenças. A meta não é suprimir pelo isolamento e tranquilizantes a impaciência, indignação ou insubordinação dos pacientes, e sim considerar suas reações como as possíveis reveladores do livre-arbítrio e da criatividade, capazes de revolucionar na prática o conceito do par saúde-doença e os direitos políticos dos usuários da saúde, contribuindo para uma ampla mudança social. O conhecimento da condição humana, ao contrário do que prega o senso comum, não deve pertencer ao campo científico. Para Almeida & Carvalho,[23] a vida deve alternar prosa e poesia. Para ele, a prosa nos ajuda a sobreviver – à ela, pertencem as coisas mecânicas e cronometradas, obrigatórias à sobrevivência. Mas é a poesia o que dá à vida as dimensões de intensidade, amor, alegria e prazer – ela é a própria vida. E é por isso que este capítulo começa e termina em poesia.

■ Para bem cuidar

É preciso ser poeta pra ver a
poesia na vida contida.
Quando o poeta percebe na
pedra a arte escondida,
a arte, para ser vista,
deflete da pedra ao artista.

A poesia na pessoa sabe
ouvir, sabe cuidar,
e se em si mesma a própria dor revela –
pela compaixão, amor maior,
pode no outro curar o que desvela.

Não precisa pertencer a nenhuma casta,
ser poeta basta.

☰ Referências

1. Luz M. Cultura contemporânea e medicinas alternativas: Novos paradigmas em saúde no fim do século XX. In: Physis: Rev Saúde Coletiva. Rio de Janeiro; 1997: 7(1): 13-43.
2. Vianna D, Claro LL, Mendes AA et al. Infusion of life: patient perceptions of expressive therapy during chemotherapy sessions. Eur Jour CancerCare. 2013 b: 22, 377-88.
3. Vianna D. Terapia Expressiva: a arte de cuidar com arte. In: Nascimento MC & Guedes CR (orgs.). Saúde, Sociedade e Cultura, Ciências Sociais e Humanas para Alunos de Graduação em Saúde. São Paulo: HUCITEC; 2016: 103-15.
4. Ceccim R & Capozzolo A. A educação dos profissionais de saúde e afirmação de vida: a prática clínica como resistência e criação. In: Marins JJ et al (orgs.). Educação Médica em Transformação: Instrumentos para a Construção de Novas Realidades. São Paulo: HUCITEC; 2004.
5. Dunne C. Carl Jung: Curador Ferido de Almas. São Paulo: Alaúde Editorial; 2012.
6. Ayres JRCM. O cuidado, os modos de ser (do) humano e as práticas de saúde. Rev Saúde Sociedade. 2004: 13 (3), 16-29.
7. Vianna D (org.). Terapia Expressiva: a Arte do Afeto Colorindo um Hospital. Livro e DVD. Niterói: Editora da UFF; 2014.
8. Vasconcellos E, Giglio JS. Introdução da arte na psicoterapia: enfoque clínico e hospitalar. Est de Psicologia. Campinas – SP; 2007: 24, 375-83.
9. Silveira N. Imagens do Inconsciente. Rio de Janeiro: Alhambra; 1982.
10. Jung CG. A Natureza da Psique. Obras Completas VIII/2. Petrópolis, RJ: Vozes; 1986.
11. Fordham F. Introdução à Psicologia de Jung. São Paulo: Verbo; 1978.
12. Achterberg J. A Imaginação na Cura: Xamanismo e Medicina Moderna. São Paulo: Summus Editorial; 1996.
13. Vianna D, Mendes AA, Claro LL et al. Terapia Expressiva: veículo de cuidado integral num hospital universitário. In: Cad Naturologia Terapias Compl. 1 (1), Santa Catarina: Periódicos UNISUL; 2012: 101-6.
14. Jung CG. Energia Psíquica. Obras Completas VIII/1. Petrópolis, RJ: Vozes; 1984.
15. Hall J. A experiência Junguiana, Análise e Individuação. São Paulo: Cultrix; 1986.
16. Vianna D. A Terapia Expressiva como Estratégia de Cuidado Integral no Núcleo de Atenção Oncológica do Hospital Universitário Antônio Pedro. Dissertação (Mestrado); Programa de Pós-Graduação em Saúde Coletiva da Universidade Federal Fluminense, Niterói, RJ, 2013a.
17. Bardin L. Análise de Conteúdo. Lisboa: Edições 70; 2009.
18. Gabriel B et al. Art therapy with adult bone marrow transplant patients in isolation: a pilot study. Psycho-Oncology; 2001: 114-23.
19. Mische-Lawson L., Glennon C., Amos M, et al. Patient perceptions of na art-making experience in an outpatient blood and marrow transplant clinic. European Journal Cancer Care. 2012: 21, 403-11.
20. Öster I, Magnusson E, Thyme K et al. Art therapy for women with breast cancer: the therapeutic consequences of boundary strengthening. The Arts in Psychotherapy. 2007; 34: 277-88.
21. Alves RRN, Alves HN, Barboza RRD et al. A influência da religiosidade na saúde. Ciência Saúde Coletiva; 2010:15 (4), 2105-11.
22. Meyer J. Pesquisa Ação. In: Pope C& Mays N. Pesquisa Qualitativa na Atenção à Saúde. Porto Alegre: Artmed; 2009: 135.
23. Almeida MC & Carvalho EA. A articulação do pensamento. In: Morin E. Educação e Complexidade: os Sete Saberes e Outros Ensaios. São Paulo: Cortez; 2009.

☰ Vídeos no Youtube

TECI-HUAP – Cuidando do Cuidador:
- https://www.youtube.com/watch?v=G1McVlotd9A&t=2s

Terapia Expressiva é Cuidado Integral:
- www.youtube.com/watch?v=cNU2IqehnDU

Terapia Expressiva como Veículo de Cuidado Integral:
- www.youtube.com/watch?v=LLoyUqiYPl8
- Rebento 2012-TECIHUAP: https://www.youtube.com/watch?v=Pxvy-ZnSeb0

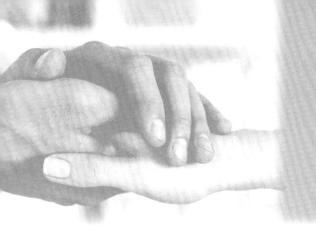

Capítulo 7

Eliseth Ribeiro Leão
Daniela Reis Dal Fabbro

Música Integrativa

☰ Introdução

"Todo sofrimento pode ter um recreio." Essa foi a observação feita por uma paciente internada em uma unidade oncológica há alguns anos, quando estávamos à frente do projeto denominado "Uma Canção no Cuidar". Esse projeto, durante sete anos, levou música ao vivo para os pacientes internados em um hospital privado, todas as semanas. Diferentes tipos de unidades de internação eram visitados e, cada vez que a atividade musical era realizada na Oncologia, era sempre um momento muito especial, tanto para os pacientes quanto para os profissionais de saúde envolvidos.

É com essa observação que iniciamos a apresentação deste capítulo, no qual pretendemos discutir alguns aspectos, à luz da prática clínica e de pesquisa e das evidências científicas advindas da literatura especializada, que revelem a possibilidade da música ser inserida no âmbito da medicina integrativa em oncologia. Denominamos *Intervenção Musical Integrativa* ou, simplesmente, *Música Integrativa*, a utilização criteriosa da música como recurso complementar no cuidado ao ser humano, em todas as fases do ciclo vital, visando à restauração do equilíbrio e do bem-estar possível, além de favorecer a comunicação e, em muitos casos, a ampliação da consciência individual no processo saúde-doença.[1] Nesse processo, estão incluídos não só pacientes, mas também os profissionais de saúde, nas perspectivas do cuidado e do autocuidado, além de contribuir para uma paisagem sonora restauradora.

Podemos considerá-la, portanto, como todo fazer musical, em qualquer modalidade, no ambiente hospitalar ou em instituições de saúde ou sociais que tenha como objetivo alcançar um resultado terapêutico, que pode variar do simples bem-estar até desfechos clínicos mais específicos.[1]

Consideramos a música como recurso integrativo, pois existem na estrutura musical elementos musicais que apresentam ressonância com as dimensões humanas: a física, a mental, a emocional e a espiritual, como o ritmo, a melodia, a letra e a harmonia, desencadeando sentimentos, emoções, pensamentos, recordações, estimulando a imaginação ao ativar mecanismos cerebrais relacionados. Sabemos que nos estados de doença é comum mais de uma dessas dimensões estarem afetadas. Os benefícios da música estão apontados na Tabela 7.1.

A realização dessa intervenção, dependendo do contexto clínico, dos objetivos terapêuticos e do profissional de saúde que a executa,

Tabela 7.1
Influência das músicas nas dimensões humanas.

Física	Promove relaxamento muscular; quebra o círculo vicioso da dor crônica por aliviar a ansiedade e depressão e, portanto, altera a percepção dolorosa; facilita a participação em atividades físicas de acordo com as possibilidades individuais.
Mental e Psicológica	Reforça a identidade e o autoconceito; altera o estado de ânimo do paciente; auxilia o paciente a lembrar de eventos significativos do seu passado; promove a expressão não verbal de sentimentos, inclusive inconscientes; favorece a fantasia.
Social	Funciona como ponte entre as diferenças culturais e o isolamento; promove a oportunidade de participação em grupo; promove entretenimento e diversão.
Espiritual	Facilita a expressão de sentimentos espirituais e promove conforto espiritual; auxilia a expressão de dúvidas, raiva, medo e questões relacionadas com o significado da vida e sua finitude.

Fonte: elaborada pelas autoras.

pode ser apoiada em diversas teorias, como as propostas por enfermeiros, como Joyce Travelbee (Relacionamento Terapêutico), Martha E. Rogers (Teoria do Ser Humano Unitário), Dorothea Orem (Teoria do Autocuidado) e da própria Florence Nightingale (Teoria Ambientalista).[2] Teorias do campo da Psicologia e da Musicoterapia também respaldam a utilização da música no cuidado à saúde, destacando-se a Teoria da Musicoterapia, de Roland Benenzon. Assim como modelos musicoterapêuticos desenvolvidos prioritariamente a partir das práticas, dentre eles, o Nordoff-Robbins, BMGIM – Bonny Method of Guided Imagery and Music e o modelo analítico de Mary Priestley.[3]

Todavia, para além do arcabouço teórico, achados arqueológicos e antropológicos indicam que a música acompanha a história da humanidade, ainda que não consigamos datar com precisão o seu surgimento. A música parece ter estado sempre voltada à satisfação de múltiplas funções, como expressão artística, linguagem e comunicação, elo com as divindades, rituais, entretenimento, expressão de sentimentos e emoções, produção e trabalho, bem como promoção e recuperação da saúde.

Se ainda não compreendemos em profundidade sobre como a música atua na saúde humana, temos, ao menos, inúmeras considerações sobre sua influência, formuladas por filósofos, artistas, cientistas e até mesmo aquelas ditadas pelo senso comum e pela sabedoria popular.

No campo da filosofia, Platão já apontava a estreita relação entre a música e os sentimentos, ressaltando como as antigas escalas gregas evocavam diversos estados de ânimo e reconhecia na música sua capacidade de colocar o homem em harmonia. Aristóteles concebia a música como uma maneira de propiciar a catarse das emoções. Para Schopenhauer, a música seria uma arte representativa dos sentimentos e considerava sua influência mais poderosa e penetrante que as demais artes por não exprimir somente a sombra e, sim, falar do ser. Segundo ele ainda, uma melodia deveria ser criada para penetrar no mais íntimo da natureza humana, para assim desvelar os desejos humanos e os mistérios lá existentes. Já Nietzche ressaltava a capacidade de transformação da arte, elevando a música à condição de algo que reproduz uma réplica do uno primordial, de modo a transmitir a certeza de que existe um prazer superior para além do mundo dos fenômenos. A música, não ligada às palavras, sem obrigação de explicitar um sentido, permitiria também ao ouvinte a criação, assim como novas maneias de viver e de pensar. O pensamento filosófico, portanto, desde Platão, nos remete à ideia de que a música se oferece como um recurso que canaliza sentimentos e favorece a expressão do mundo interior.[4-6]

Sob o ponto de vista da ciência, os pesquisadores buscaram (e ainda buscam) explicações sobre a influência da música na saúde humana. Neurocientistas voltados ao estudo do processamento musical cerebral propuseram seis mecanismos psicológicos pelos quais a audição musical induz emoções: (1) reflexos cerebrais; (2) condicionamento avaliativo;

(3) contágio emocional; (4) imaginação visual; (5) memória episódica; e (6) expectativa musical.[7] Para esses pesquisadores, mecanismos psicológicos se referem a todo processamento de informações que induzem emoções por meio da audição musical. Processo esse que pode ser simples ou complexo, consciente ou não. Esses mecanismos associados à avaliação cognitiva podem explicar muitas das emoções induzidas pela música no cotidiano.

Mas, se a música sempre foi, e ainda é, utilizada para melhorar a saúde das pessoas, é porque ela tem a capacidade de *tocar* o indivíduo como um todo, nas suas dimensões física, emocional, mental e espiritual, *integrando-as*, dependendo, é claro, do tipo de material sonoro ofertado, uma vez que, como já mencionamos, determinadas estruturas musicais ativam as dimensões humanas de maneiras distintas e o conjunto da obra também reflete a experiência do ouvinte.

Indistintamente, ouvimos comentários das pessoas sobre o quanto a música faz bem. Mas, o grande desafio tem sido sensibilizar os profissionais de saúde e os gestores dos hospitais sobre a necessidade de incorporá-la como recurso não farmacológico no plano terapêutico. Trata-se ainda de um recurso ainda pouco explorado na saúde, tendo em vista que os musicoterapeutas ainda são em número insuficiente nas instituições de saúde e são poucos os demais profissionais da equipe interdisciplinar que detêm conhecimento para utilizá-la como recurso complementar. Muitas vezes, a música é considerada apenas uma intervenção no ambiente hospitalar, executada de modo intuitivo, como recurso mais de distração do que com finalidades terapêuticas, ainda que nessa situação elas possam naturalmente ocorrer em graus variados.

A música em oncologia e cuidados paliativos

Em 1977, foi iniciado o primeiro programa de musicoterapia em um serviço de cuidados paliativos do Royal Victoria Hospital para atender às necessidades dos pacientes terminais e de seus familiares.[8]

Desde então, estudos têm surgido sobre a efetividade da música no contexto oncológico. São evidências científicas que respaldam e incentivam a sua utilização no ambiente clínico. Vale ser mencionado, entretanto, um aspecto relevante que diz respeito aos desenhos metodológicos dos estudos de intervenção musical. A maioria apresenta lacunas metodológicas significativas, que implicam a impossibilidade de generalização de dados por serem conduzidas com amostras insuficientes (n amostral), ou ainda, por não disponibilizarem as informações necessárias à reprodutibilidade do estudo, ou seja, carecem de rigor científico.

À semelhança do Consolidated Standards for Reporting Trials (CONSORT), que preconiza os elementos necessários a serem observados em estudos clínicos de boa qualidade e o Transparent Reporting of Evaluations with Non-randomized Designs (TREND) para ensaios clínicos não randomizados, alguns pesquisadores desenvolveram um *checklist* com recomendações que possibilitam uma descrição detalhada e transparente da metodologia para estudos que envolvam a música como intervenção,[9] o que veio a corroborar a metodologia já descrita em nosso meio na década de 1990.[10]

Revisão sistemática sobre música em oncologia selecionou e analisou 52 estudos sobre os benefícios da música em pacientes com diagnóstico de câncer que ainda estivessem em tratamento ou com o diagnóstico fechado, sem restrições de idade, sexo ou etnia. Somente foram excluídos do estudo pacientes que estavam em fase de remissão. Somando as amostras dos estudos, foi possível estabelecer um total de 3.731 participantes. A música foi utilizada nesses estudos como um cuidado adicional, ou seja, de modo complementar aos tratamentos prescritos para esses pacientes. Dentre as intervenções descritas, 29 eram oferecidas sem uma curadoria musical específica, em sua maioria com músicas previamente gravadas, algumas escolhidas pelos próprios participantes do estudo e outras não. Esse grupo de pesquisas foi chamado de "música medicinal", no qual foi apenas avaliado a adição do estímulo sonoro musical ao tratamento e seus efeitos terapêuticos. O segundo grupo, com 23 estudos, foi denominado "musicoterapia", no qual o repertório fornecido aos pacientes foi refinado pelos pesquisadores e, dentre eles, eram utilizadas músicas previamente gravadas, instrumentos musicais, alguns com a interação dos participantes com o instrumento, música ao vivo, composição musical, improvisos espontâneos com voz e/ou instrumentos e música associada a alguma outra modalidade terapêutica (danças, imagens, arte). Foram consideradas as informações das intervenções para a metodologia de análise: o tipo de intervenção musical (músicas gravadas, ao vivo, improviso etc.); a seleção musical; a preferência musical (do paciente *versus* a seleção do pesquisador); música medicinal *versus* musicoterapia; duração, extensão e comparação das intervenções.[11]

Foram analisados resultados psicológicos, sintomas físicos e fisiológicos, suporte social e espiritual, comunicação e qualidade de vida. Foram analisados três tipos de tratamento junto com a intervenção musical:

- cuidado integral básico, sem nenhum tipo de intervenção;
- cuidado integral básico, associado a alguma das intervenções musicais;
- cuidado integral básico e placebo, sendo algum tipo de intervenção sonora que não musical (audiolivros, sons de natureza etc.).

A análise dos dados foi realizada em quatro comparações por metanálise: primeiro, entre os dados das intervenções musicais com pacientes-controle (sem intervenção); segundo, entre musicoterapia e 'música medicinal' (cuja análise foi possível somente para o impacto sobre o estresse); terceiro, entre a intervenção musical e intervenções alternativas de relaxamento; e quarto, entre a intervenção musical e o grupo placebo. Os principais resultados foram em relação à diminuição da ansiedade, uma vez que a intervenção musical proporcionou uma redução significativa sobre os níveis de ansiedade de 1.028 pacientes, quando comparado com o grupo-controle, que não utilizou nenhum tipo de intervenção.[11]

Na comparação entre estudos de musicoterapia e 'música medicinal' não foi observada relevância estatística dos resultados para a redução da ansiedade, apesar de três dos estudos de 'música medicinal' obterem melhores resultados.

No quesito 'preferência musical', a escolha do paciente ou do pesquisador não pareceu afetar os benefícios para o tratamento da ansiedade. Entre os estudos de 'música medicinal', comparados pelo tipo de intervenção utilizada, os estudos que associaram algum outro método de relaxamento à música obtiveram efeitos superiores aos que utilizaram a música isoladamente, mas pela heterogeneidade dos estudos não foi possível estabelecer uma diferença estatística significativa.

Com relação à análise do impacto sobre estados depressivos, a intervenção musical novamente comparada com o grupo-controle apresentou impacto positivo, mas novamente, sem diferença estatística relevante, resultado esse semelhante para a preferência musical e para a análise comparativa entre a 'música medicinal' e musicoterapia.

Sete estudos com 528 participantes resultaram em um grande efeito da intervenção musical na percepção da dor. Embora alguns dos estudos tenham mostrado que a preferência musical dos pacientes obteve melhores resultados, eles não foram significativamente relevantes, pois alguns estudos demonstraram um efeito benéfico muito maior que outros.[11]

Seis ensaios com total de 253 participantes examinaram os efeitos da intervenção musical na fadiga dos pacientes com resultados positivos e consistentes em todos os estudos.

A qualidade de vida dos pacientes obteve alta qualidade de evidências, que tornou claro o seu impacto nesse grupo de pacientes, com melhores resultados obtidos para a 'música medicinal' comparada com a musicoterapia.

Entre outros resultados encontrados, a intervenção musical não demonstrou dados suficientes que comprovassem seu impacto na melhora do humor, sofrimento ou o funcionamento físico, pois poucos ensaios estudaram esses desfechos.

Foi observado, ainda, que a intervenção também pode resultar em pequenas reduções fisiológicas, como frequência cardíaca, frequência respiratória, pressão arterial. Contudo, os trabalhos não obtiveram achados que influenciassem o nível de saturação de oxigênio.

Em análises individuais de alguns dos estudos, foi observado que a escuta musical pode reduzir a necessidade de anestesia e analgésicos, bem como diminuir o tempo de recuperação dos pacientes e a duração da sua hospitalização; contudo, ainda são necessárias mais pesquisas para confirmar esses resultados.[11]

Embora essa revisão sistemática apresente um panorama bem interessante sobre a utilização da música em oncologia, por representar um nível de evidência consistente por sua natureza metodológica, sua análise deve ser vista com cautela. Ainda há uma lacuna em saber quais estruturas musicais promovem cada efeito fisiológico específico nos pacientes, o que implica a realização de pesquisas mais detalhadas, sob o ponto de vista da análise musical, para que se possa oferecer um repertório com um padrão musical preciso, que abranja não apenas pacientes com câncer, mas também em outras situações clínicas, a fim de que o objetivo terapêutico seja alcançado com mais facilidade e precisão.

Outra revisão sistemática sobre a efetividade de intervenções psicossociais nas respostas psicológicas em oncologia pediátrica incluiu dois estudos que envolveram a modalidade música-vídeo terapêutico. Essa intervenção utiliza a música para prover previsibilidade por meio de escolhas, suporte de autonomia e construção de relacionamento, uma relação terapêutica para crianças e jovens. Os resultados indicaram melhoria na qualidade de vida e no humor depois da intervenção, além de aumentar o *coping* (de coragem) e integração social quando comparado com os controles. O distresse relacionado com a doença também teve médias inferiores às observadas no grupo-controle sem, contudo, diminuir a percepção do desconforto para sintomas específicos.[12] Alguns pesquisadores indicam que intervenções musicais podem ser úteis em crianças submetidas a transplante de células hematopoiéticas, melhorando a função física no momento da alta hospitalar e obtendo melhores resultados em todos os domínios de qualidade de vida em relação ao grupo-controle.[13]

Já em revisão voltada a pacientes idosos, 17 estudos analisados permitiram demonstrar evidências de que a música tem um efeito positivo na recuperação pós-operatória (que incluiu procedimentos cirúrgicos oncológicos), sobretudo na dor pós-operatória e ansiedade. Entretanto, os estudos não demonstram regularidade nos instrumentos de avaliação, características da população, ou desenho da intervenção.[14]

A Sociedade de Oncologia Integrativa produziu um *guideline* com base em evidências sobre a utilização das terapias integrativas para nortear intervenções durante e depois do tratamento de câncer de mama, endossado pela American Society of Clinical Oncology (ASCO). O *guideline* indica graus de recomendação: o Grau A (benefício substancial) e o B (benefício moderado) recomendam essas terapias para uma indicação em particular; o Grau C indica pouca evidência ou pequeno benefício (depende do julgamento do profissional e das preferências do paciente em circunstâncias individuais); os graus D e H recomendam-nas contra a intervenção para uma particular indicação; e o grau I indica que a evidência é inconclusiva (evidência insuficiente). A música é apresentada como uma indicação fundamental para a redução da ansiedade e do estresse e para melhorar estados de ânimo (Grau B), podendo também ser considerada para o manejo da dor (Grau C).[15] Metanálise sobre efeitos da intervenção musical em pacientes com câncer de mama reforça resultados parcialmente efetivos na redução de sintomas físicos e psicológicos.[16]

Técnicas musicoterapêuticas (ativas ou passivas) podem ser instrumentos úteis para modular estados emocionais de pacientes terminais, o que pode implicar melhor qualidade de vida e ajudá-los a enfrentar as alterações emocionais inerentes a essa condição. Achados eletroencefalográficos indicaram alterações de valência (prazer/desprazer) e alerta (relaxado/agitado) em pacientes em cuidados paliativos que receberam intervenção com música de preferência (vocal e instrumental de diversos gêneros) a partir de um repertório predeterminado pelos pesquisadores. Contudo, nesse estudo, a eletroencefalografia não detectou alterações compatíveis relacionadas com a percepção dos pacientes quanto à significativa redução de cansaço, ansiedade e dificuldades respiratórias, assim como à elevação nos níveis de bem-estar.[17]

A música na modalidade vibroacústica (cama-lira) também parece oferecer um bem-estar momentâneo a alterações fisiológicas autopercebidas associadas ao relaxamento, quando aplicadas em pacientes com câncer.[18]

Embora as evidências, a partir de estudos com limitações metodológicas ainda pareçam frágeis, nos parecem promissoras e devem melhorar com o avanço na maneira como as intervenções musicais são estudadas.

Como já ressaltamos, poucos são os trabalhos publicados que detalham qual o repertório utilizado, os critérios de seleção, e mesmo assim desprovidos de análise musical, o que dificulta um maior refinamento para a condução de estudos futuros e comparação de resultados. Também existem trabalhos que escolhem utilizar a preferência do paciente como critério de seleção musical, o que gera muita controvérsia, pois nem sempre o que gostamos é o que o nosso corpo necessita naquele momento. Estudos com uma curadoria de repertório e profissionais especializados apresentam resultados mais significativos em geral.

Vale ressaltar, ainda, que a música no contexto de saúde pode ir além de mero entretenimento. O indivíduo pode ouvir o que ele gosta e o que lhe confere sensação de bem-estar sem precisar necessariamente de um profissional de saúde para orientá-lo. O desafio que se apresenta é avançar o conhecimento no mesmo nível que encontramos nos estudos associados a outras intervenções utilizadas para o mesmo desfecho clínico esperado, considerando suas características intrínsecas e os mecanismos de ação a elas relacionados.

Um último aspecto que gostaríamos de enfatizar se relaciona ao que costumamos dizer que a música humaniza o cuidado, ou seja, ela é um ponto de encontro, pois favorece o relacionamento profissional-paciente, cuja qualidade de interação ocorre em diferentes níveis, uma vez que variam de um encontro superficial, em alguns casos, até encontros muito profundos, de caráter existencial. Esse é um aspecto também pouco contemplado nos estudos científicos sobre o tema. Com isso queremos dizer que não se trata de simplesmente levar música (devidamente analisada, inclusive) ao ambiente hospitalar.

Ela deve ser conduzida como um convite ao encontro, a uma cumplicidade entre sujeitos livres, um diálogo não verbal de compaixão (dando suporte aos sentimentos de dor ou tristeza), de complacência (dando suporte aos sentimentos do prazer e da felicidade), um convite à curiosidade ou à descoberta, ao desenvolvimento das potencialidades existentes em cada um. A música (a obra de arte e a manifestação cultural no geral), desde a mais complexa até a canção mais simples, é uma formalização simbólica ou poética de uma problemática (formal, expressiva, subjetiva). Ela procura nomear ou evocar o seu objeto (polissêmico). E, nomeando-o, a música nos convida a nomear, também por nossa vez, se a aceitamos como uma forma de nos encontrarmos conosco mesmo ou com o outro. A música, a obra de arte, nos convida a nomear e a nos nomear, a nos projetar em um espaço próximo e longínquo ao mesmo tempo; espaço evocativo, que nos chama para um mundo libertado da violência de ser a verdade, como nas palavras de T.W. Adorno: "A arte é a magia libertada de ser a verdade."[19]

Em situações de doenças graves, como o câncer, em estados de finitude, talvez esse aspecto seja o de maior relevância na utilização da música como um recurso terapêutico. Ela favorece estados de presença, uma vez que é uma matriz que se desenvolve no tempo e para ouvi-la temos que focar nossa atenção. Caso contrário, talvez a música esteja lá, no ambiente, com seu potencial terapêutico e o paciente não esteja sequer escutando-a. O profissional de saúde que propõe a música integrativa (e não só uma intervenção musical), na maneira como a concebemos, também tem que estar atento a isso, bem como à necessidade do silêncio, que também pode ser ouvido com sensibilidade pelo profissional de saúde depois que a música termina ou mesmo quando não há condições de tocá-la. Esse é um 'efeito colateral' que os profissionais que trabalham com música, no ambiente clínico, com frequência apresentam: a escuta sensível.

Nessa perspectiva, a música possibilita ainda, um encontro empático que se caracteriza pela seguinte sequência de ações: um estar presente, um voltar-se da alma, um reconhecimento de semelhanças e singularidades no outro, uma entrada na experiência alheia, uma conexão com os sentimentos alheios, um poder recuperar-se dessa conexão e um enriquecimento pessoal que deriva dessas ações.[20]

Essa descrição é para nós, em essência, o cuidado, em sua forma mais genuína nas relações e que pode (e deve), no nosso ponto de vista, ser inserido na assistência ao paciente oncológico. Configura um dos pilares da música integrativa, inclusive, para melhor selecionar não só o repertório musical, mas também a maneira pela qual vamos prescrevê-lo e oferecê-lo aos nossos pacientes.

≡ Referências

1. Leão ER. Por uma compreensão e inserção da música no cuidar. In: Leão ER. Cuidar de Pessoas e Música: uma Visão Multiprofissional. São Caetano do Sul: Yendis; 2009: 347-68.
2. George B. Teorias de Enfermagem: Fundamentos para a Prática Profissional. Porto Alegre: Artes Médicas; 1993.
3. Aingen K. The Study of Music Therapy: Current Issues and Concepts. Nova York: Routledge. 2014.
4. Montanari V. História da Música. São Paulo: Ática; 1988.
5. Costa CM. O Despertar para o Outro – Musicoterapia. São Paulo: Summus; 1989.
6. Dias RM. Nietzche e a Música. Rio de Janeiro: Imago; 1994.
7. Juslin PN, Västfjall D. Emotional responses to music: the need to consider underlying mechanisms. Behavioral Brain Sciences 2008; 31:559-621.
8. Munroe S, Mount B. Music therapy in paliative care. CMAJ. 1978; 119:(4)1029-34.
9. Robb SL, Carpenter JS, Burns DS. Reporting guidelines for music-bases interventions. J of Health Psychol. 2011; 16(2): 342-52.
10. Dobbro ERL, Silva MJP. Music as complementary therapy in fibromyalgic pain patients. In: Rockne AP. (Org.) Focus on Fibromyalgia Research. New York: Nova Science Publishers, 2007; 89-114.
11. Bradt J, Dileo C, Magill L, Teague A. Music interventions for improving psychological and physical outcomes in cancer patients. Cochrane Database of Systematic Reviews. 2016; 8.
12. Courthtrey A, Millington A, Bennett S, Christie D, Hough R, Su MT et al. The effectiveness of psychosocial interventions for psychological outcomes in pediatric oncology: a systematic review. J Pain Sympt Manag. 2018; 55(3):1004-17.
13. Uggla L, Bonde LO, Hammar U, Wrangsjö B, Gustafsson B. Music therapy supported the health-related quality of life for children undergoing haematopoietic

stem cell transplants. Acta Paediatr. 2018;107(11): 1986-94.
14. van der Wal-Huisman H, Dons KSK, Smilde R, Heineman E, van Leeuwen BL. The effect of music on postoperative recovery in older patients: A systematic review. J Geriatr Oncol. 2018:1879-4068(18):30112-7.
15. Lyman GH, Greenlee H, Bohlke K, Bao T, DeMichele AM, Deng GE et al. Integrative therapies during and after breast cancer treatment: ASCO endorsement of the SIO Clinical Practice Guideline. J Clin Oncol. 2018;36(25):2647-55.
16. Wang X, Zhang Y, Fan Y, Tan XS, Lei X. Effects of music intervention on the physical and mental status of patients with breast cancer: A systematic review and meta-analysis. Breast Care. 2018;13(3):183-90.
17. Ramirez R, Planas J, Escude N, Mercade J, Farriols C. EEG-Based analysis of the emotional effect of music therapy on palliative care cancer patients. Frontiers in Psychol. 2018; 9(254)1-7.
18. Bieligmeyer S, Helmert E, Hautzinger M, Vagedes J. Feeling the sound – short-term effect of a vibroacoustic music intervention on well-being and subjectively assessed warmth distribution in cancer patients – A randomized controlled trial. Complement Ther Med. 2018;40:171-8.
19. Flusser V. Vers une définition de la musique em millieu de la santé. Les Cahiers Mus. 2005; 1:3-6.
20. Peloquin SM. Art: an occupation with promise for developing empathy. Am J Occup Ther. 1996;50(8): 655-61.

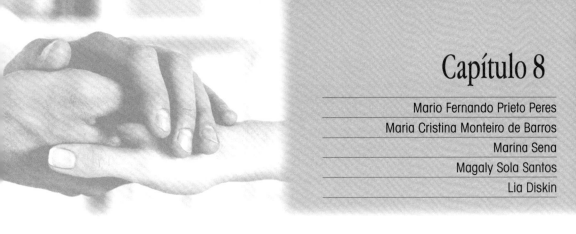

Capítulo 8

Mario Fernando Prieto Peres
Maria Cristina Monteiro de Barros
Marina Sena
Magaly Sola Santos
Lia Diskin

Espiritualidade no Contexto do Paciente Oncológico – Diálogo na Saúde e Evidências

≡ Introdução

Este capítulo pretende discutir os aspectos mais relevantes relacionados com a questão da complexa relação entre religiosidade, espiritualidade e saúde, sobretudo no que se refere à oncologia e aos cuidados ao paciente oncológico.

Um bom começo seria a explicação da importância da integração das necessidades culturais e espirituais. Trata-se de uma longa lista de respostas que, em seu conjunto, relacionam-se com o bem-estar físico e emocional dos pacientes.

Sabemos que o bem-estar religioso e espiritual aumenta a qualidade de vida, diminui a ansiedade, a depressão, a raiva e o desconforto.[1] Também é responsável pela diminuição do risco de suicídio, do consumo de bebidas alcoólicas e outras drogas e, do ponto de vista fisiológico, contribui para a manutenção da pressão arterial dentro de limites saudáveis, reduzindo o risco de infarto e outras doenças cardíacas.[2,3]

A díade religiosidade-espiritualidade (RE) também auxilia o paciente a lidar com os efeitos do tratamento oncológico, aumentando sua capacidade de aproveitar a vida e ajudando-o a perceber o seu crescimento pessoal decorrente do convívio com a doença.

É responsável também pelo aumento de emoções positivas, como: esperança e otimismo, desculpabilização, satisfação com a vida e sensação de paz interior. Além disso, mas de modo não menos significativo, a RE pode ajudar o paciente a viver mais.

Os valores religiosos e espirituais de uma determinada cultura são importantes quando os pacientes lidam com o câncer (*coping*), fazendo a diferença nas suas escolhas e tomadas de decisão, sobretudo as relacionadas com o tratamento. Assim, não apenas um *coping* positivo gera implicações para a saúde, mas também questões relacionadas com o *coping* negativo produzem impacto e merecem ser observadas: "Deus está me punindo"; "eu tenho câncer porque fiz algo ruim no passado", ou ainda "eu não me curei porque não tenho fé suficiente".

O câncer gera implicações em todas as áreas da saúde. Por isso, os pacientes necessitam desenvolver habilidades cognitivas, emocionais e espirituais para lidar com ele e melhor se ajustar à nova realidade. Há diferentes caminhos pelos quais a espiritualidade pode atuar junto ao câncer. No entanto, a definição dos termos precisa ser mais bem compreendida, evitando mal-entendidos.

Religião é um termo que se refere a um conjunto específico de crenças e práticas, em geral relacionadas com um grupo organizado ou instituição. Já a religiosidade implica o quanto um indivíduo acredita, segue e pratica uma determinada religião. A religiosidade pode ser organizacional, ou seja, quando esse indivíduo faz uso de textos, rituais, símbolos, líderes, templos, divindades e outros conceitos para expressar ou manifestar sua religiosidade. Pode ser, ao contrário, não organizacional, implicando a expressão da religiosidade sem que necessariamente haja a intermediação desses fatores.[4]

A religiosidade também pode ser intríseca ou extrínseca. No primeiro caso, ela se torna um fim em si mesma, proporcionando ao indivíduo um sentido existencial. Ela está relacionada com bons escores em saúde, enquanto a religiosidade extrínseca é um meio, um caminho para que o indivíduo alcance determinado objetivo (nem sempre estritamente referente a questões espirituais) e está relacionada com piores escores em saúde.

A espiritualidade é a busca pessoal para se compreender as questões da vida, seu sentido e propósito, incluindo a relação do indivíduo com aquilo que ele denomina como divino, sagrado ou transcendente. A espiritualidade pode também se estender ao sentido pessoal de conexão, paz e propósito, não apenas com o que é divino para o indivíduo, mas em suas relações com os outros, a natureza, a família e a comunidade.[5]

Há vários aspectos que podemos observar quando estudamos a espiritualidade. Além do seu conceito, podemos compreender o que as pessoas pensam, ou seja, de que maneira as suas crenças espirituais incitam certos modos de pensar e comportamentos, sobretudo com relação ao sofrimento ocasionado por uma doença como o câncer. As crenças e os comportamentos relacionados com ela vão estabelecendo tipos específicos de práticas que podem ter um caráter social e um impacto comunitário significativo, trazendo consequências protetivas ao indivíduo. Acima de tudo, é necessário compreendermos como as pessoas sentem a dimensão religiosa-espiritual, ou seja, como vivenciam subjetivamente as experiências dessa natureza. Em resumo, podemos dizer que os aspectos mais relevantes a serem analisados, quando nos deparamos com a dimensão da religiosidade e espiritualidade, são aqueles relacionados com crenças, práticas e experiências religiosas e espirituais dos indivíduos.

É fundamental conhecermos qual o contexto cultural em que estamos imersos e saber sobre como as religiões se distribuem ao redor do mundo. Dados de 2009 apontam para um total de 33,3% de cristãos, sendo 16,8% católicos, 6,0% protestantes, 4,0% ortodoxos e 1,2% anglicanos. Os muçulmanos compreendem 22,4%, os hindus 13,7%, Budistas 7,1%, sikhs 0,3%, judeus 0,2%, e outras denominações respondem por 11,1% do restante. Interessantemente, o número de ateus e não religiosos vem aumentando nos países desenvolvidos, somando 2,0 e 9,4%, respectivamente.

O panorama das afiliações religiosas em nosso país também vem sofrendo importantes mudanças ao longo dos últimos anos. O número de católicos vem sofrendo decréscimo ano a ano; e, em 2010, somavam 64,6%, enquanto o número de evangélicos vem aumentando (22,2%), bem como o de pessoas sem afiliação específica (8%). Outras religiões, como, por exemplo, a Doutrina Espírita, vêm apresentando um relativo crescimento nos últimos anos (2%) e também despontam no cenário brasileiro.[6]

Uma pesquisa *online*, realizada em 2007 pelo Instituto de Pesquisas Datafolha, demonstrou que a maioria das pessoas acredita em Deus (97%) e grande parte também acredita em milagres (87%). Pacientes de câncer podem desejar que o milagre em que acreditam ocorra para eles e sua doença (Figura 8.1).

Figura 8.1
Porcentagem de pessoas no Brasil que acreditam nos itens descritos.

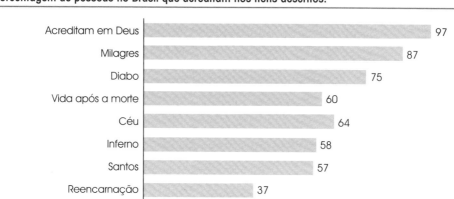

As religiões e os valores espirituais estão fortemente relacionados com a palavra Deus. Mas o que Deus significa para as pessoas em geral? Quem ou o que seria Deus? Cerca de 50% da população define Deus como "um ser pessoal, amoroso e participante da vida das pessoas, enquanto em torno de 20% o consideram uma força espiritual (Figura 8.2).

Além disso, as pessoas possuem diferentes maneiras de praticar sua fé. O uso de práticas, hoje denominadas integrativas e complementares (PICs), reflete esse cenário. Uma pesquisa realizada entre pacientes com câncer, Del Giglio et al.[8] revelou que 89% faziam uso desses recursos mesmo antes do diagnóstico, 78% acreditavam na eficácia dessas terapêuticas para seu tratamento oncológico, 63% continuavam utilizando essas práticas no momento do estudo, e, entre elas, a oração mostrou-se correlacionada com índices maiores de qualidade de vida e é uma das formas mais predominantes de prática espiritual, tanto na sua forma individual (96%) como em grupo (94%).

De modo geral, para esses pacientes, as PICs ajudam o tratamento convencional (77,7%), aumentam sua qualidade de vida durante o tratamento (90,4%) e podem até

Figura 8.2
Distribuição das crenças em diferentes significados de Deus.

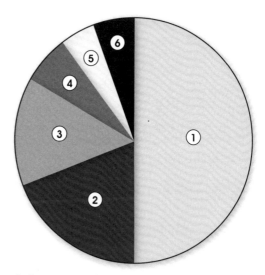

1. Um ser pessoal, amoroso e participante da vida das pessoas (50%)
2. Uma força espiritual (19%)
3. É cada ser e ao mesmo tempo tudo no universo (14%)
4. Uma invenção do homem (7%)
5. Um ser pessoal que criou o ser humano e o abandonou à própria sorte (5%)
6. Outros (6%)

mesmo ser capazes de curar seu câncer (38%). Uma outra prática frequente e culturalmente relacionada com o Brasil é a cirurgia espiritual. Nesse estudo, 93% dos pacientes relataram ter realizado cirurgia espiritual, ainda que a grande maioria não informou seu médico a respeito dessa e de outras práticas por eles adotadas.

A questão da comunicação médico-paciente é aqui um fato também relevante em se tratando de uma doença com tantas implicações e que envolve múltiplas áreas como é o câncer. Nessa mesma pesquisa, quase a metade dos pacientes não contou ao seu médico sobre a utilização das PICs porque estes nunca os perguntaram. Além disso, é surpreendente constatar que 37,5% sentiam que se tratava de um dado pouco importante a ser compartilhado com seu médico.

Sabemos que em torno de 20% dos pacientes oncológicos recusam os tratamentos convencionais e que questões como fé, esperança e crenças espirituais produzem, em contrapartida, maior adesão ao tratamento.[9] Por isso, o *National Cancer Institute* possui uma área reservada aos pacientes que enfrentam o câncer, totalmente dedicada à fé e à espiritualidade.[10]

≡ Instrumentos padronizados de avaliação religiosa-espiritual[11]

- *Duke Religious Index (DRI)*: O DRI (ou DUREL) nos fornece informações sobre o envolvimento religioso do indivíduo, mas deixa a desejar no que concerne às questões relacionadas com a espiritualidade.[12]
- *Systems of Belief Inventory (SBI-15R)*: acessa adequadamente a presença e importância das crenças e práticas religiosas e espirituais. Também consegue medir o valor do suporte religioso e espiritual fornecido pela comunidade, além de detectar os tipos de *coping* negativo ou positivo utilizados pelo paciente em seu enfrentamento à doença.[13]
- *Brief Measure of Religious Coping (RCOPE)*: este instrumento foi validado no Brasil e é bastante completa, mesmo em sua versão reduzida, para detectar as formas de *coping* utilizadas pelos pacientes.[14]
- *Functional Assessment of Chronic Illness Therapy – Spiritual Well-being (FACIT – 12)*: a FACIT avalia as questões relacionadas com a fé, ao sentido existencial e os sentimentos de paz.[15]
- *Spiritual Transformation Scale*: detecta a presença de crescimento espiritual ou, alternativamente, de um declínio espiritual.[16]
- *ARES*: escala de atitudes relacionadas com a espiritualidade, baseou-se na compreensão desse construto no contexto brasileiro e permite operacionalizá-lo em pesquisas quantitativas sobre o tema.[11]

≡ Ferramentas de anamnese espiritual

Além dos instrumentos-padrão utilizados para avaliação da dimensão religiosa e espiritual, é recomendado o uso de protocolos de entrevistas ou anamneses de simples aplicação, que podem ser aplicadas em diferentes contextos hospitalares, e também por diversos profissionais além do médico.

- *The SPIRITual History*: SPIRIT é um acrônimo para os seis domínios relacionados com a RE. "S" corresponde ao sistema de crenças, "P" à espiritualidade pessoal, "I" à integração com a comunidade espiritual, "R" às práticas rituais e restrições, "I" para implicações aos cuidados em saúde, e T para os planos para a terminalidade.
- *FICA*: trata-se de um acrônimo para *Faith, Importance/Influence, Community* e *Address*: Fé, Importância ou Influência, Comunidade e Abordagem.
- *Anamnese espiritual do PROSER*: trata-se de um instrumento que oferece dados qualitativos relevantes. Foi criada e aprimorada ao longo de três anos, pela equipe do PROER do Instituto de Psiquiatria

HC-FMUSP. É composta de 14 perguntas semiestruturadas, que pesquisam a religiosidade/espiritualidade do paciente e avaliam o impacto da RE em aspectos específicos de saúde mental, como suicídio, uso de drogas e álcool, tratamento medicamentoso e diagnóstico psiquiátrico. Também há um levantamento inicial sobre o histórico de vida do paciente e sua doença.

≡ Estratégias de avaliação de problemas religiosos e espirituais

Podemos encontrar vários tipos de situações diferentes quando se trata da expressão da dimensão religiosa e espiritual. Dentre os pacientes, podemos encontrar aqueles que são altamente religiosos e valorizam sua fé, buscam o bem-estar espiritual e o propósito de vida. Há, porém, indivíduos que não consideram a dimensão religiosa, mas preocupam-se com a dimensão espiritual, com o sentido existencial, sem considerarem a fé religiosa. Há ainda indivíduos não espirituais ou que valorizam muito pouco a religiosidade e a espiritualidade, não se preocupando com certos questionamentos, como o propósito ou sentido para a vida. Como endereçar, de modo equânime, toda essa diversidade? Aprendendo a prestar atenção e ouvir com atenção – escutar – os pacientes. Uma das maneiras mais comuns de se fazer isso é mostrando-se aberto, sem expressar julgamentos acerca das opiniões e sobretudo das preocupações dos pacientes. Cria-se, então, uma brecha para que eles se sintam à vontade em expressar suas questões, inclusive de natureza espiritual. Nesse caso, a espera do médico ou profissional de saúde é respeitosa, mas não passiva, ou, em outras palavras, trata-se de um acolhimento, a manifestação do cuidado integral à saúde do paciente.

Outra maneira de considerar a diversidade e complexidade desse tema é pedir ao paciente que preencha com suas palavras um formulário para o levantamento do seu histórico religioso/espiritual. E claro, estimular que a equipe de saúde comprenda a importância da realização da avaliação ou anamnese religiosa e espiritual, sobretudo em alguns momentos, como a admissão do paciente, sua piora clínica ou em casos sem possibilidade de cura.

≡ Modos de intervenção

As intervenções propriamente ditas requerem uma boa comunicação entre os profissionais que assistem os pacientes em todas as suas dimensões, como médicos, enfermeiros, capelães e outros grupos de apoio no hospital e até mesmo fora dele. A equipe de tratamento deve encorajar a busca pelo paciente do apoio religioso dentro de sua afiliação, realizar indicação à capelania hospitalar, além de orientar a indicação do paciente a um terapeuta.

Atualmente, devido ao reconhecimento da importância do campo, novas orientações terapêuticas vêm sendo criadas e testadas para atender às necessidades religiosas e espirituais dos pacientes acometidos por doenças físicas ou mentais.[17]

Nesses casos, as crenças religiosas são casos integrados a protocolos de terapia de base cognitivo-comportamental e adaptados às cinco maiores religiões do mundo, como o Cristianismo, o Judaismo, o Islamismo, o Budismo e o Hinduismo. No Brasil, um recente estudo vem testando essa mesma abordagem adaptando-a à Doutrina Espírita.

Outras abordagens psicoterapêuticas, agora de base não religiosa, mas espiritual, também vêm se destacando. No Proser (HC-FMUSP), um protocolo de atendimento em psicoterapia breve de orientação transpessoal a pacientes com depressão vem trazendo perspectivas promissoras, que poderão ser estendidas a outros cenários de saúde em um futuro próximo.[18]

De modo semelhante, abordagens, como a Terapia Focada na Compaixão, já estão disponíveis para atender às questões espirituais dos pacientes oncológicos, sem necessariamente se prenderem às questões religiosas específicas.[19]

As intervenções de base religiosa podem ocorrer de diversas maneiras, através de diversas práticas espirituais e religiosas tanto intrínsecas (individuais) como extrínsecas (realizadas em comunidade, templos). Podem ser atividades como orações, leituras, jejum, imposição de mãos, ingesta de substâncias abençoadas (água benta, água fluidificada), ingestas de substâncias que alteram o estado mental (ahayuasca), peregrinações, acender de velas, e também as cirurgias espirituais.

No Quadro 8.1, delineamos critérios para definir uma intervenção como idônea.

≡ Direções para o futuro

É clara a necessidade de um maior número de pesquisas nessa área. Algumas perguntas ainda merecem maior esclarecimento, como, por exemplo, a espiritualidade realmente impacta os cuidados em câncer, ou seriam as consequências de uma vida pautada por preceitos religiosos e espirituais que trazem impacto positivo? É possível verificar se realmente existe uma intervenção espiritual que produza efeitos claros na redução de um tumor ou efeitos no tratamento oncológico?

Qual é a relação entre os efeitos placebo e os efeitos isolados de uma intervenção espiritual?

As intervenções espirituais devem ser oferecidas universalmente, mesmo as pessoas não espiritualizadas, que não valorizam o lado espiritual? Quais seriam, nesses casos, as bases comuns das crenças espirituais de diferentes religiões e sistemas de crenças, que poderiam ser utilizadas para todos?

E ainda: é importante pesquisarmos mais sobre os "efeitos colaterais" das crenças religiosas, que certamente implicam práticas e experiências que continuam a alimentar as crenças, em uma espécie de movimento circular sem começo ou fim.

≡ Necessidades educacionais

É importante a implementação de cursos e aulas sobre a RE nas escolas de Medicina e nas demais áreas de saúde. A implementação de programas específicos de residência médica e a criação de estágios dentro das especialidades, como a Oncologia clínica, ainda precisam ser expandidas. Especialistas e técnicos em saúde que lidam diariamente com questões relacionadas com a morte necessitam ser preparados para dialogar sobre o tema da RE entre seus pares e com seus pacientes e familiares.[20]

≡ Recursos para melhoria da qualidade dos programas em saúde

As necessidades futuras para aumento da qualidade da assistência oferecida passam necessariamente pela satisfação das necessidades psicossociais dos pacientes oncológicos. Como fazer isso? Como individualizar as medidas de melhoria de qualidade? (Figura 8.3)

≡ Conclusões

É de fundamental importância o acolhimento das necessidades espirituais dos pacientes oncológicos, observando-se, ao mesmo tempo, a ampla diversidade cultural em que estão inseridos. Essa possibilidade confere a esses pacientes e seus familiares uma maior qualidade de cuidados, desde o diagnóstico até as fases finais de tratamento do câncer.

Quadro 8.1
Critérios para evitar o charlatanismo.

- Gratuidade.
- Envolvimento físico.
- Uso de recursos terapêuticos complementares, mas não alternativos.
- Aconselhar pacientes para a utilização de recursos positivos de enfrentamento que vão levá-los a mudanças saudáveis em suas vidas.
- Não permitir nenhum método que envolva injeções, cortes ou incisões.
- Não fazer promessas de resultados, alimentando o pensamento mágico, mas antes incentivar a atitude responsável perante o seu tratamento.

Figura 8.3
Etapas da competência cultural em saúde.

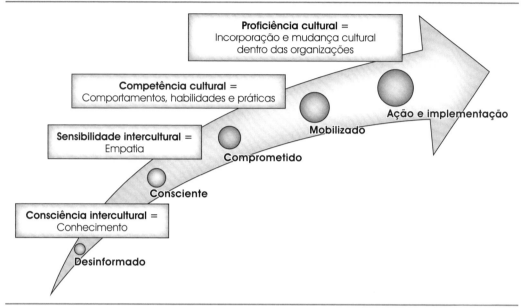

Para que seja possível conseguir mais chances de êxito nesse acolhimento, algumas ações são recomendadas:

- Aprender a escutar os pacientes: a escuta do corpo, da fala e também do intervalo entre as palavras – o silêncio, as hesitações. A escuta das emoções que transparecem pelo olhar e sobretudo das explicações desse indivíduo sobre o processo de adoecimento no seu contexto de vida. Todos têm uma explicação não oficial para o câncer. Do mesmo modo, todos podem produzir um sentido para a experiência. E é justamente aí que é de suma importância a escuta da dimensão espiritual que aponta para o sentido e propósito de cada experiência vivida.
- Respeitar sua espiritualidade ou manifestações dela: cada paciente pode manifestar de modo diferente sua apreciação pelo sentido existencial, pela espiritualidade, pelos valores que os guiam em suas ações. Por vezes, as manifestações incluem um determinado conjunto de preceitos e dogmas, práticas e rituais de uma religião, por vezes não. Respeitar sem julgamentos todas as diferenças é uma tarefa aparentemente óbvia, mas de difícil execução, pois exige do profissional de saúde uma reflexão prévia sobre essas questões e um autoconhecimento sobre sua capacidade de tolerar e lidar objetivamente com as diferenças.
- Auxiliar o paciente a remover comportamentos que refletem um *coping* negativo, ao mesmo tempo que incentivar a construção de estratégias de *coping* positivo, sobretudo o relacionado com os conteúdos religiosos e espirituais.
- Do lado dos provedores de saude, é fundamental aumentar a consciência e o conhecimento dos mesmos acerca da importância da dimensão religiosa e espiritual para o tratamento do paciente oncológico em todas as suas etapas. Por isso mesmo, mais ações educativas são necessárias, cursos e capacitações para a utilização das

ferramentas de investigação da RE dos pacientes e familiares e dos modelos de intervenção religiosa e espiritual mais indicados.
- E ainda, para uma melhor compreensão acerca das implicações da espiritualidade no câncer, sem dúvida são necessárias mais pesquisas metodologicamente apuradas, que levem em consideração as diferenças culturais presentes no estabelecimento do universo de crenças, práticas e experiências religiosas e espirituais de uma determinada população em situação de doença e sofrimento pelo diagnóstico de câncer.

Referências

1. Moreira-Almeida A, Koenig HG, Lucchetti G. Clinical implications of spirituality to mental health: Review of evidence and practical guidelines. Revista Brasileira de Psiquiatria. 2014;36:176-82.
2. Damiano RF, Costa LA, Viana MTSA, Moreira-Almeida A, Lucchetti ALG, Lucchetti G. Brazilian scientific articles on Spirituality, Religion and Health. Arch Clin Psychiatry (São Paulo) [Internet]. 2016;43(1):11-6. Available from: http://www.scielo.br/scielo.php?script=sci_arttext&pid=S0101-60832016000100011&lng=en&nrm=iso&tlng=en
3. Puchalski C. Spirituality in health: The role of spirituality in critical care. Critical Care Clinics. 2004;20: 487-504.
4. Koenig H, McCullough M, Larson DB. Handbook of Religion and Health. Oxford University Press; 2001.
5. Puchalski CM, Vitillo R, Hull SK, Reller N. Improving the spiritual dimension of whole person care: Reaching national and international consensus. J Palliat Med [Internet]. 2014;17(6):642-56. Available from: http://online.liebertpub.com/doi/abs/10.1089/jpm.2014.9427
6. Moreira-Almeida A, Pinsky I, Zaleski M, Laranjeira R. Envolvimento religioso e fatores sociodemográficos: Resultados de um levantamento nacional no Brasil. Rev Psiquiatr Clin. 2010;37(1):18-25.
7. IBGE [Instituto Brasileiro de Geografia e Estatística]. Censo 2010: Número de católicos cai e aumenta o de evangélicos, espíritas e sem religião. Comunicação Social, 29 de junho de 2012.
8. Sueco E, Samano T, Medicina F De, André S, Paulo S. Praying correlates with higher quality of life: results from a survey on complementary/alternative medicine use among a group of Brazilian cancer patients. São Paulo Med J. [Internet]. 2004 Apr [cited 2018 Jan 15];122(2):60-3. Available from: http://www.scielo.br/scielo.php?script=sci_arttext&pid=S1516-31802004000200005&lng=en&tlng=en
9. Park CL. The Meaning Making Model: A framework for understanding meaning, spirituality, and stress-related growth in health psychology. Eur Heal Psychol [Internet]. 2013;15(2):40-7. Available from: http://www.ehps.net/ehp/issues/2013/v15iss2_June2013/EHP_June_2013.pdf#page=13
10. Institute NC. Coping with cancer [Internet]. 2014. Available from: https://www.cancer.gov/about-cancer/coping/day-to-day/faith-and-spirituality
11. Braghetta CC. Desenvolvimento e validação de um instrumento para avaliar espiritualidade: Escala de Atitudes Relacionadas à Espiritualidade (ARES). Desenvolvimento e validação de um instrumento para avaliar espiritualidade: Escala de Atitudes Relacionadas à Espiritualidade. 2017.
12. Kimura M, Oliveira AL, Mishima LS, Underwood LG. Adaptação cultural e validação da Underwood's Daily Spiritual Experience Scale – versão brasileira. Rev da Esc Enferm da USP [Internet]. 2012 Oct [cited 2018 Jan 4];46(spe):99-106. Available from: http://www.scielo.br/scielo.php?script=sci_arttext&pid=S0080-62342012000700015&lng=pt&tlng=pt
13. Holland JC, Kash KM, Passik S, Gronert MK, Sison A, Lederberg M, et al. A brief spiritual beliefs inventory for use in quality of life research in life-threatening illness. Psychooncology. 1998;7(6):460-9.
14. Panzini RG, Maganha C, da Rocha NS, Bandeira DR, Fleck MP. Validação brasileira do instrumento de qualidade de vida/espiritualidade, religião e crenças pessoais. Rev Saúde Pública. 2011;45(1):153-65.
15. Pereira F, Santos C. Adaptação cultural da Functional Assessment for Chronic Illness Therapy-spiritual well being. Cad Saúde. 2011;4(2):37-45.
16. Cole BS, Hopkins CM, Tisak J, Steel JL, Carr BI. Assessing spiritual growth and spiritual decline following a diagnosis of cancer: Reliability and validity of the spiritual transformation scale. Psychooncology. 2008;17(2):112-21.
17. Pearce MJ, Koenig HG, Robins CJ, Nelson B, Shaw SF, Cohen HJ, et al. Religiously integrated cognitive behavioral therapy: A new method of treatment for major depression in patients with chronic medical illness. Psychotherapy. 2015;52(1):56-66.
18. Barros MCM, Splendore L, Saldanha V. Transpersonal Clinical Psychotherapy tp outpatients from a Psychiatric Hospital in São Paulo, Brazil. In: McMullin L, Hess R, Boucouvalas M, editor. Metamorphosis through Conscious Living. 1ª. ed. London: Cambridge Scholars Publishing; 2017. p. 357.
19. Lucena-Santos P, Pinto-Gouveia J, da Silva Oliveira M, et al. Terapias Comportamentais de Terceira Geração: Guia para Profissionais. Novo Hamburgo: Sinopsys; 2015.
20. Lucchetti G, Granero A. Integration of spirituality courses in Brazilian medical schools. Medical Education. 2010;44:527.

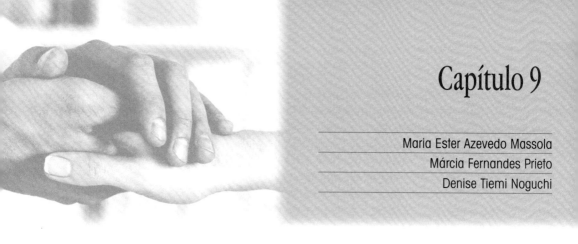

Capítulo 9

Maria Ester Azevedo Massola
Márcia Fernandes Prieto
Denise Tiemi Noguchi

Medicina Integrativa na Oncologia Pediátrica

A Pediatria Integrativa surgiu como uma nova abordagem para atender a diversas questões contemporâneas do século XXI. Já compreendemos que crianças não são adultos pequenos e necessitam de cuidados especiais em saúde que atendam às reais necessidades de cada faixa etária. Em paralelo com o aumento da visibilidade da Medicina Integrativa em diversos centros de saúde, os programas de Medicina Integrativa Pediátrica também estão se desenvolvendo e promovendo uma abordagem integrativa com base em evidências nos hospitais infantis.[1] As terapias integrativas e complementares podem ser utilizadas em combinação com terapias convencionais ou como tratamentos primários. O crescente interesse ocorre por diversos fatores, incluindo a prevalência de crianças com doenças crônicas, o desejo de reduzir a frequência e a duração do uso de medicações, como também a necessidade de abordagens mais eficazes para a saúde preventiva em crianças. Essa visão ainda é nova e demanda melhor treinamento formal dos profissionais de saúde que trabalham com crianças e adolescentes, como também mais pesquisas específicas para a pediatria.[2]

Está bem estabelecido que a dor e o estresse, quando malconduzidos, podem ativar a chamada cascata inflamatória, diminuir a função imunológica e aumentar o risco de depressão, transtornos de ansiedade e distúrbios de estresse pós-traumático. O estresse pode ocasionar diversos efeitos fisiológicos, incluindo encurtamento de telômeros, aumento de citocinas inflamatórias, diminuição da imunidade e está associado ao aumento de risco de câncer e piores resultados relacionados com o tratamento. Embora o estresse não cause diretamente o câncer, ele pode promover o crescimento e a a progressão do câncer através de caminhos neuroendócrinos (p. ex., sistema nervoso simpático, eixo hipotálamo-hipófise-adrenal), aumentar a inflamação, promover a angiogênese e diminuir a eficácia da quimioterapia.[2,23]

As chamadas técnicas mente-corpo podem ser aplicadas para alcançar estados de calma e relaxamento, sendo uma importante ferramenta na gestão do estresse. Tais técnicas utilizam as interações entre mente e corpo para influenciar as funções físicas e afetar diretamente a saúde. Hoje, as terapias integrativas que adotam esse conceito e têm as melhores evidências de eficácia em pediatria são ioga, *biofeedback*, hipnose, visualização, *mindfulness* e musicoterapia. Essas técnicas ativam emoções positivas e habilidades de autorregulação, que podem desencadear reações fisiológicas benéficas, incluindo aumento da imunidade, diminuição de inflamação e melhorias na saúde mental. Revisões de literatura sobre o uso de terapias mente-corpo em crianças têm demonstrado baixa prevalência de efeitos adversos e boa aceitação dessas terapias não invasivas, mesmo em crianças de idade pré-escolar, em várias modalidades, como relaxamento, musicoterapia, ioga e técnicas de visualização. Diversas terapias foram aplicadas com sucesso em uma ampla variedade de condições, como dor, enxaqueca, depressão, ansiedade e distúrbios do sono. Demonstram-se seguras e efetivas, de baixo custo e risco, como também possuem a importante capacidade de encorajar as crianças a participarem de maneira ativa em seus cuidados de saúde. Podem ser facilmente associadas às terapias convencionais, como terapias de suporte ou como tratamentos primários nos casos em que oferecem indicação e qualidade.[2-5]

Na pediatria, tanto a dor aguda como a crônica muitas vezes não são tratadas com o devido cuidado e em muitos casos são subestimadas. Estudos demonstraram que até 40% das crianças sentem dor toda semana e as estimativas conservadoras afirmam que a dor crônica afeta 20 a 35% das crianças e adolescentes em todo o mundo. Apesar dessa prevalência significativa, a dor muitas vezes não é abordada. *Mindfulness*, hipnose, acupuntura e ioga são quatro exemplos de técnicas mente-corpo que são muito usadas em adultos para o gerenciamento da dor, proporcionando, além de seu alívio significativo, a redução do uso de medicamentos opioides. É uma abordagem que continua sendo relativamente nova na medicina. Embora a maioria da literatura atual se concentre em populações adultas, há um crescente corpo de evidências que apoia terapias mente-corpo como tratamento efetivo e prático nas abordagens na pediatria, sobretudo no tratamento sintomático do câncer.[6]

Nos últimos 30 anos, houve enormes avanços nos protocolos de tratamentos oncológicos em pediatria, resultando no aumento das taxas de sobrevivência desses pacientes. As taxas de sobrevida pós cinco anos do diagnóstico agora ultrapassam 80%, uma estatística que reflete uma das mais notáveis histórias de sucesso médico da segunda metade do século XX. Muitos pacientes apresentam complicações psicossociais e físicas a longo prazo, trazendo um novo conjunto de desafios para a sociedade.[3-5] O uso de terapias complementares e mudanças no estilo de vida podem aumentar o bem-estar, a qualidade de vida e o controle de sintomas e de efeitos tardios nesses pacientes.[5,7]

Nos Estados Unidos, uma pesquisa nacional sobre o uso de terapias complementares e integrativas mostrou que nos últimos 12 meses, 11,8% das crianças entre 0 e 17 anos fizeram uso de alguma terapia. Na Oncologia Pediátrica especificamente, o uso de terapias integrativas varia de 31-84%, mas apenas cerca de 23% revelam a seus médicos.[5,7] Pesquisas com oncologistas pediatras, nos Estados Unidos e na Alemanha, evidenciaram que os profissionais estão abertos ao assunto, mas a maioria não pergunta para seus pacientes se fazem uso de alguma terapia integrativa por falta de tempo ou de conhecimento sobre o assunto. A procura dessas terapias associadas ao tratamento convencional pode promover a sensação de controle e participação ativa do paciente e da família, bem como a percepção de parceria com a equipe de saúde durante o tratamento. As evidências ainda estão em construção, mas é possível indicar com segurança algumas modalidades, sobretudo as não farmacológicas, para auxiliar os efeitos colaterais, sem interferir com os medicamentos utilizados durante o tratamento. Seria interessante que profissionais de saúde que lidam com pacientes na pediatria tenham conhecimentos sobre esse tema, tanto pela frequência de uso pelos pacientes e familiares, como também pelo importante papel no manejo de efeitos colaterais durante o tratamento oncológico.[8-10]

A experiência de diagnóstico e tratamento do câncer é frequentemente percebida como um fator de estresse crônico, tanto para pacientes quanto para seus familiares.[11] O diagnóstico representa o início de uma jornada com vários obstáculos a serem enfrentados por crianças e adolescentes, pois é inevitável passar por diversos procedimentos dolorosos, como biópsia, punção venosa, mielograma, coleta de liquor, infusão de quimioterapia, dentre outros. Ao longo do tratamento, os pacientes terão experienciado inúmeros deles e para alguns essa experiência de dor permanecerá por muito tempo, mesmo após a conclusão do tratamento.[6] Incluir nesse complexo processo abordagens que diminuam a dor, o estresse e o sofrimento poderá trazer muitos benefícios aos envolvidos. Lembrando que a abordagem da Medicina Integrativa está centrada na pessoa como um todo, reconhecendo que as interações da mente, do corpo e do espírito têm um impacto direto na vitalidade e no bem-estar do paciente.

Realizar estudos científicos com crianças não é tarefa fácil e muitas vezes é bastante desafiador. Muitos trabalhos são inconclusivos, com evidências fracas e conflitantes. A começar por amostras pequenas, faixas etárias amplas e por metodologias muito variadas, dificultando comparações. Além disso, nem sempre é possível fazer estudos randomizados e duplo-cegos com as terapias integrativas, sobretudo na pediatria. Considerando estudos de modalidades variadas, um deles mostrou fortes evidências da acupuntura para náusea e vômito pós-operatório, homeopatia para diarreia na infância, massagem para mais horas de sono e hipnose para reduzir a dor relacionada com procedimentos. Outro estudo sugere que massagem, acupuntura, visualização ativa, arteterapia e musicoterapia apresentam evidências justas pela metodologia questionável. Uma das modalidades mais utilizadas em pediatria, as técnicas de massagem, evidenciou ser uma experiência positiva, com redução da frequência cardíaca, ansiedade, melhora moderada na dor e mais horas de sono.[9]

Estão bem demonstradas em adultos com câncer as evidências da eficácia da acupuntura no manejo de sintomas, como náusea, vômitos, dor, fadiga, ansiedade e insônia, porém em oncologia pediátrica ainda está em construção. É bem tolerada por crianças, sem complicações, como sangramentos, mesmo em pacientes trombocitopênicos. Sugere-se eficácia no alívio da dor em crianças (não específico em oncologia) e na redução de náusea e vômitos induzidos pela quimioterapia. Além disso, uma metanálise dos efeitos da acuestimulação (acupuntura, acupressão e estimulação elétrica) demonstrou que reduziu significativamente vômitos e náuseas em pós-operatórios. A massagem é uma das terapias complementares mais utilizadas em crianças em geral e especificamente para crianças com histórico de câncer. O sintoma mais beneficiado pela massagem é a ansiedade, mas outros sintomas, como dor, náuseas, depressão, raiva, estresse e fadiga, também parecem melhorar com as intervenções. Os efeitos positivos, em sua maioria, são de curta duração, embora alguns efeitos a longo prazo tenham sido observados.[10]

Uma revisão integrativa em oncologia, com crianças e adolescentes até 17 anos,[3] avaliou a aplicação de algumas técnicas utilizadas no manejo da dor, ansiedade e angústia relacionadas com os procedimentos médicos. Dentre todas as técnicas avaliadas nos estudos, como distração, hipnose, visualização, relaxamento, brincadeiras, terapia cognitiva-comportamental, exercícios de respiração, incentivo positivo, *coaching* para os pais, segurar a mão, humor, música etc., as três mais prevalentes foram:

- *Distração:* concentrar a atenção da criança longe do procedimento doloroso, como cantar, contar números, assistir desenhos, vídeos, jogar um jogo, dentre outras.
- *Hipnose:* existem poucas contraindicações para seu uso, porém a técnica deve ser utilizada apenas por profissionais certificados, e em situações clínicas em que eles sejam adequadamente treinados.

- *Visualização:* técnica que convida a focar a atenção em uma imagem, invocando todos os sentidos (visão, audição, paladar, tato, olfato), com base no fato de as imagens possuírem uma rica história nas tradições curativas em todo o mundo. Essa técnica tem se mostrado uma terapia integrativa promissora para crianças e adolescentes, com relatos muito baixos de efeitos adversos, tendo efeitos positivos sobre o funcionamento psicológico, a gestão do estresse e a redução da dor. Requer a cooperação ativa do paciente e é mais eficaz quando usado por crianças maiores de 8 anos. Recomenda-se precaução em pacientes com antecedentes de abuso emocional, sexual ou físico prévio, para evitar um desencadeamento involuntário de sintomas de estresse pós-traumático.

Técnicas como distração e visualização foram promissoras na redução do medo e da angústia, como também diminuição da dor relacionada aos procedimentos. As habilidades de autorregulação adquiridas pelas crianças podem favorecer o alívio de sintomas, com mínimos riscos de eventos adversos, apresentando baixo custo e baixo potencial de complicações. Devem ser consideradas como intervenções potencialmente valiosas nessa população, sempre associadas às medidas convencionais.[3]

O *biofeedback* é uma técnica muito utilizada, que emprega equipamentos eletrônicos para medir e transmitir informações sobre processos fisiológicos, em que o indivíduo aprende a controlá-los para fins terapêuticos. Pesquisas dos últimos 30 anos demonstram que crianças e adolescentes têm facilidade em relação à autorregulação e são capazes de modular voluntariamente processos fisiológicos, incluindo temperatura periférica, atividade muscular, respiração, atividade elétrica cerebral e certos aspectos da função imunológica, como a imunoglobulina salivar. Os benefícios para os pacientes pediátricos incluem permitir que eles observem as interações mente-corpo de maneira imediata e objetiva, observando que uma mudança na mente (pensamentos e/ou sentimentos) pode levar imediatamente a uma mudança na resposta fisiológica do corpo. O *feedback* pode ser fornecido em formatos auditivos, visuais, cinestésicos ou multimídia, e também agora alguns são apresentados como "videogames para o corpo". Isso faz com que o *biofeedback*, em suas diversas variantes, proporcione um modo de autorregulação atraente, sobretudo para a juventude de hoje, dado seu interesse e conforto com a tecnologia. Não há contraindicações significativas para o uso de *biofeedback* e a maior barreira pode ser a financeira para sua implementação.[11]

Outras técnicas que utilizam terapias de toque, como a imposição de mãos do *reiki*, toque terapêutico e *healing touch*, têm pouquíssimos estudos em adultos com câncer e demonstram efeitos conflitantes na redução de sintomas. Porém, em geral apresentam algum efeito positivo na redução de dor, ansiedade, depressão, estresse e melhora na qualidade de vida. Um pequeno estudo na oncologia pediátrica com nove pacientes avaliou o *healing touch versus* leitura/brincar e mostrou redução no medo, no estresse e na fadiga nos pacientes, pais e cuidadores. As evidências ainda são escassas, mas essas terapias são bem aceitas pelas crianças e familiares.[10]

Pesquisas com adultos sobreviventes de câncer na infância demonstram que normalmente apresentam sintomas crônicos, como fadiga, distúrbios do sono e comprometimento do equilíbrio, mesmo anos após a conclusão do tratamento. A fadiga é um problema muito comum e debilitante em crianças e adolescentes com câncer, sendo muitas vezes subestimado. Os problemas de sono podem ser decorrentes diretos do câncer ou pelos efeitos indiretos de quimioterapia, radioterapia, lesão cerebral, dor ou fadiga. O equilíbrio é um importante componente da capacidade motora funcional que costuma ser prejudicado em sobreviventes de câncer infantil e pode trazer sentimentos de inadequação em atividades físicas.[12]

A ioga é uma terapia integrativa muito utilizada por crianças e adolescentes, a qual utiliza posturas corporais (*asanas*), exercícios de respiração (*pranayamas*) e meditação (*dhyana*). Ela costuma estimular a sensação interior de paz e seus efeitos positivos tornam-se mais visíveis ao longo do tempo. Começam a surgir evidências de que a prática de ioga pode melhorar equilíbrio, flexibilidade, força muscular, qualidade do sono e diminuir o estresse. Uma revisão direcionada para médicos pediatras encontrou evidências para diminuição de sintomas, como ansiedade, distúrbios de atenção, depressão e obesidade, distúrbios alimentares, dor, asma, com ressalvas de muitos estudos terem amostras pequenas, falta de padronização da técnica utilizada e duração variável.[15] Dois pequenos estudos na oncologia pediátrica, durante o tratamento e *survivorship*, demonstraram que a prática de ioga é segura e factível durante o tratamento quimioterápico, mas ainda são necessárias mais pesquisas para demonstrar sua eficácia e mecanismos de ação no manejo de sintomas.[9] Outro estudo avaliou crianças de 6 a 12 anos, adolescentes de 13 a 18 anos e seus pais, durante internação na onco-hematologia e verificou-se que adolescentes e pais apresentaram redução significativa de ansiedade e aumento da sensação de bem-estar. Resultados adicionais compreendem aumentos estatisticamente significativos na mobilidade funcional das crianças, flexibilidade e atividade física. Os dados qualitativos apoiam esses achados, participantes descrevem ioga como relaxante e útil para gerenciar o estresse e a ansiedade. Além disso, observou-se melhora da energia, do sono e do humor, diminuição de náuseas e uso reduzido de medicação para dor.[2,(215]

As práticas de meditação para crianças e jovens tornaram-se cada vez mais populares em escolas e áreas médicas. Nas diversas tradições espirituais, cada qual têm os seus métodos, mas que em essência, não se diferem. O que há de comum em quase todas é o sentar-se ereto, imóvel, relaxado, mantendo a atenção em um único foco, que pode ser uma palavra, um som, uma imagem, a respiração, sensações, dentre outros, por um determinado período, diariamente. Um dos métodos mais simples e utilizados é a observação do fluxo natural da respiração, tomando consciência de cada inspiração e de cada expiração, treinando assim a atenção e fortalecendo o poder de concentração. Cada vez que a mente se afastar da respiração, o praticante deve retornar gentilmente a ela.

Mindfulness ou atenção plena é um tipo de meditação que estimula a capacidade inata dos indivíduos para serem conscientes de suas experiências emocionais, cognitivas, sensoriais e outras experiências que surgem a cada momento. Uma das aplicações mais populares de *mindfulness* é o programa de Redução de Estresse Baseada em *Mindfulness* (MBSR) de Jon Kabat-Zinn, uma intervenção introduzida pela primeira vez em 1990, que se concentra no treinamento de meditação consciente, para diminuição de estresse, dor e doenças crônicas. Por meio da instrução de técnicas de meditação formal e informal, desenvolve-se a capacidade de conscientização, momento a momento, com a aprendizagem de observar-se sem julgamento. Inclui três componentes: intenção (consciência do momento presente), atenção (foco sustentado na experiência presente) e atitude (aceitação sem julgamento). As pesquisas sugerem benefícios do uso de *mindfulness* relacionados com o gerenciamento de sintomas, saúde mental, autorregulação aprimorada e aumento na qualidade de vida. Vários estudos em contextos escolares demonstram melhorias na atenção e no comportamento.[6,13,17]

Evidências recentes sugerem que o exercício físico é um modo de intervenção eficaz para reduzir a fadiga relacionada com o câncer. No entanto, o próprio desconforto com a doença, as limitações de espaço e mobilidade, falta de privacidade, possíveis infecções e procedimentos de controle são fatores que dificultam a prática da atividade física. Pesquisadores canadenses desenvolveram um programa de ioga projetado para aumentar a atividade física e fornecer às crianças técnicas de relaxamento que podem ser aprendidas e usadas com autonomia, em vários ambientes. A intervenção foi dirigida a pacientes entre 8 e 18 anos, que estavam hospitalizados há pelo menos três semanas consecutivas após o início de quimioterapia intensiva ou do condicionamento para TMO (transplante de medula óssea). A padronização e a adaptabilidade, com uma abordagem que enfatiza a segurança do programa, são importantes para uma população de pacientes tão vulneráveis, garantindo que o programa possa ser realizado durante a internação hospitalar. Essa abordagem facilitará a pesquisa clínica futura, promovendo a transparência nos métodos e encorajando abordagens similares para o desenvolvimento de programas seguros e efetivos com ioga na pediatria.[17]

Com relação à arteterapia, vários estudos com adultos e crianças reportam melhora da qualidade de vida, redução de ansiedade e depressão, mas, na maioria das vezes, as amostras são pequenas e poucos estudos foram randomizados. Dois estudos avaliaram o impacto da arteterapia no bem-estar de crianças com câncer, com efeito positivo para dor, expressão facial, felicidade, nervosismo e ansiedade. A musicoterapia também se mostrou benéfica no bem-estar pela redução da ansiedade, angústia, estresse e dor. Mais uma vez, os estudos são reduzidos e apresentam apenas evidências justas.[3]

Com relação às plantas medicinais, aos suplementos dietéticos, probióticos, dentre outros, seu uso deve ser rigorosamente discutido com uma equipe multiprofissional que inclua médico integrativo, oncologista, farmacêutico, nutricionista e enfermeiro, pelo risco de interação medicamentosa, sobretudo com alguns tipos de quimioterapia, efeitos adversos imprevisíveis por falta de bula, além de aumento de toxicidade renal e hepática, podendo ocasionar alteração de transaminases e fatores de coagulação.[20] É fundamental que pacientes e seus familiares sejam informados sobre os riscos potenciais do uso indiscriminado de algumas terapias.

≡ Experiência em pediatria integrativa pioneira no Brasil: Onco-Hematologia do Hospital Israelita Albert Einstein

Em 2012, os atendimentos integrativos aos pacientes pediátricos do Hospital Israelita Albert Einstein tiveram início, sempre individualizados, executados no leito do paciente, por terapeutas especializados para atender às diversas faixas etárias, de acordo com suas necessidades. Utilizam estratégias e abordagens variadas para que pacientes e familiares participem, empregando diversas técnicas de ioga, como posturas corporais, relaxamentos guiados, exercícios de respiração, meditação, bem como visualização, técnicas de distração, massagens, jogos e atividades lúdicas, sempre adaptadas aos interesses, à idade e ao estado psicofísico do paciente. Os atendimentos têm por objetivo trazer alegria, acolhimento, bem-estar, relaxamento, como também ensinar ferramentas de gestão de estresse e autocuidado.

Pais e pacientes relatam a importância dessa abordagem durante o tratamento, pois trazem momentos de alegria, calma e bem-estar, e que muitas vezes fazem as crianças se sentirem "em casa".

≡ Considerações finais

Relembramos que a Medicina Integrativa observa e cuida da pessoa em seu todo, e não deve se tornar a simples oferta de terapias integrativas junto ao tratamento convencional. Apesar da falta de evidências mais fortes à luz da metodologia científica atual, devemos notar que, mesmo em estudos com pequenas amostras, sem randomização e sem padronização rigorosa das técnicas utilizadas, na grande maioria pode-se perceber benefícios relacionados à qualidade de vida, ao bem-estar e ao manejo de sintomas psicoemocionais que permeiam as crianças e suas famílias durante todo o tratamento. Quando ampliamos esse cuidado para além do manejo de sinais e sintomas, e olhamos para a nossa relação como profissional da saúde com as crianças, adolescentes e suas famílias, podemos participar das suas histórias de vida por experiências que vão além de procedimentos dolorosos, efeitos colaterais, quimioterapia, radioterapia, cirurgia e internação. A Pediatria Integrativa propõe esse olhar para o todo de modo consciente e responsável, com o objetivo de oferecer as melhores chances de tratamento e cura.

Referências

1. Vohra S, Surette S, Mittra D, Rosen LD, Gardiner P, Kemper KJ. Pediatric integrative medicine: pediatrics' newest subspecialty? BMC Pediatr. 2012;12.
2. Danhauer SC, Addington EL, Sohl SJ, Chaoul A, Cohen L. Review of yoga therapy during cancer treatment. Support care cancer Off J Multinatl Assoc Support Care Cancer. 2017;25(4):1357-72.
3. Landier W. Use of Complementary and Alternative Medical Interventions for the Management of Procedure-Related Pain, Anxiety, and Distress in Pediatric Oncology: An Integrative Review. 2014;4(1):139-48.
4. McClafferty H. Complementary, Holistic, and Integrative Medicine Mind-Body Medicine. Pediatr Rev. 2011;32(5).
5. Wurz A, Chamorro-Vina C, Guilcher GMT, Schulte F, Culos-Reed SN. The Feasibility and Benefits of a 12-Week Yoga Intervention for Pediatric Cancer Out-Patients Amanda. Pediatr Blood Cancer. 2014;61(10):1828-34.
6. Brown M, Rojas E, Gouda S. A Mind–Body Approach to Pediatric Pain Management. Children [Internet]. 2017;4(6):50. Available from: http://www.mdpi.com/2227-9067/4/6/50
7. Karlik JB, Ladas EJ, Ndao DH, Cheng B, Bao YY, Kelly KM. Associations between healthy lifestyle behaviors and complementary and alternative medicine use: Integrated wellness. J Natl Cancer Inst – Monogr. 2014;2014(50):323-9.
8. Längler A, Boeker R, Kameda G, Seifert G, Edelhäuser F, Ostermann T. Attitudes and beliefs of paediatric oncologists regarding complementary and alternative therapies. Complement Ther Med. 2013;21(SUPPL.1):S10-9.
9. Sencer SF, Kelly KM. Complementary and alternative therapies in pediatric oncology. Pediatr Clin North Am. 2007 Dec;54(6):1043–60; xiii.
10. Jacobs SS. Integrative Therapy Use for Management of Side Effects and Toxicities Experienced by Pediatric Oncology Patients. Child (Basel, Switzerland). 2014 Nov;1(3):424-40.
11. Bevans MF, Sternberg EM. Caregiving Burden, Stress, and Health Effects Among Family Caregivers of Adult Cancer Patients. Jama. 2012;307(4):398-403.
12. Landier W, Tse AM. Use of complementary and alternative medical interventions for the management of procedure-related pain, anxiety, and distress in pediatric oncology: An integrative review. J Pediatr Nurs. 2010;25(6):566-79.
13. On S, Medicine I. Mind-Body Therapies in Children and Youth. Pediatrics [Internet]. 2016;138(3):e20161896–e20161896. Available from: http://pediatrics.aappublications.org/cgi/doi/10.1542/peds.2016-1896
14. Hooke MC, Gilchrist L, Foster L, Langevin M, Lee J. Yoga for Children and Adolescents After Completing Cancer Treatment. J Pediatr Oncol Nurs. 2016;33(1):64–73.
15. Kaley-Isley LC, Peterson J, Fischer C, Peterson E. Yoga as a complementary therapy for children and adolescents: A guide for clinicians. Psychiatry. 2010;7(8):20-32.
16. Thygeson M V., Hooke MC, Clapsaddle J, Robbins A, Moquist K. Peaceful play yoga: Serenity and balance for children with cancer and their parents. J Pediatr Oncol Nurs. 2010;27(5):276-84.
17. Sibinga EMS, Kemper KJ. Complementary, Holistic, and Integrative Medicine: Meditation Practices for Pediatric Health. Pediatr Rev [Internet]. 2010;31(12):e91-103. Available from: http://pedsinreview.aappublications.org/cgi/doi/10.1542/pir.31-12-e91
18. Diorio C, Celis Ekstrand A, Hesser T, O'Sullivan C, Lee M, Schechter T, et al. Development of an Individualized Yoga Intervention to Address Fatigue in Hospitalized Children Undergoing Intensive Chemotherapy. Integr Cancer Ther. 2016 Sep;15(3):279-84.
19. Poder TG, Lemieux R. How Effective Are Spiritual Care and Body Manipulation Therapies in Pediatric Oncology? A Systematic Review of the Literature. Glob J Health Sci. 2014;6(2):112-27.
20. Deng G, Cassileth BR. Integrative oncology: complementary therapies for pain, anxiety, and mood disturbance. CA Cancer J Clin. 2005;55(2):109-6.

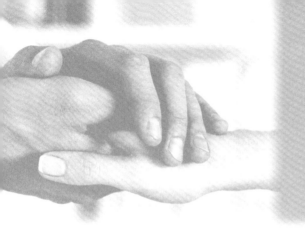

Capítulo 10

Ana Cláudia de Lima Quintana Arantes
Adriana Cajado O. Gasparini

A Importância de Cuidar de Quem Cuida

Brasil. Moramos aqui, trabalhamos aqui, somos profissionais de saúde, somos seres humanos. A última notícia de números sobre a mortalidade em nosso país neste dia em que escrevo aqui vem de 2015. E foi nesse ano em que conheci muita gente maravilhosa que viveu seu último dia e eu estava ao lado. Assim como eu, milhares, milhões de profissionais de saúde precisaram cuidar de pessoas, de seres humanos em grau certamente insuportável de sofrimento ao longo desse ano. Em 2015, morreram 1.264.175 pessoas no Brasil. Destas, 848.842 faleceram dentro de um hospital. Certamente, sob cuidados muito precários, recebidos de profissionais de saúde que jamais foram treinados para dar suporte e assistência a pessoas que morrem. Para cada um desses seres humanos que morreram há muitas histórias, momentos, tristezas, dores não sanadas, palavras boas e ruins, ditas e não ditas, que vagueiam pelas lembranças daqueles que ficaram. Dos familiares e amados dessas pessoas que morreram, esperamos a dor do luto, reconhecido pela sociedade como legítimo. Pais, mães, filhos, irmãos, cônjuges, amigos, todos podem chorar pelos seus mortos. Mas há muitas lágrimas perdidas na chuva. O sofrimento do profissional de saúde que cuidou dessas pessoas não é reconhecido, não é legitimado, não é permitido na nossa cultura de assistência à saúde, ou melhor, à doença.

No nosso país, há milhares de faculdades de formação de profissionais de saúde. Incontáveis cursos técnicos que também proporcionam a entrada no mercado de trabalho do mundo da dor, do envelhecimento, da morte, do sofrimento, das perdas, tangíveis e intangíveis, que cercam e ocupam todo o espaço da vida das pessoas quando elas perdem a saúde. Entramos na formação com sonhos de curas, cuidados, privilégios, reconhecimentos. E o que encontramos na realidade é que não estamos preparados para pessoas que estão doentes. Recebemos o preparo para a doença. Mas não percebemos que a maior dificuldade é lidar com quem está doente. E pior, não nos damos conta que, pelo fato de sermos tão humanos quanto nossos pacientes, o sofrimento bate no nosso pequeno mundo pessoal de um modo tão avassalador que muitas vezes somos engolidos por ele.

A maneira habitual recomendada pelos "mais experientes" é que não devemos nos envolver. Mas entendo que para ser considerado mais experiente, os profissionais precisam ser reconhecidos como "fortes". E ser forte na tradução ignorante de nossa cultura é o mesmo que ser duro, insensível, alienado do sofrimento daqueles que te cercam. Mas, como a vida é generosa e paciente, espera o tempo necessário para ensinar esses "fortes" que a dor é insuportável até mesmo para eles. Hoje, quem atira pedras será o telhado de vidro em algum momento de sua vida. E não digo isso com a intenção de represália ou castigo, pois a nossa condição humana certamente nos levará a perdas gradativas ou súbitas, de funções, bens, posições sociais, autonomia e também perdas de pessoas que amamos. E acreditem, os cruéis também amam. E, por amor, também sofrem. E, pela dor, poderão entender o que significa sofrimento não cuidado.

O profissional de saúde sensível ao que o rodeia de sofrimento é uma pessoa em grave risco de esgotamento profissional ou de esgotamento existencial. O propósito deste capítulo é trazer a consciência responsável a respeito do autocuidado, que pode ser o alicerce de sustentação desse profissional que despertou para a importância de reconhecer-se humano.

Nesses anos cuidando de pacientes graves, observando a evolução de cada um no final da vida, percebo que tudo é como um grande presente. A lição maior para todos nós é que a vida não é nada senão um grande presente. Não é ontem, nem amanhã. Não é um fardo ou um prêmio. É presente, é agora.

A chance de estar ao lado de quem está partindo é dada a cada um de nós, sobretudo porque todos nós estamos de partida. A consciência da finitude deveria estar sempre presente, pois é essa sabedoria que nos permite perceber a vida como única e tão especial. A morte é uma grande especialista em ensinar a respeito de prioridades, pois nos permite a consciência que pode fazer a vida ser vivida sempre em sua plenitude. A morte é negada e evitada, mas realmente não deveria ser encarada como uma bruxa má ou uma caveira armada de uma foice e com cara de sexta-feira 13. Saramago já nos mostrou como seria difícil a vida se a morte se entristecesse com sua fama. Talvez a morte seja como uma fada, capaz de transformar nossos últimos dias em melhores dias, desde que assim o desejemos. Transformar os últimos momentos em eternos momentos, talvez nos melhores momentos, é o seu grande propósito, pois a morte só pode existir para dar sentido à vida.

Todos nós temos pendências pessoais que sempre procuramos adiar para bem longe do momento presente. Temos até dores que acreditamos que jamais serão curadas. Reservando para nossos momentos finais uma série de decisões e ações que adiamos por uma vida inteira, temos a impressão de que nos afastamos dessas feridas. Mas quando nos aproximamos de nosso fim, essas dores suplicam pela cura e pelo alívio. Podemos, então, cuidar e atender a esse chamado de maneira muito mais serena, pois esse é um dos presentes que a morte nos traz: serenidade. Mas como não temos a certeza de que teremos a chance de saber que estamos vivendo nossos últimos momentos, então nos arriscamos. Arriscamos sim a possibilidade de plenitude em nossos dias, pois sempre deixamos de lado alguma realização, alguma conversa difícil, um pedido de perdão, uma declaração de amor.

A consciência de ter fim deve nos garantir que em cada momento de nossas vidas estamos fazendo o melhor. A entrega a cada momento vivenciado pode reverter muito do que chamamos de arrependimento. Em geral, somos movidos por uma força em direção ao futuro; outras vezes, somos justificados apenas pelo que nos aconteceu no passado. Podemos estar presos com correntes fortes ou, ao contrário, podemos estar segurando essas correntes acreditando que são elas que nos prendem. Soltar as correntes que te seguram pode ser muito desafiador e temeroso, porém também pode significar a liberdade de viver solto no momento presente, disponível para o que ele tem a oferecer. Esta vida é única, esta experiência de agora é única. Não vai se repetir igualmente. Mesmo que você leia essa frase mil vezes. A primeira será diferente da milésima. O tempo não se repete. As histórias parecem se repetir, mas na verdade são únicas em cada momento em que são realizadas. Pois não importa qual é a sua crença. Ou talvez você seja ateu. Mas é certo que, nesta vida, aqui e agora, só passamos uma vez. Pode haver outras, ou não, mas aqui e agora só passamos uma vez. Pode haver vida após a morte, vida após a vida, mas a vida de agora é única e singular. Seria bem interessante se pudéssemos extrair o melhor de cada momento dessa oportunidade.

Como profissional de saúde, sei o quanto é difícil encarar que temos limites. A vida tem limites, as pessoas têm limites, tudo tem um limite. Até quando vamos insistir em não perceber que é possível viver bem até o último instante de vida? Como médicos, aprendemos que devemos defender a vida e curar as doenças. E quando as doenças não têm cura, aprendemos que devemos adiar a morte. Me lembro do filme *Piratas do Caribe e o Baú da Morte*, quando o personagem Davi Jones pergunta, com um ar sedutor, aos marinheiros prestes a serem sacrificados: "Você teme a morte? Gostaria de adiar o juízo final? Então sirva em meu navio por cem anos!"

Assim me parece uma equipe assistencial insensível aos momentos finais de um ser humano. Oferece uma servidão de sofrimento sem fim, simplesmente para adiar o que já se sabe ser inevitável. E o sofrimento oferecido aos pacientes que estão em fase final de vida e submetidos a toda sorte de procedimentos fúteis pode durar pouco, mas sempre trará a impressão de ter durado cem anos. O prazer é sempre efêmero, mas a dor insuportável, durando qualquer tempo, sempre parecerá eterna.

Contudo, infelizmente, não aprendemos na faculdade que vida é muito mais do que sobrevivência biológica. Entretanto, é a própria vida quem nos ensina isso! Nós, seres humanos que fizemos nossa formação em saúde, sabemos que nossa própria vida vai muito além de um corpo sadio. Sem dúvida, a saúde é importante para ser um dos alicerces de nossa realização emocional, social, familiar e profissional. Mas certamente não é a única maneira de alcançar a plenitude da vida.

Por muito tempo, tive dificuldade em aceitar o dom de aliviar o sofrimento de pessoas no fim da vida. Por um lado, um dom que deveria ser usado em benefício dos meus pacientes, mas, por outro, era um grande fardo, pela dor causada a cada um que partia e deixava marcas, histórias e muita saudade. Tanto conhecimento, tanto tempo de estudo e dedicação a aprender curar as pessoas e me percebo capaz de levar toda a importância do meu trabalho para o lado do fim da vida, da velhice, do sofrimento das doenças incuráveis e progressivas, em que o sucesso da cura jamais será alcançado.

Mas agora, aprendendo com cada um desses pacientes e suas famílias, entendo que estar ao lado destes que vão partir logo, é, na verdade, uma grande honra. Cada pessoa é única em sua existência, em sua história de vida. E, no fim da vida, é como se a pessoa estivesse escrevendo seu último capítulo. E poder ajudar alguém a escrever seu último capítulo bem escrito é uma honra mesmo. Li esta metáfora em um livro autobiográfico da Dra. Elizabeth Kübbler-Ross, *A Roda da Vida*. Essa médica e seu trabalho foram marcantes em minhas descobertas.

Assim como nos grandes livros de romances ou de mistério, nas novelas e nos filmes, é sempre no último capítulo que estão os grandes desfechos, quando as verdades são reveladas, os enganos são desfeitos, os sentimentos são profundos e os ressentimentos se dissolvem. É um momento único na vida de alguém, solitário, mas muito importante. Estar ao lado de quem escreve seus últimos capítulos de vida, ajudando, proporcionando condições para que tudo fique perfeito em todas as suas imperfeições, levando a serenidade diante das adversidades e sobre o imutável é uma grande responsabilidade. É um grande presente. E, quando vemos a vida por esse aspecto, fica tudo muito claro em relação a nossa escolha de vida, de profissão. Estamos ao lado do nosso paciente, não caminhamos por ele. Não sentimos a dor dele, mas sabemos como aliviar. Não vivemos a perda que ele vive, mas sabemos ajudar a transcender a perda e reencontrar sua potência, sua fortaleza, sua capacidade sempre infinita, de sorrir e de sentir-se bem, apesar de tudo.

A palavra cuidar vem da mesma raiz de curar. A verdadeira cura só é de fato encontrada quando percorremos o caminho do cuidar. Começamos cedo na vida a experimentar o que é cuidado e passamos por toda a vida dando ou recebendo cuidados. Quando nos damos conta que nosso corpo pode ser frágil, começamos o nosso processo de autocuidado, indo ao médico, fazendo exames. Qual não pode ser a nossa surpresa quando nos deparamos com um diagnóstico de uma doença grave. Podemos nos culpar por não ter sido atentos aos sinais do corpo antes do acontecido, ou podemos nos revoltar, quando tivemos tanto cuidado com a nossa saúde e, ainda assim, a doença nos pegou em cheio. A doença é um fato a ser eliminado. Buscamos ajuda na medicina ou em qualquer terapia que acreditamos que possa nos trazer a "cura". Mas é preciso entender que toda terapia apenas cuida. A cura é uma consequência do processo de cuidar. E cuidar de um ser humano é muito mais do que dar-lhe um tratamento de doenças.

O ser humano é complexo, dotado de impressões diversas acerca do mundo e de si mesmo, que vão sendo aprendidas e incorporadas ao seu modo de viver e pensar o mundo ao longo da vida. Ao nascer, somos um ser essencialmente biológico, mas à medida que envelhecemos, nossa dimensão biográfica se enriquece. E a nossa dimensão de sofrimento vai muito além da posse de uma doença física. Os gatos nascem gatos e cada gato acredita ser o único a existir, pois não sabe das histórias de outros gatos. Se ficar doente, não tem dimensão do sofrimento de finitude, pois desconhece a história natural da vida. O ser humano cresce aprendendo sobre histórias da vida de outros seres humanos. E algumas doenças já têm sua história bem gravada no inconsciente coletivo como fachadas do fim da vida. Só de saber um diagnóstico, de câncer, por exemplo, já pensamos na ameaça à nossa integridade. Outras doenças, ainda mascaradas, como diabetes e insuficiência cardíaca, trazem em si uma enorme gravidade, mas encobrem sua importância e privam seus portadores de saber sobre o quanto pode ameaçá-los.

As dimensões do ser humano são diversas e complementares. As dimensões emocional, familiar, social, profissional, existencial e espiritual são, na verdade, as marcas verdadeiras que definem quem somos de fato. Nossas diferenças não são definidas apenas pelo DNA. Portanto, não havendo chance de dissociar um órgão doente do organismo que o abriga, temos de aceitar que devemos cuidar do ser humano de maneira integral, para que a cura seja alcançada de maneira integral também. Quando padecemos de algum mal físico, todo o nosso ser responde a esse sofrimento. Emocionalmente, socialmente e espiritualmente, refletimos o nosso mal-estar físico.

E, muitas vezes, no caso de profissionais de saúde, a ausência de uma doença física não determina ausência de sofrimento. E, na grande maioria, os profissionais de saúde começam seu adoecimento pela dimensão profissional, depois a emocional, corrompendo a familiar, tirando o sentido da espiritual e, por fim, sucumbindo na doença física.

Não importa nesse momento que tipo de cuidador você seja, talvez você seja um profissional da saúde ou um familiar que cuida de um ente querido. O que importa é que você saiba que para cuidar, você precisa saber bem quem você é e por que escolheu cuidar de alguém. Cuidado é o ato de cuidar, de outra pessoa e de si mesmo. Quanto mais inteiro e presente estou em mim mesmo, mais estou pronto para cuidar de alguém. Muitas vezes não existem condições ideais de trabalho, às vezes o local não tem boa estrutura física, falta um número ideal de pessoal, de materiais e medicamentos para que se possa fazer o mínimo necessário. Se não há condições ideais de trabalho, existe condição de presença ideal. A presença em si mesma é um estado de atenção profunda em quem você é, como está se sentindo naquele momento, o que está acontecendo ao seu redor e como você pode de fato fazer diferença no cuidado de quem está precisando. Se você se conhece, você sabe o seu limite, mas se não se conhece, você pode dar além do que deveria. Quando o cuidador, profissional, amigo ou familiar, entrega mais do que ele pode, acaba prejudicando a própria saúde.

O profissional da saúde, muitas vezes se sente desamparado pela instituição em que trabalha, tendo de cumprir metas, sendo cobrado pela qualidade do atendimento que está sendo oferecido aos pacientes, mesmo, em alguns casos, sem contar com os recursos e medicamentos necessários para oferecer o cuidado necessário. No caso dos cuidadores ou familiares, as dificuldades podem ser ainda maiores, devido a falta do preparo necessário para desempenhar a função, sobrecarga de obrigações, dificuldades físicas, sociais e emocionais que podem afetar o cuidado com o paciente.

Esses cuidadores e profissionais da área da saúde muitas vezes se sentem sozinhos, como se ninguém percebesse o seu sofrimento. Sentem a pressão por terem muita responsabilidade em suas mãos, pois um erro pode ser fatal. O que fazer? Como podem lidar com tantas dificuldades ao mesmo tempo e ainda permanecerem saudáveis, emocionalmente equilibrados atentos às próprias necessidades e a dos pacientes? A resposta é: observando-se, reconhecendo seus limites e necessidades e sabendo quem você é!

É muito importante que o cuidador se conheça e tenha consciência de como estão todas as dimensões do seu ser. A dimensão física é muito importante, para que sempre tenhamos autonomia e disposição para conseguir cumprir todas as tarefas do dia a dia. Ter uma rotina de exercícios físicos, dormir bem, beber água, se alimentar adequadamente, observar seu corpo e sentir como ele está (cansado ou disposto), são atitudes que devemos ter como meta de ação para alcançar o equilíbrio físico e biológico. Muitas vezes só sentimos nosso corpo quando há alguma dor ou desconforto e é importante estarmos atentos antes disso acontecer. É fundamental que façamos pausas no nosso dia, para perceber como estamos nos sentindo, para não exagerar nas atividades. Muitas vezes já estamos muito cansados, mas nem percebemos e continuamos nossas atividades. Algo muito simples e regenerador é o ato de observar a respiração por alguns instantes. Isso pode nos ajudar a perceber como estamos nos sentindo, nos ajuda a sair do piloto automático. Aquele modo de viver em que vamos cumprindo as tarefas e representando os papéis, mas sem de fato ter a consciência de quem somos e o que de fato queremos.

No que diz respeito às emoções, como você tem lidado com elas? Muitas vezes não conseguimos controlar nossas emoções e acabamos reagindo emocionalmente. Quando reagimos assim, podemos ter reações destrutivas ou construtivas. Sempre que for tomar uma atitude com base em uma emoção, observe e reflita se o que está prestes a fazer, é útil para você ou se é útil para o outro. E se, o que está prestes a dizer é verdadeiro, é gentil e se é necessário. O primeiro passo para conseguir controle emocional é reconhecer o que está acontecendo, após o reconhecimento da situação das emoções que está sentindo, procure acolher as sensações sem julgar se é certo ou errado, apenas observe e acolha. Investigue essa experiência e descubra qual é a melhor maneira de agir nesse momento. Em geral, apenas reagimos automaticamente aos acontecimentos, mas muitas vezes essa reação não é a mais equilibrada, ou a que vai trazer melhores resultados. Lembrando sempre que não devemos suprimir as emoções, apenas observar, fazer uma pausa e, então, tomar uma atitude, com mais bom senso e tranquilidade.

O que significa espiritualidade para você? O conceito de espiritualidade deve transcender a religiosidade. A espiritualidade é tudo que nos faz sentir conectados, que nos faz reconhecer que fazemos parte de algo maior, que aborda as questões existenciais e transcendentes. Podemos buscar essa conexão por meio dos rituais religiosos ou da natureza, olhando uma flor, observado um pássaro, ouvindo o barulho do mar, entrando numa cachoeira, caminhando num bosque ou em uma praia, no contato com a vida que existe dentro de nós apenas percebendo a respiração! *Spiritus* em latim, significa respiração. Também podemos acessar a espiritualidade pelas artes. Ouvindo uma música, dançando, cantando, escrevendo, fazendo poesia, pintando um quadro ou tocando um instrumento.

Suas relações sociais dizem respeito a como você se insere na comunidade em que vive e como convive e se relaciona com as pessoas que convivem com você nessa comunidade. Se você participa de ações que ajudam a melhorar essa comunidade ou sente que pode fazer diferença pelas suas ações. Se consegue criar vínculos com as pessoas nos lugares onde frequenta ou se costuma procurar seus amigos regularmente para conversar ou se encontrar. Um estudo que vem sendo feito em Harvard, dirigido por Robert Waldinger demonstrou que as pessoas que têm melhor qualidade de vida são aquelas que se relacionam com amigos, familiares e desconhecidos, criando vínculos afetivos que os ajudam a superar as dificuldades da vida.

O quanto os laços familiares são importantes para você? Quanto do seu tempo e com que qualidade você o utiliza para estar com sua família, que pode ser de sangue ou escolhida? Avaliar internamente se essas relações têm afeto e como você demonstra sua afetividade. As relações familiares nem sempre são fáceis e muitas vezes são sobrecarregadas de emoções, mas sempre é tempo para reavaliarmos o quanto podemos melhorá-las. Às vezes, um simples abraço apertado, um telefonema durante o dia ou um beijo de boa noite pode resgatar um afeto que ficou esquecido.

É muito importante que essas dimensões estejam em equilíbrio, um equilíbrio dinâmico na qual devemos observar qual delas está mais debilitada e qual está mais equilibrada. Cada momento da vida temos necessidades diferentes, mas a observação e a reflexão de como estamos lidando com cada uma delas fazem parte do processo de autonomia e consciência que queremos desenvolver com vocês. Todo ser humano deveria se questionar sobre todos esses aspectos, mas o profissional da saúde ou cuidador precisa estar bem, para poder exercer sua profissão. Saber quem você é, quais aspectos da sua vida podem ser melhorados, como você se sente em todas essas dimensões são questionamentos que deveriam ser feitos todos os dias. Claro que esperamos que as instituições cuidem dos seus funcionários, mas nem sempre isso é possível ou viável. O que podemos fazer, então? Na auto-observação e no autocuidado nossa relação com nós mesmos e como reagimos ao mundo externo vai mudando e assim tudo ao nosso redor também muda. Olhar para si mesmo e perguntar: o quanto guardo em mim do prazer e do amor que eu sentia quando comecei a fazer o que escolhi fazer? O que me faz sentir feliz por estar vivo? Qual o meu propósito de vida? Precisamos de um tempo para refletir sobre nossas escolhas, sobre os caminhos que estamos escolhendo percorrer. Precisamos escolher quem de fato queremos ser! Somos responsáveis pelo caminho que percorremos, e sobretudo pelo "como" percorremos esse caminho. Se não podemos mudar o mundo ao nosso redor, nem as pessoas com as quais nos relacionamos, podemos mudar como nos vemos nessa situação, como reagimos ao mundo externo e como permitimos que esse mundo nos afete. É sempre muito importante lembrar que o autocuidado deve ser inserido no dia a dia, que precisamos observar o que realmente nos nutre e fazer escolhas mais conscientes em relação a todas as dimensões em que estamos inseridos. Uma pequena pausa para alongar, para respirar, para se observar pode fazer toda a diferença no seu dia. Um telefonema para alguém querido, um passeio no jardim para observar as plantas ou algo que te faça bem, certamente vai te ajudar a seguir em frente.

≡ Bibliografia

Bauer-Wu S. As folhas caem suavemente. 1ed. São Paulo: Palas Athena, 2014.

Bloise P. Organizador. Saúde integral: a medicina do corpo, da mente e o papel da espiritualidade. São Paulo: Editora Senac, 2011.

Cesar B. O Livro das Emoções: reflexões Inspiradas na psicologia do budismo tibetano. São Paulo: Editora Gaia, 2015

Dahlke R, Neumann A. A Respiração como caminho da cura: regeneração física, psíquica e espiritual através da nossa capacidade mais elementar. São Paulo: Cultrix, 2009.

Gaiarsa JA. Respiração e circulação. São Paulo: Brasiliense, 1987.

Kubler-Ross E. A roda da vida: memórias do viver e do morrer. Rio de Janeiro: Sextante, 1998.

Kubler-Ross E. Sobre a morte e o morrer: 9.ed. São Paulo: Editora WMF Martins Fontes, 2012.

Lowen A. Bioenergética. São Paulo: Summus, 1982.

Lowen A. O corpo em terapia: abordagem bioenergética. São Paulo: Summus, 1977.

Prades CF. Organizadora. Cuidando de quem cuida. 1 ed. São Paulo: Dínamo Editora, 2014.

Wallace A. A Revolução da atenção: revelando o poder da mente focada: 4.ed. Petrópolis: Vozes, 2007.

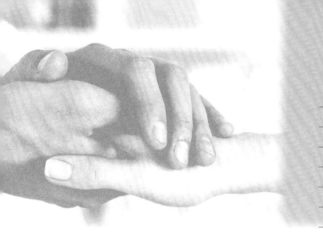

Capítulo 11

Denise Tiemi Noguchi
Fabio Ricardo de Souza Romano
Camila Viale Nogueira
Ana Paula Noronha Barrére
Fabiana Mesquita e Silva
Alyne Lopes Braghetto

Survivorship – O Cuidado Pós-Câncer e sua Relevância na Oncologia

≡ Introdução

O número de pacientes com câncer vem crescendo nos últimos anos, mas em decorrência dos avanços da medicina, da detecção precoce e do tratamento cada vez mais eficaz, a quantidade de sobreviventes da doença também vem aumentando. Nos EUA, dados da Sociedade Americana de Câncer estimam que em 2022 existam cerca de 18 milhões de sobreviventes de câncer.[1]

No Brasil, ainda não temos tais números, mas estima-se que até 2019 tenhamos mais de 600 mil casos novos de câncer. Mesmo sem saber o desfecho desses pacientes, espera-se que, assim como em outros países, aumente o número de sobreviventes.[2]

Uma pesquisa com mais de 1.000 oncologistas, publicada no *Journal of Clinical Oncology*, demonstrou que apenas um terço desses médicos analisou quais pacientes deveriam seguir com acompanhamento após o término do tratamento oncológico. Além disso, menos de 5% dos pacientes tiveram um plano de cuidados elaborado para sua sobrevivência, ou seja, quais são os próximos passos esse indivíduo deverá seguir.[3]

Os efeitos tardios da terapia oncológica podem dar origem a novos desafios no pós-tratamento. Como exemplo, temos alterações cognitivas, medo de recidiva da doença, problemas psicológicos, incidência de segundo câncer, entre outros. Um cuidado centrado nessa fase pode auxiliar o paciente a lidar com esses problemas, além de incluir o acompanhamento e a vigilância.[3,4]

Em 1986, a organização The National Coalition for Cancer Survivorship (NCCS) apresentou uma definição ampla, alterando a descrição do paciente com câncer de *vítima* para *sobrevivente*. Na categoria de sobrevivente, também incluiu as pessoas que cercam e apoiam a pessoa com câncer.[5,6]

A definição da NCCS foi incorporada no Instituto Nacional de Câncer com a seguinte definição: "Um indivíduo é considerado um sobrevivente de câncer desde o momento do diagnóstico, passando pelo equilíbrio sua vida. Familiares, amigos e cuidadores também são impactados pela experiência de sobrevivência e, portanto, estão incluídos nesta definição."[7]

O tratamento do câncer é um processo que exige muito esforço do paciente, não apenas do ponto de vista orgânico, como também do ponto de vista da logística, pois é uma jornada que segue um roteiro muito específico e detalhado. O médico mapeia o protocolo de tratamento a ser seguido; em seguida, uma equipe de oncologistas, enfermeiros, cirurgiões, radioterapeutas, psicólogos, assistentes sociais e outros especialistas o orientam a cada passo do caminho, sendo verdadeiros guias, elaborando até o mapa para o paciente seguir. Eles planejam, administram e monitoram o tratamento para garantir o melhor resultado possível. Quando o tratamento principal terminar, o mapa e os seus guias podem desaparecer de repente. O paciente pode ficar sem um coordenador médico definido, que tenha a função de ajudá-lo a navegar pelos cuidados vitais necessários nos próximos meses e anos. "Perdido na transição" é como o Instituto de Medicina das Academias Nacionais de Ciência, Engenharia e Medicina descreve a maneira como as pessoas costumam se sentir ao encontrar a passagem complicada de um paciente com câncer para um sobrevivente.[8]

Na sua transição de paciente com câncer para sobrevivente, a longo prazo, o paciente enfrenta muitas demandas físicas, emocionais e práticas que precisam ser atendidas. Dentre elas, podemos citar: monitoramento da recorrência do câncer e de novos cânceres, triagem de efeitos colaterais tardios e de longo prazo oriundos do tratamento do câncer, aconselhamento para lidar com os efeitos emocionais do seu câncer e seu tratamento, implementar mudanças de estilo de vida para ajudá-lo a permanecer saudável, coordenar o atendimento de seus vários provedores, planejamento financeiro para arcar com todos os custos.[9-11]

Para atender a todas essas necessidades, é recomendado que o paciente obtenha a orientação e coordenação de uma equipe multidisciplinar de especialistas. Se o paciente desejar, é possível que o próprio médico seja eleito para conduzir essa nova fase, orientando quanto ao plano de atendimento personalizado que detalha especificamente que tipo de atendimento, quando e quem o fornecerá.[12]

Em vez de se concentrar em erradicar o câncer, os esforços médicos e da equipe multidisciplinar se concentrarão em três áreas principais:

- Prevenção, identificação e gerenciamento de longo prazo e efeitos tardios do tratamento (p. ex., dor, fadiga e problemas emocionais e sexuais).
- Prevenir e verificar a recorrência da doença (ou um novo câncer).
- Garantir que todas as necessidades de cuidados de saúde sejam atendidas (p. ex., vacinas e cuidados com outras condições de saúde, fora do câncer).

No início, o acompanhamento acontece a cada poucos meses, mas com o passar do tempo esse intervalo é ampliado até alcançar a frequência de uma vez por ano. Nos EUA, o médico da atenção primária prestador de cuidados primários pode assumir a maioria dos cuidados, encaminhando o paciente ao especialistas, quando necessário. Contudo, no Brasil a falta de treinamento específico para lidar com um paciente dessa complexidade dificulta o cuidado pelo médico de atenção primária. Alguns centros oncológicos nos EUA e na Europa têm suas próprias clínicas de *Survivor*, que coordenam todos os aspectos dessa fase do tratamento. Independentemente do local onde esse cuidado é realizado, é necessário existir uma comunicação clara com o oncologista, além de transparência na definição de papéis entre todos os membros da equipe de cuidado.[13]

A partir de todas essas informações, percebe-se que nessa fase pós-tratamento cada pessoa pode ter demandas diferentes, de acordo com a sua experiência do diagnóstico ao final do tratamento. Fatores como estilo de vida, incluindo atividade física, nutrição, estresse e espiritualidade, podem contribuir para a saúde do indivíduo, e ter impacto na sobrevida.

A relação entre hábitos saudáveis e melhora na percepção da qualidade de vida e maior sobrevida dos pacientes nessa fase pós-tratamento tem sido cada vez mais estudada, pois sabemos que a maioria dos casos de câncer tem relação com o estilo de vida e o meio ambiente (90 a 95%).[14,15]

As recomendações da Organização Mundial da Saúde e da Sociedade Americana de Câncer na fase pós-câncer, com evidências de benefícios na prevenção, redução do risco de recidiva e melhora dos fatores de qualidade de vida, incluem: dieta baseada em plantas, consumo limitado de carne vermelha e processada, consumo limitado de álcool, manter um peso saudável ao longo da vida e praticar atividade física moderada.[15,16]

O próprio Clinical Practice Guidelines in Oncology (NCCN Guidelines®) orienta manter hábitos de estilo de vida saudável, como atividade física frequente, manter uma dieta e peso saudáveis e evitar o tabagismo, além do acompanhamento clínico com o intuito de prevenção e vigilância de possível recidiva do câncer. Alguns estudos demonstraram que o ganho de peso, estar acima do peso ou obesidade estão relacionados com piora da funcionalidade, comorbidades e recidiva do câncer.[17]

Apesar de todas essas recomendações, não há maior tendência dos pacientes que tiveram câncer a adotar hábitos mais saudáveis, de acordo com estudo americano realizado em 2016.[18]

Assim, a partir das evidências e da informação do registro da experiência dos pacientes com câncer de que 53% dessas pessoas afirmaram terem preocupações sobre o futuro e o que virá a seguir,[19] criamos um programa interdisciplinar com foco no autocuidado do paciente pós-tratamento oncológico, que será descrito a seguir.

≡ Programa integrado pós-câncer *survivorship*

O Centro de Oncologia e Hematologia Família Dayan-Daycoval do Hospital Israelita Albert Einstein lançou, em junho de 2018, o primeiro programa de atendimento específico para os pacientes pós-tratamento oncológico, na fase *survivorship*.

A pessoa que terminou o tratamento oncológico e está em remissão da doença pode, por conta própria ou por encaminhamento médico ou da equipe multiprofissional, inscrever-se no programa, cujo objetivo é apoiar o paciente na retomada do seu dia a dia após o tratamento da doença por meio de uma visão global e integrada.

Constituído por uma equipe multiprofissional com uma médica da Medicina Integrativa responsável técnica, uma enfermeira navegadora, uma psicóloga, uma nutricionista e uma fisioterapeuta, o programa conta com o diferencial de ter um *coach* em saúde e terapeuta corporal que acompanhará o paciente. Nas reuniões com o *coach*, a pessoa identifica as áreas de sua rotina que deseja focar e por qual delas começar, aprende técnicas integrativas de gestão de estresse e participa da decisão do plano de cuidado, que será compartilhado no último encontro com toda a equipe.

Diferentemente do que acontece em outros países, o paciente continua seu seguimento clínico com o oncologista. Por isso, pode começar o programa logo após o fim do tratamento ou em qualquer momento pós-tratamento, conforme sua necessidade e seu desejo. Pacientes em hormonoterapia pós-quimioterapia, radioterapia ou cirurgia em remissão da doença também podem ser incluídos no programa.

A seguir, serão descritos os papéis de cada um desses profissionais e sua relevância para o paciente nessa fase pós-tratamento.

■ Enfermeiro navegador

A enfermagem tem uma atuação decisiva na educação de pacientes, familiares e cuidadores, instituições americanas renomadas ressaltam a importância do *nurse navigator* – *enfermeiro navegador*, este que desempenha um papel integral na multidisciplinariedade.[3,20]

A navegação de pacientes é um conceito desenvolvido pelo médico norte-americano

Harold Freeman, em 1990, com a finalidade de agilizar o diagnóstico e garantir a continuidade do tratamento de pessoas com doenças crônicas. Em parceria com a American Cancer Society, foi desenvolvido o primeiro programa – *Patient Navigator Program*, em Nova York, onde os navegadores eram leigos ou profissionais de saúde. A partir desse programa, surgiu a figura do *Oncology Nurse Navigator* (ONN).[21]

O ONN é um especialista na área, capaz de identificar as necessidades do paciente como um todo, fornecendo intervenções que abordam não apenas os efeitos decorrentes da doença ou do tratamento, mas também nos âmbitos psicológico, social e espiritual. É o profissional que colabora, comunica e coordena, em conjunto com os outros membros da equipe, a assistência ao paciente, garantindo que seu cuidado seja adequado.[20]

É o responsável por obter e reunir as informações do paciente que serão colaborativas para o desenvolvimento do plano de cuidados; além disso, é o profissional que irá receber o paciente do oncologista médico.[20]

A Oncology Nurse Society (ONS) afirma que os *oncology nurse navigators* são essenciais para atender às necessidades dos pacientes e seus cuidadores com base em evidências, custo efetivo e qualidade centrada ao paciente, podendo ajudar na redução da morbidade e mortalidade, eliminando barreiras no cuidado e acesso ao tratamento em tempo oportuno.[20,21]

Em 2011, a ONS reconheceu um crescente número de enfermeiros oncológicos e foi possível identificar em sua atuação a navegação como principal função. Em 2013, apoiados por pesquisas, desenvolveram-se as competências essenciais dos ONNs.

Tais competências foram divididas em quatro categorias: papel profissional, educação, coordenação do cuidado e comunicação.[20]

No ano de 2015, uma nova declaração descreveu algumas exigências mínimas para a ONNs, incluindo certificação em oncologia, coordenação do cuidado centrado ao paciente, prestar cuidados em toda a continuidade do tratamento do câncer, advogar por resultados de qualidade centrados no paciente e facilitar a comunicação entre os membros da equipe e monitorar os processos de navegação junto a equipe multiprofissional.[20]

Em 2016, apesar de perceber-se que coordenação do cuidado seja um componente da enfermagem oncológica em geral, acredita-se que os ONNs estejam aptos a prestar um cuidado em todos os contextos desse paciente.[20]

A navegação em sobreviventes é um conceito relativamente novo no campo da navegação de pacientes, porém importante, já que tal processo pode melhorar a utilização dos cuidados apropriados de saúde por meio da educação e coordenação de cuidados, melhorando os resultados de saúde, qualidade de vida dos sobreviventes e impactando diretamente a crescente população de sobreviventes de câncer.[20-22]

No Brasil, poucas instituições possuem o programa de enfermeiro navegador associado à oncologia, porém a busca pelo assunto devido às demandas e à necessidade de um novo olhar ao paciente oncológico, em todas as etapas do tratamento (pré e pós-tratamento), vem crescendo em instituições de referência nacional. Pesquisas relacionadas com esse tema são encontradas em países, como Estados Unidos, Austrália, Canadá, Suécia e Dinamarca, onde os primeiros programas de navegação foram implantados.

Espera-se que em um futuro breve, outras instituições brasileiras possam iniciar a navegação de enfermeiros oncológicos, bem como o olhar ao paciente pós-tratamento (*survivorship*) a fim de aprimorar o atendimento à saúde e proporcionar um cuidado integral, individual e de qualidade aos pacientes oncológicos e sobreviventes.

▪ Fisioterapia

A fisioterapia atua nas diversas fases do tratamento oncológico, o qual pode ser composto de cirurgia, radioterapia, quimioterapia, transplante de células tronco hematopoiéticas, dentre outros, dependo do tipo de tumor e estágio em que a doença é diagnosticada.

O câncer, assim como seu tratamento, pode causar disfunções, como dispneia, fraqueza generalizada, fadiga, espasticidade, dor, linfedema, osteoporose, diminuição da função cardiovascular, depressão e distúrbios do sono e da sexualidade.

Para minimizar esses prejuízos, a fisioterapia deve atuar de forma precoce com o objetivo de prevenir complicações e se estender até os cuidados paliativos nos casos em que não há mais perspectiva de cura e também nos programas de *survivorship*. Os programas de *survivorship* trazem benefícios aos pacientes que persistem com sintomas após o término do tratamento oncológico e que não conseguiram aderir a programas de reabilitação no decorrer do tratamento por motivos diversos.

O papel do fisioterapeuta dentro de um programa de *survivorship* tem o objetivo de identificar essas disfunções e traçar um plano de reabilitação eficaz para devolver a esse indivíduo sua independência funcional e qualidade de vida.

Dados revelam que 40% dos pacientes que estão em um período de cinco anos sobreviventes do câncer apresentam algum quadro de dor, podendo estar relacionada com o sistema ósseo ou muscular.[28]

A perda de massa muscular é uma complicação frequente do tratamento oncológico, a miopatia em vigência do uso de corticoide atinge principalmente a musculatura proximal do tronco, o que dificulta as transferências, subir escadas, sentar e levantar. A diminuição de força muscular do CORE (o qual é composto pelos músculos abdominais, da região lombar, pelve e quadril), pode levar a quadros de lombalgia, assim como a fraqueza de quadríceps pode causar dores no joelho.[28]

A fadiga é um sintoma comum e pode ser causada pela perda do condicionamento físico, depressão, nutrição inadequada, infecção, alterações hormonais e efeitos adversos de medicações.[28]

O paciente com quadro de fadiga evita se exercitar no intuito de não se cansar ainda mais. Contudo, quanto menos ativo o paciente se torna mais se agrava a perda de condicionamento, ocasionando uma piora do quadro. Para interromper esse ciclo, é importante que esses pacientes sejam estimulados a realizar exercício aeróbio para ganho e/ou manutenção de força muscular.[28,29]

Inúmeros estudos revelam que a atividade física durante o tratamento oncológico é benéfica e tem impacto positivo sobre a qualidade de vida. Pacientes sobreviventes ao câncer de mama apresentam maior risco de evoluírem com eventos cardiovasculares e a prática de atividade física está associada à redução desses eventos, assim como à melhora da sobrevida livre de doença e o consequente aumento da qualidade de vida.[29-31]

Embasado nesses conceitos, o fisioterapeuta deve avaliar os hábitos de vida desses pacientes e a orientação quanto a importância de manter um peso saudável e aumentar o nível de atividade física deve compor o plano terapêutico.

A recomendação atual de atividade física para adultos, segundo a American College of Sports Medicine, é de 30 minutos de exercício aeróbico moderado a intenso, cinco dias por semana, a 60–80% da reserva de frequência cardíaca máxima.

Diversos são os tipos de câncer e os protocolos de tratamento. Por isso, o fisioterapeuta ao atuar em um programa de *survivorship* irá se deparar com pacientes com diversas características, sendo necessário avaliar a cada um de forma individualizada e propor um plano terapêutico eficaz para devolver a esse paciente melhor qualidade de vida e reinserção nas suas atividades laborais, sociais e familiares.

■ Nutrição

Muitos pacientes receberam diversos tipos de terapias antineoplásicas e ainda podem apresentar algumas sequelas, transitórias ou permanentes, acometendo diversos órgãos e sistemas.[32]

Dentre os eventos adversos, podem referir fadiga, neuropatia periférica, dificuldades em mastigar e deglutir, perda de peso, de massa magra, e alterações intestinais, como diarreia ou constipação. Vale ressaltar que nem todo paciente apresentará perda de peso, alguns podem apresentar sobrepeso ou até mesmo obesidade. Essas alterações poderão influenciar negativamente os desfechos clínicos pós-tratamento, sobretudo em tumores de mama, ginecológicos, colorretal e próstata.[32]

Na Tabela 11.1, estão algumas complicações em longo prazo relacionadas com a nutrição de acordo com o tipo específico de neoplasia.[33]

O Consenso Nacional de Nutrição Oncológica enfatiza, além da manutenção de um peso saudável e o incentivo à prática de atividade física, a ingestão de uma dieta saudável, rica em vegetais, frutas e grãos integrais. Além disso, os pacientes podem apresentam risco em desenvolver doenças crônicas e cardiovasculares, motivo pelo qual existem essas recomendações dietéticas, também preconizadas pela American Heart Association (AHA).[34]

A European Society of Parenteral and Enteral Nutrition (ESPEN), em seu *guideline* dirigido a pacientes oncológicos de 2017, refere que há forte nível de evidência nas recomendações citadas antes. De acordo com esse documento, aconselha serem importantes práticas (dentre várias na atenção nutricional), o acompanhamento e a orientação nutricional não apenas durante o tratamento, mas também no período pós-tratamento oncológico.[35]

Recomenda-se que eles devam prover práticas para manter o peso saudável e evitar o ganho de peso excessivo ao longo da vida, equilibrando ingestão calórica e atividade física. O aconselhamento nutricional deverá ser individualizado, rico em alimentos de origem vegetal, frutas, hortaliças, leguminosas e alimentos integrais, e também conter baixo teor de gorduras saturadas, carnes vermelhas e álcool.[35]

A diretriz refere estudos clínicos randomizados que aconselham aos pacientes portadores de câncer de mama reduzir ingestão de alimentos ricos em gorduras. Após acompanhamento entre 5 e 7 anos, eles não verificaram com segurança efeito nas taxas de recidiva ou de mortalidade.[35]

Em um estudo observacional, Pierce *et al.* verificaram diminuição nas taxas de recorrência do câncer de mama apenas em mulheres que apresentaram ingestão de alimentos ricos em vegetais em combinação com atividade física quando comparado com mulheres com menor atividade e/ou menor consumo de vegetais e frutas.[36]

Resumindo: recomenda-se prover atenção e cuidado nutricional a essa população com atendimento individualizado, de acordo com as necessidades nutricionais, e auxiliar a manutenção ou recuperação do estado nutricional. Ressalta-se estimular atividade física, seguir dieta alicerçada em vegetais, frutas, alimentos integral e baixo consumo de gorduras saturadas, carnes vermelhas e evitar bebidas alcoólicas.[34,35]

Tabela 11.1
Complicações em longo prazo relacionadas com a nutrição e conduta nutricional de acordo com o tipo de câncer

Câncer	Complicações nutricionais mais comuns	Conduta nutricional
Mama	Osteoporose/osteopenia	Garantir oferta adequada de cálcio e vitamina D Promover atividade física, se possível
	Ganho de peso	Adequada ingestão calórica, de carboidratos, gorduras, proteínas para promover ganho de peso adequado Promover atividade física, se possível
	Complicações cardiovasculares	Recomendada adequada dieta para doenças cardiovasculares Promover controle de ganho de peso
Próstata	Osteoporose/osteopenia	Garantir oferta adequada de cálcio e vitamina D Promover atividade física, se possível
	Enterite/Diarreia	Adequada ingestão de líquidos e de eletrólitos Limitar consumo de gorduras, alimentos ricos em lactose Modificar a ingestão de fibras (preferir solúveis)
Pulmão/Brônquios	Esofagite/disfagia	Adequar a consistência de acordo com a dificuldade na ingestão alimentar Suporte nutricional oral se necessário Evitar alimentos em temperaturas elevadas, álcool, alimentos ácidos, irritantes ou picantes
Cólon/Reto	Má absorção	Adequar a ingestão de nutrientes de acordo com a má absorção Monitorar peso, estado nutricional
	Alteração de peso	Monitorar peso Ingerir adequado aporte calórico Promover atividade física, se possível
	Alteração do funcionamento intestinal	Avaliar a ingestão de fibras Utilizar probióticos/prebióticos, se necessário Promover hidratação adequada
	Enterite/diarreia	Adequada ingestão de líquidos e de eletrólitos Limitar ingestão de gorduras, alimentos ricos em lactose Modificar a ingestão de fibras (preferir solúveis)
	Obstrução intestinal	Avaliar a necessidade de terapia nutricional enteral ou parenteral
Bexiga/vias urinárias	Alteração do funcionamento intestinal	Avaliar a ingestão de fibras Promover hidratação adequada
Tireoide	Hipotireoidismo	Adequar ingestão calórica e promover manutenção de peso adequado
Linfoma	Síndrome metabólica	Adequado aporte nutricional, se possível por via oral Promover adequada higiene oral Consumir alimentos úmidos, macios
	Hipotireoidismo	Adequar ingestão calórica e promover manutenção de peso adequado Promover atividade física, se possível
Cavidade oral	Xerostomia	Adequado aporte nutricional, se possível por via oral Promover adequada higiene oral Consumir alimentos úmidos, macios
	Disfagia	Adequar a consistência de acordo com a dificuldade na ingestão alimentar Suporte nutricional oral, se necessário

(Continua)

Tabela 11.1
Complicações em longo prazo relacionadas com a nutrição e conduta nutricional de acordo com o tipo de câncer (*Continuação*)

Câncer	Complicações nutricionais mais comuns	Conduta nutricional
Leucemia	Síndrome metabólica	Adequar calorias, carboidratos simples e gorduras para promover adequado peso, níveis adequados de glicose, insulina e lipídeos circulantes
	Hipotireoidismo	Adequar necessidade calórica Monitorar ganho de peso
	Osteoporose/osteopenia	Garantir oferta adequada de cálcio e vitamina D Promover atividade física, se possível
Ovário	Osteoporose/osteopenia	Garantir oferta adequada de cálcio e vitamina D Promover atividade física, se possível
Pâncreas	Anorexia	Aumentar aporte calórico e proteico Incluir alimentos com maior densidade calórico-proteica Adequar número de refeições Suporte nutricional oral
	Má absorção	Adequar a ingestão de nutrientes de acordo com a má absorção Considerar a utilização de enzimas pancreáticas Monitorar peso e estado nutricional
	Alteração de funcionamento intestinal	Avaliar a ingestão de fibras Utilizar probióticos/prebióticos, se necessário
Todos	Fadiga	Desenvolver um plano alimentar fracionado Preferir alimentos fáceis de preparar e ingerir Monitorar o peso Estimular atividade física, se possível Suporte nutricional oral, se necessário
	Alterações de peso	Monitorar peso Ingerir adequado aporte calórico Promover atividade física, se possível
	Alterações no apetite/náusea	Aumentar aporte calórico e proteico Incluir alimentos com maior densidade calórico-proteica Adequar número de refeições Preferir alimentos de mais fácil digestão, frios e acordo com a tolerância

Fonte: Thompson et al., 2013.[33]

Coach em saúde

Muitos sobreviventes de câncer experimentam uma redução na autoconfiança, o que prejudica sua capacidade de autogerenciar os problemas práticos, sociais e emocionais frequentemente enfrentados à medida que emergem do final do tratamento.[37,38]

Muitos sobreviventes de câncer desenvolvem comportamentos de saúde ruins, como inatividade física, apresentam excesso de peso e sofrimento psicológico[39-41] e muitos desenvolvem cânceres primários recorrentes ou secundários[42-45] durante a transição do tratamento intensivo para o de sobrevivência.

O câncer pode ser considerado uma doença crônica sujeita à gestão e à vigilância a longo prazo.[46] É fundamental reconstruir a confiança dos sobreviventes e apoiar a transição para a vida após o tratamento do câncer. Novos modelos de cuidado têm surgido para atender a essa demanda. O novo paradigma do Instituto de Medicina (IOM) norte-americano requer uma parceria colaborativa contínua entre pacientes e provedores.[46,47] Essas parcerias capacitam pacientes com câncer, permitindo-lhes gerenciar sua crise de saúde e qualidade de vida por meio de intervenções de autogestão.[48,49] Assim como na liderança proativa na gestão organizacional, a autoliderança pode capacitar os pacientes a instalarem e manterem hábitos saudáveis. Outro modelo para um gerenciamento de saúde cuidadoso e proativo, adaptado ao estado de saúde de cada paciente, é o *coaching* de saúde.

O *coaching* de saúde é um modelo de consulta que sugere uma maneira diferente para abordar esses desafios, utilizando-se de um conjunto de habilidades, como escuta sensível, psicologia positiva e entrevista apreciativa, sempre com o foco centrado no paciente (ou cliente), e não no profissional de saúde, técnica, doença ou sintoma.

Como os profissionais de saúde foram treinados para dar respostas, é parte da cultura da maioria da população esperar isso desses profissionais. Assim, o paciente fica passivo no processo, esperando que o profissional diga o que deve ser feito, mas isso nem sempre é suficiente para gerar uma mudança de comportamento. Afinal, decidir ser saudável permanece uma decisão do paciente. A mudança de comportamento pode ser difícil e muitas pessoas sentem que não têm energia, tempo ou recursos para investir em algo novo. É mais provável que as pessoas mudem quando há algum ganho secundário significativo e quando se sentem confiantes de que podem obter sucesso.

O *coaching* em saúde é uma prática de educação e promoção de saúde para melhorar o bem-estar dos indivíduos e facilitar o alcance de suas metas relacionadas com a saúde.[50,51] É diferente de outras estratégias de educação em saúde, na medida em que o paciente é encorajado a escolher metas que estejam alinhadas com seus valores pessoais.

O principal benefício do *coaching* de saúde é que ele facilita o processo de mudança comportamental do cliente.

Nos sobreviventes de câncer, o *coaching* de saúde demonstra ter um impacto positivo na qualidade de vida, humor, atividade física e hábitos alimentares.[52]

■ Psicologia

A viagem não acaba nunca. Só os viajantes acabam. E mesmo estes podem prolongar-se em memória, em lembrança, em narrativa. Quando o visitante sentou na areia da praia e disse: "Não há mais o que ver", sabia que não era assim. O fim de uma viagem é apenas o começo de outra. É preciso ver o que não foi visto, ver outra vez o que se viu já, ver na primavera o que se vira no verão, ver de dia o que se viu de noite, com o sol onde primeiramente a chuva caía, ver a seara verde, o fruto maduro, a pedra que mudou de lugar, a sombra que aqui não estava. É preciso voltar aos passos que foram dados, para repetir e para traçar caminhos novos ao lado deles. É preciso recomeçar a viagem. Sempre.

—José Saramago, em Viagem à Portugal[23]

Com o avanço tecnológico e das pesquisas relacionadas com o câncer, houve um aumento significativo das chances de cura e controle da doença, o que revela uma nova demanda para a equipe de saúde: Como ficam esses pacientes após passarem pelo tratamento oncológico?

Em geral, o momento final do tratamento tende a ser muito esperado, já que (re)inaugura a possibilidade de retomada da rotina, a partir da fala imperativa do médico, que o convoca a "voltar à vida normal". No entanto, pode ser um momento marcado pela ambivalência de afetos. De um lado, a satisfação sentida pela saída do tratamento oncológico; de outro, a angústia e o medo da recidiva (retorno da doença), que podem se fazer presentes. Além disso, a clínica nos mostra que o sentimento de "despersonalização", do questionamento de *"quem sou eu agora?"* e a tentativa frustrada de retornar à condição anterior à doença denunciam uma fenda que insiste em aparecer.

Partindo do referencial psicanalítico, como o alicerce teórico para essa discussão, vemos que a doença oncológica escancara a vulnerabilidade do corpo e se constitui como marca definitiva da vida do paciente. Além do constante contato com o imprevisível e o incontrolável, promove também um abalo à ilusão de eternidade, fazendo com que algo, até então esquecido, emerja: a percepção do seu próprio fim.[24]

Diante de algo que se apresenta à sua revelia e, portanto, incontrolável, o paciente é convocado a se responsabilizar pelo caminho a traçar para si. Nesse sentido, a indagação recorrente dos pacientes ao final do tratamento oncológico é: *"o que fazer agora?"* abre a possibilidade da construção de um novo sentido e implicação na vida, a partir de sua nova condição. Ou seja, a possibilidade de uma saída da devastação provocada pelo câncer e seu tratamento, que pode ser circunscrita e representada pela via da linguagem, a partir de sua história pessoal, de sua singularidade.[25]

E justamente por ser algo particular de cada sujeito, não devemos supor, *a priori*, ou prever a melhor maneira de (re)introduzi-lo em sua rotina ou (re)adequá-lo, partindo da lógica do bem comum, daquilo que se supõe que seria bom para todos. A ética da Psicanálise não visa ao querer bem ao paciente, e muito menos educá-lo, visto que a padronização pode levar ao ensurdecimento do profissional diante da subjetividade, diante do saber do paciente acerca de si mesmo. Enquanto a moral é pautada na generalização do que seria "bom para todos", a psicanálise se volta para o que é mais singular de cada sujeito, em direção ao seu desejo, responsável por movê-lo em direção à apropriação da própria vida. A partir da construção de significados para sua vivência com o câncer e, portanto, de sua condição após o câncer.[25,26]

Atualmente, manuais de autoajuda, para uma vida mais saudável, de superação, têm ganhado cada vez mais espaço e prometem a tão almejada felicidade. No entanto, como nos aponta Moretto, responder a essa demanda (de felicidade) anula a possibilidade de que o paciente produza sua própria saída para seu sofrimento. Além disso, Lacan refere que o analista está advertido da inexistência da felicidade, ainda que seja essa a demanda de nossos pacientes.[26,27]

Quando ofertado um espaço para que o paciente fale a respeito de sua experiência com a doença e o tratamento oncológico, algo de seu sofrimento pode ser simbolizado, produzindo uma borda para o trauma vivenciado. Ou seja, é por meio da fala que aquele que sofre pode deslocar seu discurso para outra posição, diferente daquela do irrepresentável pela doença. Abre-se, então, um espaço para que possa encontrar novos modos de investimento e satisfação na vida, ainda que as marcas no corpo ou mesmo as limitações decorrentes sejam permanentes.

☰ Conclusão

Individualizar o atendimento à pessoa no seu todo é um desafio na saúde em geral, sobretudo com o modelo de formação universitária dos profissionais da saúde, ainda centrado na doença, e cuja relação profissional e paciente é hierárquica.

A proposta desse modelo pioneiro no Brasil e na América Latina com o Programa Integrado Pós-Câncer *Survivorship* é de uma relação de parceria entre profissional da saúde e paciente, foco na pessoa no seu todo, incentivo à autonomia e ao autocuidado por meio de uma equipe interdisciplinar.

Quando a escuta atenta e a presença passam a ser uma prioridade no momento do encontro entre o profissional da saúde e a pessoa que procura o atendimento, abrem-se novos horizontes que vão muito além do controle de sintomas e possibilitam realmente enxergar a individualidade daquele ser humano que está, não na nossa frente atrás de uma mesa, mas ao nosso lado, como verdadeiro parceiro.

≡ Referências

1. American Cancer Society. Disponível em https://www.cancer.org. Acessado em 15/06/2020.
2. Instituto Nacional do Câncer. Disponível em: http://www.inca.gov.br. Acessado em 15/06/2020.
3. Leighton P. Cancer and survivorship. Understanding cancer survivorship care. American Nurse Today. September 2014; Volume 9; Number 9.
4. Blanch-Hartigan D, Forsythe LP, Alfano CM et al. Provision and discussion of survivorship care plans among cancer survivors: Results of a nationally representative survey of oncologists and primary care physicians. J Clin Oncol. April 21, 2014.
5. National Coalition for Cancer Survivorshio. Disponível em: https://www.canceradvocacy.org. Acessado em 15/06/2020.
6. Twombly R. What's in a name: Who is a cancer survivor? Journal of the National Cancer Institute, Volume 96, Issue 19, 6 October 2004, Pages 1414-15, https://doi.org/10.1093/jnci/96.19.1414.
7. National Cancer Institute. Disponível em: https://www.cancer.gov/about-cancer/coping/survivorship. Acessado em 15/06/2020.
8. Building a bridge of continued care for cancer survivors. Journal of Oncology Practice 2.2 (2006); 77-82.
9. Frick KD et al. Relationship between quality of comorbid condition care and costs for cancer survivors. Journal of Oncology Practice 12.6 (2016): e734-e745. PMC. Web. 4 Apr. 2018.
10. Snyder CF et al. Comorbid Condition Care Quality in Cancer Survivors: Role of Primary Care and Specialty Providers and Care Coordination. Journal of Cancer Survivorship: Research and Practice 9.4 (2015): 641-9. PMC. Web. 4 Apr. 2018.
11. Snyder CF, Frick KD, Kantsiper ME, Peairs KS, Herbert RJ, Blackford AL et al. Early Prevention, Screening, and Surveillance Care for Breast Cancer Survivors Compared With Controls: Changes from 1998 to 2002. Journal of Clinical Oncology 2009; 27:7, 1054-1061.
12. Mayer DK et al. Defining cancer survivors, their needs, and perspectives on survivorship health care in the USA. The Lancet Oncology, Volume 18, Issue 1, e11-e18.
13. Hoffman RM, Lo M, Clark JA, Albertsen PC, Barry MJ, Goodman M et al. Treatment decision regret among long-term survivors of localized prostate cancer: results from the prostate cancer outcomes study. Journal of Clinical Oncology 2017; 35:20, 2306-2314.
14. Anand P, Kunnumakara AB, Sundaram C, Harikumar KB, Tharakan ST, Lai OS et al. Cancer is a preventable disease that requires major lifestyle changes. Pharmaceutical Research. 2008.
15. Mourouti N, Panagiotakos DB, Kotteas EA, Syrigos KN. Optimizing diet and nutrition for cancer survivors: A review. Maturitas [Internet]. 2017;105(May): 33-6. Available from: http://dx.doi.org/10.1016/j.maturitas.2017.05.012
16. Mehra K, Berkowitz A, Sanft T. Diet, physical activity, and body weight in cancer survivorship. Med Clin North Am [Internet]. 2017;101(6):1151–65. Available from: https://doi.org/10.1016/j.mcna.2017.06.004
17. Are M, Baker KS, Demark-Wahnefried W, Dizon D, Friedman DL, Goldman M et al. Survivorship: nutrition and weight management. Clinical Practice Guidelines in Oncology. 2014;12(10):1396–406.
18. Mowls DS, Brame LS, Martinez SA, Beebe LA. Lifestyle behaviors among US cancer survivors. J Cancer Surviv [Internet]. 2016;10(4):692–8. Available from: http://dx.doi.org/10.1007/s11764-016-0515-x
19. Cancer Support Community. Disponível em: tps://www.cancersupportcommunity.org/sites/default/files/uploads/our-research/2017_Report/registry_report_final.pdf. Acessado em 15/06/2020.
20. Balleys K et al. Nurse Navigator Core Competencies. An uptade to reflect the evolution of the role. Clinical Journal of Oncology Nursing. June 2018; Volume 22; number 3.
21. Freeman HP, Rodriguez RL. History and principles of patient navigation. Cancer. 2011 [cited 2016 Aug 27];117(15 Suppl):3539-42. Available from: https://www.ncbi.nlm.nih.gov/pmc/articles/PMC4557777/.
22. Blaseg KD, Daugherty P, Gamblin KA. Oncology nurse navigation: Delivering patient-centered care across the continuum. Pittsburgh, PA: Oncology Nursing Society, 2014.
23. Saramago J. Viagem a Portugal. Porto Editora, Portugal, 1981(5).
24. Freud S. Nossa atitude para com a morte. In: Edição Standard Brasileira das Obras Psicológicas Completas de Sigmund Freud. Rio de Janeiro: Imago, 1974; v. XIV. 1974. p. 327.
25. Ferreira DM, Castro-Arantes Miranda J. Câncer e corpo: uma leitura a partir da psicanálise. Analytica: Revista de Psicanálise, 2014;3(5), 37-71. Recuperado em 14 de outubro de 2018, http://pepsic.bvsalud.org/scielo.php?script=sci_arttext&pid=S23165197201400 0200004&lng=pt&tlng
26. Lacan J. O Seminário – Livro 7: a ética da psicanálise. Rio de Janeiro; Jorge Zahar Ed. 1997 (Obra original publicada em 1959-1960). (3).

27. Moretto MLT, Priszkulnik L. O psicanalista num programa de transplante de fígado: a experiência do "outro em si". 2006.
28. Foxhall LE, Rodriguez MA. Advances in cancer survivorship management. Springer; 2015.
29. Speck RM, Courneya KS, Mâsse LC, Duval, S, Schmitz KH. An update of controlled physical activity trials in câncer survivors: a systematic review and meta-analysis. J Cancer Surviv 2010; 4:87-100.
30. Wolin KY, Ruiz JR, Tuchman H, Lucia A. Exercise in adult and pediatric hematological cancer survivors: an intervention review. Leukemia 2010; 24, 1113-20.
31. Jones SB, Thomas GA, Hesselsweet SD, Reeves MA, Yu H, Irwin ML. Effect of exercise on markers of inflammation in breast câncer survivors: the yale exercise and survivorship study. Cancer Prev Res. 2013; 6(2).
32. Barrere APN, Noguchi DT, Gonçalves SEAB. Importância da nutrição nos pacientes pós-tratamento oncológico (*survivors*). In: Barrere APN, Pereira A, Hameschlack N, Piovacari SMF. Manual de Nutrição em Oncologia, 2017.
33. Thompson CA, Vargas AJ. Nutrition and cancer survivorship. In: Leser M, Ledesma N, Bergerson S, Trujillo E. Oncology Nutrition for Clinical Practice. Oncology Nutrition Dietetics. 2013; 25-32.
34. Consenso Nacional de Nutrição Oncológica/Instituto Nacional de Câncer. José Alencar Gomes da Silva; Nivaldo Barroso de Pinho (orgs.). 2ª. ed. rev. ampl. atual. Rio de Janeiro: INCA, 2016. 112 p. Il.; v. 2.
35. Arends J, Bachmann P, Baracos V, Barthelemy N, Bertz H, Bozzetti F et al. ESPEN guidelines on nutrition in cancer patients. Clin Nutr. 2017 Aug 6; pii: S0261-5614(16)30181-9.
36. Pierce JP, Stefanick ML, Flatt SW, Natarajan L, Sternfeld B, Madlensky L et al. Greater survival after breast cancer in physically active women with high vegetable-fruit intake regardless of obesity. J Clin Oncol, 2007;25:2345e51.
37. Wagland R, Fenlon D. Tarrant R et al. Support Care Cancer (2015) 23: 651. https://doi.org/10.1007/s00520-014-2399-5)
38. Wagland R, Fenlon D, Tarrant R, Howard-Jones G, Richardson A. Rebuilding self-confidence after cancer: a feasibility study of life-coaching. Support Care Cancer. 2015 Mar; 23(3): 651-9. Published online 2014 Aug 27. doi: 10.1007/s00520-014-2399-5.
39. Yun YH, Sim JA, Jung JY, Noh DY, Lee ES, Kim YW et al. The association of self-leadership, health behaviors, and posttraumatic growth with health-related quality of life in patients with cancer. Psychooncology. 2014.
40. Derogatis LR, Morrow GR, Fetting J, Penman D, Piasetsky S, Schmale AM et al. The prevalence of psychiatric disorders among cancer patients. JAMA. 1983;249(6):751–757. doi: 10.1001/jama.1983.03330300035030.
41. Pierce JP, Stefanick ML, Flatt SW, Natarajan L, Sternfeld B, Madlensky L et al. Greater survival after breast cancer in physically active women with high vegetable-fruit intake regardless of obesity. J Clin Oncol. 2007;25(17):2345–2351. doi: 10.1200/JCO.2006.08.6819.
42. Siegel R, Ma J, Zou Z, Jemal A. Cancer statistics, 2014. CA Cancer J Clin. 2014;64(1):9–29. doi: 10.3322/caac.21208.
43. Snyder CF, Frick KD, Kantsiper ME, Peairs KS, Herbert RJ, Blackford AL et al. Prevention, screening, and surveillance care for breast cancer survivors compared with controls: changes from 1998 to 2002. J Clin Oncol. 2009;27(7):1054–1061. doi: 10.1200/JCO.2008.18.0950.
44. Khatcheressian JL, Wolff AC, Smith TJ, Grunfeld E, Muss HB, Vogel VG et al. American Society of Clinical: American Society of Clinical Oncology 2006 update of the breast cancer follow-up and management guidelines in the adjuvant setting. J Clin Oncol. 2006; 24(31):5091–5097. doi:10.1200/JCO.2006. 08.8575.
45. Centers for Disease Control. A national action plan for cancer survivorship: advancing public health strategies. Atlanta: US Department of Health and Human Services; 2004.
46. McCorkle R, Ercolano E, Lazenby M, Schulman-Green D, Schilling LS, Lorig K, Wagner EH. Self-management: enabling and empowering patients living with cancer as a chronic illness. CA Cancer J Clin. 2011;61(1):50-62. doi: 10.3322/caac.20093.
47. IOM. Crossing the quality chasm: a new health system for the 21st century. Washington, DC: National Academies Press; 2001.
48. Adams K, editor. Priority areas for National Action: transforming health care quality. Washington, DC: National Academies Press; 2003.
49. Synder DC, Morey MC, Sloane R, Stull V, Cohen HJ, Peterson B et al. Reach out to ENhancE wellness in older cancer survivors (RENEW): design, methods and recruitment challenges of a home-based exercise and diet intervention to improve physical function among long-term survivors of breast, prostate, and colorectal cancer. Psycho-Oncol. 2009;18(4): 429-39. doi: 10.1002/pon.1491.
50. Olsen JM, Nesbitt BJ. Health coaching to improve healthy lifestyle behaviors: an integrative review. Am J Health Promot. 2010;25(1):e1-e12.
51. Palmer S, Tubbs I, Whybrow A. Health coaching to facilitate the promotion of healthy behaviour and achievement of health-related goals. Int J Heal Promot Educ. 2003;41(3):91-3.
52. Barakat S, Boehmer K, Abdelrahim M, Ahn S, Al-Khateeb AA, Villalobos NA et al. Does health coaching grow capacity in cancer survivors? A systematic review. Population Health Management. Feb 2018. ahead of print http://doi.org/10.1089/pop.2017.0040.

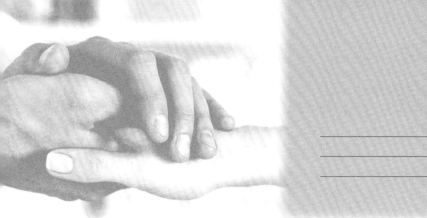

Capítulo 12

Iris Ruggi Trabulsi
Ariani Paiva Ariosi

Atuação do Voluntariado na Oncologia – Experiência do Voluntariado HIAE

"Ser voluntário é conhecer outras pessoas, interagir com elas, expor-se à diversidade e a outras realidades, trocar conhecimentos. Faz com que cresçamos como cidadãos. Ser voluntário faz bem para os outros e ajuda a construir um mundo melhor. Mas, individualmente, nos enriquece. Faz de nós seres humanos melhores."

Telma Sobolh
Presidente do Departamento de Voluntários da Sociedade Beneficente Israelita Albert Einsten (SBIBAE)

No século XIX, a evolução histórica da medicina resulta no modelo Biomédico, alicerce consensual da moderna medicina científica[1] e predominante até hoje. Ele baseia-se na visão mecanicista de Descartes, que considera o corpo sem os complexos fenômenos psíquicos e o fragmenta em pequenas partes: sistema, tecido, órgãos, células e moléculas.

Focada nesse modelo, a medicina é exercida com o objetivo central de patologizar o paciente, isto é, sua base é a doença, especializar-se cada vez mais para entender as partes, tornando-se dependente das tecnologias diagnóstico-terapêuticas.[2] As instituições com essa visão conduzem as intervenções para esse ponto, desconsiderando nível de estresse, hábitos nutricionais, impactos sociais e ambientais dos enfermos e aspectos psicológicos. Equipamentos, tecnologias, profissionais, leitos, centro cirúrgico e oncológico estão voltados para um único propósito: intervir física ou quimicamente para remover a enfermidade do paciente.[3]

Muitos foram os êxitos com essa abordagem. Compreensão da organização e funcionamento do corpo e de suas partes moleculares, avanços em tratamentos e cirurgias, desenvolvimento de medicamentos e vacinas, aumento da expectativa de vida, desenvolvimento tecnológico em um impressionante grau de complexidade e sofisticação.[2]

A partir do século XX, viu-se a necessidade de incorporar aspectos psicossociais ao modelo biomédico, evoluindo, assim, para um modelo chamado biopsicossocial. Ele dá ênfase à saúde e ao bem-estar do ser humano, aumentando o espectro das variáveis que influenciam o processo de adoecimento, como nutrição, meio ambiente, aspectos psicológicos, cultura, história de vida. É um modelo de educação permanente.[4]

E, em 1946, a Organização Mundial da Saúde (OMS) expandiu o conceito de saúde, que é um estado de completo bem-estar físico, mental e social, e não consiste apenas na ausência de doença ou de enfermidade.[5]

Pacientes são mais que uma doença a ser tratada. Eles são pessoas com todas essas complexas dimensões que fazem com que cada ser humano se apresente de forma única no mundo, com seus valores, crenças, cultura, história de vida, vulnerabilidade, necessidades, anseios e aspirações.[3]

Compartilhando dessa visão, surge uma prática da medicina, a Medicina Integrativa, que capacita a pessoa a estar engajada em sua própria vida, ajudando na autonomia do paciente. É orientada para a cura e focada na pessoa como um todo. Informada por evidências, faz uso de todas as abordagens terapêuticas adequadas, reafirmando a importância da relação paciente e profissional de saúde.[6,7]

Com esse olhar para com o outro, há uma comunhão de pensamentos entre essa prática da medicina e o Voluntariado Einstein (SBIBAE). Com mais de 500 pessoas trabalhando nesse departamento, sua missão é promover na sociedade a humanização, a transformação social e a geração de conhecimento, com excelência de qualidade. Visa ser um agente transformador, fortalecendo o conceito do trabalho voluntário, compartilhando dos valores da ética, integridade, solidariedade, respeito às diferenças individuais, compromisso e humildade, com o dever de contribuir ativamente para a humanização do atendimento aos pacientes por meio do trabalho voluntário consciente e profissional.[8]

O Voluntariado Einstein teve início em 1959, com a participação de algumas mulheres. Com a intenção de colaborar para a obtenção de fundos para a construção do hospital, cujo projeto começou em 1955, elas promoveram leilões de arte, desfiles de moda, shows, bingos, dentre outras atividades. Em 1969, o Departamento Feminino, assim chamadas as voluntárias, inaugurou o Ambulatório de Pediatria Assistencial com a finalidade de proporcionar assistência médica e social às crianças de até 12 anos em situação de vulnerabilidade social moradoras das imediações.[9]

O Hospital Israelita Albert Einstein foi oficialmente inaugurado em 28 de julho de 1971 e, com isso, o Corpo de Voluntárias passou a se denominar Departamento de Voluntárias.

Com a necessidade de introduzir ações socioeducativas, para reduzir as reinternações e contribuir com o bem-estar físico, psíquico e social das crianças atendidas, em 1997 a Pediatria Assistencial amplia-se e se transforma num projeto de referência: o Programa Einstein na Comunidade de Paraisópolis (PECP). Mais tarde, em 2001, esse projeto passa a ser conhecido como Complexo Telma Sobolh, referência à presidente do Voluntariado.

PECP ocupa uma área de 5.500 m². Por meio de atendimentos médicos e atividades socioeducativas, perfaz mais de 300 mil atendimentos anuais. Desde sua criação até 2014, foram realizados mais de 4.120.000 atendimentos.

Em 1999, homens aderem ao Voluntariado. Em 2001, a presidente, interessada em investir na profissionalização do departamento, buscou o modelo de gestão mais comprovado do mundo: ISSO 9001. E, em 2002, o departamento foi certificado.

Em 2004, ocorre a integração do Departamento de Voluntários com o Voluntariado já existente no Residencial Israelita Albert Einstein (RIAE), que abriga 150 idosos. Nesse local, estão disponíveis várias opções de lazer e entretenimentos por meio de atividades, como artesanato, arte floral, espaço beleza, butique, entre outras, que enriquecem a vida social e cultural dos residentes.

Em 2010, o Voluntariado inicia suas atividades no Hospital Municipal Dr. Moysés Deutsch – M'Boi Mirim por solicitação do Instituto de Responsabilidade Social, atuando na brinquedoteca, Pronto-Socorro, Espaço Solidário, Materno-Infantil, com o objetivo de levar apoio humanitário e acolhimento aos pacientes e seus acompanhantes.[9]

Hoje, a presença Rosa, como os voluntários são chamados pela cor de seu uniforme, atuam em 67 setores em seis unidades da instituição: Unidade Morumbi/Unidades Avançadas, Unidade Paraisópolis, Unidade Vila Mariana, Unidade M'Boi Mirim, Unidades Externas (Alphaville e Perdizes), Hospital Municipal Vila Santa Catarina.[3]

> "...e não tem ninguém que represente melhor a palavra acolhimento do que o nosso grupo de voluntários, que atua de modo muito próximo ao paciente. Sem a barreira da relação médico-paciente ou profissional de saúde-paciente, os voluntários sabem se colocar no lugar do paciente, interagir com ele, trocar experiência, se emocionar..." (Dr. Sidney Klajner, presidente da Sociedade Beneficente Israelita Brasileira Albert Einstein, 2017).

A Organização das Nações Unidas (ONU) proclamou 2001 o Ano Internacional do Voluntariado. Essa organização define o voluntário como o jovem ou o adulto que, devido ao seu interesse pessoal e ao seu espírito cívico, dedica parte de seu tempo, sem remuneração alguma, a diversas atividades, organizadas ou não, de bem-estar social ou outros campos.[10]

O Projeto Johns Hopkins de Estudos Corporativos sobre o Setor Não Lucrativo estima que, entre 1995 e 2000, o número total de voluntários contribuindo em organizações voluntárias em 36 países seja de 140 milhões,[10] o que corresponderia à população do nono maior país do mundo.

Crippa, Isidoro & Feijó falam da importância do voluntariado em hospitais tanto para os aspectos psicológicos e físicos do paciente, como também os benefícios para o próprio voluntário.[11] Ele se sente em um momento de satisfação e lazer, possibilitando bem-estar para quem precisa. Ressalta ainda que para essa parceria ser bem-sucedida é preciso o comprometimento e a capacitação do voluntário.

Dos simples gestos de ouvir e apoiar o outro às múltiplas atividades desenvolvidas, os voluntários podem ser definidos de maneira simples: são seres humanos que dedicam seu tempo e suas habilidades para cuidar de outros seres humanos. Com seu trabalho gentil e compassivo, fazem a diferença e transformam em realidade o conceito de humanização.[3]

A humanização hospitalar é um jeito muito especial de cuidar de todos os envolvidos no processo de cura, desde pacientes e seus familiares até colaboradores e profissionais da Instituição. Em 2000, o Ministério da Saúde lançou o Programa Nacional de Humanização da Assistência Hospitalar com o objetivo de fortalecer e articular as iniciativas de humanização já existentes, melhorar a qualidade e eficácia da atenção dispensada aos usuários e capacitar os profissionais dos hospitais para um conceito de atenção à saúde que valorize a vida humana e a cidadania.[12]

De acordo com Nogueira-Martins, Bersusa & Siqueira, os voluntários desempenham importante papel na humanização hospitalar.[12] Pesquisas realizadas em hospitais públicos de São Paulo revelaram que 11% das ações de humanização estavam a cargo dos voluntários.

Atualmente, existe uma organização internacional *líder em elevar o padrão do atendimento hospitalar personalizado, promovendo soluções que inspirem e desenvolvam a experiência de vida de cuidadores e pacientes* e certifica as instituições de saúde que atuam segundo esses princípios: a Planetree. Ela foi criada nos Estados Unidos, em 1978, por Angelica Thieriot, depois de sua experiência insatisfatória como paciente em uma instituição de saúde de alta tecnologia e pouca humanização. A entidade se expandiu e tornou-se uma rede global.[8]

Na América Latina, em 2011, o Hospital Israelita Albert Einstein foi a primeira instituição a obter essa certificação e hoje atua como o Escritório Planetree Brasil, disseminando, treinando e certificando instituições de saúde interessadas em seguir esse modelo.

A filosofia Planetree se constitui em dez pilares para melhorar o atendimento à saúde, promove informação e educação, tornando pacientes e familiares mais ativos no tratamento. São eles:

- Interações humanas: a preocupação do ser humano por outro ser humano cria um ambiente de cura para pacientes e familiares, e uma cultura organizacional que oferece suporte e apoio aos colaboradores.
- Suporte à família e aos acompanhantes: o apoio da instituição oferece horários livres de visita, promovendo maior participação familiar e de amigos, incluindo a terapia com animais de estimação.
- Educação de pacientes, familiares e acompanhantes: a política de prontuário aberto oferece informações aos pacientes para que participem ativamente do seu cuidado.
- Arquitetura e *design*: o ambiente físico é essencial para a cura, devendo ser parecido com uma casa, a qual valoriza o elemento humano com possibilidade de momentos de solidão e convívio social.
- Aspectos nutricionais: não só essenciais a uma boa saúde, mas também são fonte de prazer, conforto e familiaridade.
- Arte, música e entretenimento: música, contadores de histórias, palhaços, voluntários ajudando pacientes a criarem suas obras artísticas desenvolvem uma atmosfera de serenidade e diversão.
- Espiritualidade: as capelas, jardins, labirintos, salas de meditação oferecem oportunidade para reflexão e oração.
- Toque humano: o toque reduz a ansiedade, a dor e o estresse e beneficia muito quem dá e quem recebe.
- Terapias complementares: ampliar as escolhas dadas aos pacientes com toque terapêutico, ioga, acupuntura, imagem guiada, dentre outras.
- Comunidades: os hospitais estão incluindo a saúde e o bem-estar na comunidade como um todo através do trabalho com escolas, centros de terceira idade, igrejas e outros parceiros da comunidade.

O "time de rosa", como também são chamados os voluntários do Hospital Israelita Albert Einstein, possui uma sensibilidade que ajuda a identificação das necessidades das pessoas, atuando em todas as áreas do hospital.

Em março de 2005, a gestora da Oncologia solicitou trabalho voluntário ao Departamento. É assim que começam os trabalhos voluntários. A diretoria do departamento de voluntários escolhe a voluntária que melhor se encaixa para o trabalho com pacientes e com a equipe profissional.

A voluntária faz uma pesquisa com funcionários, profissionais, acompanhantes e pacientes para entender o que estão precisando para tornar um pouco mais amena a internação. Depois de vários estudos no local, é formado um programa-piloto para colocar em prática os serviços que as voluntárias oferecerão.

Na Oncologia, além de visitas para levar tranquilidade e conforto a pacientes e acompanhantes, tem-se a Sala de Convivência. Lá, são oferecidas com dedicação atividades manuais, como artesanatos e origamis, além de atividades artísticas, lúdicas, jogos, as quais ajudam a amenizar a estadia no hospital.

O trabalho voluntário realizado nesse espaço visa promover um ambiente acolhedor e com afazeres. A média de internação do paciente na TMO é de 15 dias, podendo se estender (por um ano). Com esse tempo estendido e eles, junto com seus familiares, esse ambiente é utilizado para se encontrarem, conversarem, trocarem experiências, participarem das oficinas de trabalhos manuais, passarem o tempo de forma diferente e prazerosa, tomando um lanche com café, sucos e bolachas, ou simplesmente para encontrarem um novo ambiente durante esse período, mais intimista e individual, para seu próprio momento de interiorização, podendo ver televisão, ler uma revista ou um livro, diferente daquele do quarto de internação.

Os voluntários estão sempre disponíveis para um acolhimento por meio de conversa, oficinas, ajudar na confecção de obras artísticas e, o mais importante, na forma de escuta sensível. Estão ali para escutar e se fazerem presentes, como um ombro amigo.

Uma das maiores demandas dos pacientes no setor da TMO com os voluntários é a confecção do "Cartaz da Pega da Medula", realizada após o paciente ter sido submetido ao transplante de medula óssea. Ele é basicamente composto de uma sequência de dias pós-transplante, denominados "D+ (número sequencial: 1, 2, 3,...)", no qual paciente, familiares, colaboradores e profissionais apostam o dia que a medula "pegará", criando um prazeroso jogo e interação entre as pessoas. Ele é enfeitado de acordo com a criatividade do paciente, confeccionando-o da maneira que ele quiser e os voluntários do setor ajudam, disponibilizando materiais e o que for necessário para enriquecer essa produção.

Outro exemplo de atividade é a oficina de origami, uma prática milenar japonesa de dobradura de papel que se expandiu para o mundo, onde a voluntária ensina passo a passo de como confeccioná-lo, escolhendo uma dobradura que respeite idade, habilidade manual e tempo disponível da pessoa que queira brincar. O melhor resultado dessa oficina e muito gratificante para todos é o encantamento do "artista" com sua obra. O origami eleva a autoestima e confiança de quem o faz e, quando se dá conta, ele já conseguiu realizá-lo de maneira tranquila, leve e prazerosa, além de promover sua atenção plena enquanto está concentrado nas dobras.[13]

Oficinas de tricô e crochê também são oferecidas. Nesse momento, é ensinada a confecção de cachecóis, gorros, dentre outros, e também há a troca de experiência entre as pessoas mais experientes e as novatas, transformando-se em um grande bate-papo.

Jogos e quebra-cabeça conseguem a integração de mais pessoas e de diferentes idades, promovendo a interação e conversa entre elas. Pintura de mandalas ou desenhos, nesse caso, é uma atividade mais individual para quem quer um momento mais intimista, sem grandes intervenções.

Muitas vezes, o paciente tem restrições em sair do quarto, então os acompanhantes acabam usufruindo mais do Espaço Convivência e atividades promovidas pelos voluntários. Como disse a mãe de um deles uma vez: "Estamos internados iguais a eles, mas sem a doença." Além de verem seu ente querido em situação adversa e muitas vezes sem poder promover alívio ou ajuda, é uma rotina com pouca flexibilidade, eles abandonam suas vidas, casa, outros familiares, profissão para se dedicarem exclusivamente àquele que necessita de tratamento e cuidados. Por isso, também existe a preocupação em promover o máximo de acolhimento possível a eles, pois é sabido que essas pessoas, além dos pacientes, necessitam ser olhados e cuidados.

Pensando nisso, reconheceu-se o vínculo familiar como estruturante diante dessa situação adversa, foi constatada a demanda e, a partir de uma parceria entre a psicologia e o voluntariado, criou-se um grupo terapêutico para os acompanhantes dos pacientes. Esse grupo se reúne uma vez na semana, em uma média de 90 minutos, na Sala de Convivência, localizada no andar da Oncologia.

É um momento concedido ao acompanhante, no qual ele expõe seus sentimentos, dificuldades, anseios com relação à internação e ao tratamento do paciente, há troca de experiência e descoberta de recursos para o enfrentamento das dificuldades a partir do discurso do outro. Ele é conduzido pela psicóloga referência do andar e, ao final, a voluntária presente no dia entrega um origami, confeccionado por ela como símbolo da temática trabalhada naquele encontro, da escuta atenta das profissionais e da valorização dos conteúdos compartilhados pelos participantes durante aquele encontro.

Por meio das observações e vivências dos voluntários com os pacientes, seus familiares e colaboradores, as atividades por eles promovidas vão sendo moldadas às necessidades e demandas, para que essa fase seja enfrentada com mais humanização, acolhimento e ajuda para todos, inclusive para os colaboradores, que também fazem uso da sala e do amparo dos voluntários quando sentem a necessidade.

Os profissionais e colaboradores sabem da importância do trabalho do Voluntariado para o melhor enfrentamento e recuperação do paciente e seus familiares; por isso, promovem e incentivam junto a eles a interação com esses colaboradores, encorajando-os a saírem do quarto e fazerem alguma atividade diferente daquela da rotina da internação.

O aspecto técnico e os treinamentos para desenvolver as atividades do Voluntariado ocorrem em três etapas. A primeira é uma palestra inicial, que explana todos os setores atuantes do departamento. A segunda é uma dinâmica de grupo, em que as pessoas interessadas conhecem melhor os setores escolhidos e disponíveis para a execução do trabalho voluntário e, após a confirmação do setor escolhido e horário, ocorre a terceira etapa, que é a entrevista com a coordenadora do setor e a inclusão do voluntário à equipe.

O novo voluntário participa da Integração, palestra que explana normas do hospital e do Voluntariado, seguido de três meses de treinamento e depois está apto a desenvolver sozinho suas habilidades. A cada seis meses, ocorre uma reunião geral de todos os voluntários do setor com sua coordenadora para alinhar as atividades, atualizar informações e promover integração entre eles. E, uma vez ao ano, os voluntários do hospital são convidados a participar do Programa de Reciclagem do Sistema de Gestão de Qualidade – ISO 9001. Outras atividades ao longo do ano são promovidas, como palestras, encontros e oficinas.

Com todos esses atributos, filosofia e seriedade, o Departamento de Voluntários Einsten é certificado com o NBR ISO 9001:2015,
destacando alguns pontos fortes, como paixão da Diretoria e da equipe pelo trabalho voluntário; seriedade e profissionalismo na condução dos processos; entrosamento entre a equipe de voluntários e os profissionais da instituição; alto índice de aprovação na pesquisa de satisfação.

Todo esse trabalho de empatia desenvolvido pelo Voluntariado é reflexo também de algo a mais: coração. As pessoas são vistas além das aparências, afirma Carmen Gomes, coordenadora da Hospitalidade Einstein.

Um ambiente hospitalar humanizado solicita que se entenda as necessidades da pessoa sem julgamentos e procure dar o que ela precisa, fazer com que se sinta em casa, respeitada em sua individualidade.

Trabalho voluntário é para quem quer mudar a si mesmo e está disposto a aprender por meio do contato com novos mundos. É uma excelente ferramenta de empatia, na qual o aprendiz ensina mais que o professor. Voluntariar é transbordar de tanto aprendizado e gratidão, é superar dores e desafios inimagináveis, porque vê na história do outro as bênçãos da própria vida. A maior ligação é humana, composta de respeito e gentileza.

Onde existem voluntários, existe a mistura das cores, das classes, das crenças e de passados. A curiosidade pelo outro alimenta a alma sedenta por sentimentos reais.

Voluntariar é doar amor para curar a dor do outro, e, sem saber, descobre-se que esse é o remédio para curar a própria dor.

"Em todos os momentos encontra-se um olhar de gratidão profundo, desses que desconstroem quem achávamos que éramos e faz renascer quem realmente queremos ser." (Iris Ruggi Trabulsi – voluntária há 15 anos e coordenadora do Espaço Convivência na Oncologia).

"Voluntariar é estar a serviço de um propósito maior: colocar o AMOR em movimento." (Ariani Paiva Ariosi – voluntária há cinco anos da Sala de Convivência).

Referências

1. De Marco MA (org.). A Face Humana da Medicina: do modelo biomédico ao modelo biopsicossocial. São Paulo: Casa do Psicólogo; 2007.
2. Capra F. O Ponto de Mutação. São Paulo: Círculo do Livro; 1982.
3. Humanização Hospitalar – Um jeito muito especial de cuidar. (2017). Voluntariar, ano XIV (nº 30), 01-31.
4. De Marco MA. Do Modelo Biomédico ao modelo biopsicossocial: um projeto de educação permanente. Revista Brasileira de Educação Médica 2006; 30 (nº 1), 60-72.
5. Constituição da Organização Mundial da Saúde (OMS/WHO) – 1946. (s.d.). Acesso em fevereiro de 2018, disponível em Biblioteca Virtual de Direitos Humanos: http://www.direitoshumanos.usp.br/index.php/OMS-Organiza%C3%A7%C3%A3o-Mundial-da-Sa%C3%BAde/constituicao-da-organizacao-mundial-da-saude-omswho.html
6. University of Arizona – Center of Integrative Medicine. (s.d.). Acesso em fevereiro de 2018, disponível em University of Arizona: https://integrativemedicine.arizona.edu/about/definition.html
7. Academic Consortium for Integrative Medicine & Health – Introduction (s.d.). Acesso em fevereiro de 2018, disponível em Academic Consortium for Integrative Medicine & Health: https://www.imconsortium.org/about/about-us.cfm
8. Voluntariado Albert Einstein (s.d.). Acesso em fevereiro de 2018, disponível em www.einstein.com.br: https://www.einstein.br/responsabilidade-social/voluntariado
9. O Prazer de Ser Voluntário - Histórias que Transformam Vidas. Voluntariar, 2015; ano XII (nº 28), 4-294.
10. Leigh R. (2011). Relatório do Estado do Voluntariado no Mundo. Reino Unido: Voluntariado das Nações Unidas (VNU).
11. Crippa A, Isidoro T, Feijó AG. Voluntariado e Saúde. Revista da AMRIGS, 2014;247-51.
12. Nogueira-Martins MC, Bersusa AA, Siqueira SR. Humanização e Voluntariado: estudos qualitativos em hospitais públicos. Saúde Pública 2010; 942-49.
13. Ariosi AP. O Auxílio da Prática de Origami a Pacientes e Seus Cuidadores no Enfrentamento do Câncer durante o Transplante de Medula Óssea. Instituto de Ensino e Pesquisa Albert Einstein. São Paulo: TCC em Bases da Medicina Integrativa e suas Aplicações em Saúde; 2014.

Bibliografia

A Solidariedade Nunca Envelhece - Residencial Israelita Albert Einsten: acolhendo idosos e histórias de vida. Voluntariar 2016; ano XIII (nº 29), 1-27.

Diogo JD. A Importância do Voluntário na Instituição Hospitalar: uma transformação social que auxilia na qualidade de vida e bem-estar do paciente. Psicologia. PT: o Portal dos Psicólogos 2016; 1-16.

Moniz AL, Ferreira de Araujo TC. Voluntariado Hospitalar: um estudo sobre a percepção dos profissionais de saúde. Estudos de Psicologia 2008; 149-56.

Sobolh T, Widman S. Voluntariado, a possibilidade da esperança: cenário do trabalho voluntário no Brasil. São Paulo: Sociedade Beneficente Israelita Brasileira Hospital Albert Einstein; 2011.

Tommasi SB, Minuzzo L. Origami em Educação e Arteterapia. São Paulo: Paulinas; 2011.

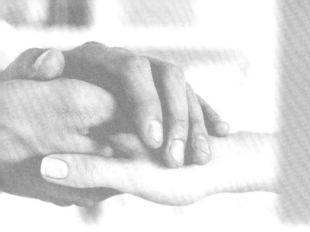

Capítulo 13

Fernando César de Souza
Denise Tiemi Noguchi

Desafios da Interdisciplinaridade no Cotidiano da Equipe de Saúde

☰ Introdução

Falar de interdisciplinaridade – interD – é explorar o conhecimento sem fronteiras e respeitar o saber do outro em um movimento de comunhão e parceria. Esse conceito é tão amplo que costuma ser comparado com uma "esponja"[1] que se enche de tantos significados, e após espremida, dá espaço para inúmeras definições ou confusões teóricas com seus parentes próximos: a multiD ou a transD. Habitualmente, é aplicado nas universidades para nomear alguns de seus programas de mestrado e doutorado, objetivando as convergências dos campos disciplinares e o aumento por financiamentos em pesquisas ou para a inovação curricular. Mesmo que haja um *constructo* teórico desde 1937, não é raro ouvirmos: "Mas eu já trabalho assim, interdisciplinarmente", mesmo que essa afirmação seja, *a posteriori*, uma alusão ao modelo disciplinar ou multidisciplinar visto em alguns ambientes corporativos, escolares ou hospitalares.

É preciso movimentar as pontes entre a subjetividade teórica e a categoria de ação humana, e a interD pode ser uma abordagem capaz de fazer isso, como aprendemos com o filósofo francês Georges Gusdorf (1960) que a InterD é *'um movimento que busca desfragmentar o saber e promover a interação entre pessoas e o mundo'*, denunciando o efeito nocivo do isolamento dos campos científicos. E para o filósofo brasileiro Hilton Japiassu (1976), ela acontece pela *'intensidade das trocas entre os especialistas'* e *'pelo grau de integração real das disciplinas no interior de um mesmo projeto de pesquisa'*. Em 1950, Jean Piaget afirmava que a InterD ocorria quando *'há reciprocidade nos intercâmbios entre as disciplinas e ciências'*, capaz de gerar enriquecimento mútuo. E, para a pesquisadora norte-americana Julie Thompson Klein (1990), a questão da interD não é antes de tudo teórica, ela é *'pragmática e organizacional'*, e, nesse sentido, ela é de ordem instrumental, operatória e metodológica. E, por fim, o sociólogo Louis Wirtz, em 1937, afirmava que ela é um conjunto de *'disciplinas interligadas e com relações definidas'*, e que evitam desenvolver as suas atividades de *'maneira isolada, dispersa ou fracionada'*.

Este capítulo não discutirá os conceitos e nem ampliará seus aspectos teóricos, mas apresentará um fazer prático e observável para com a equipe de saúde, diante de atitudes como ousadia, humildade, coerência, respeito e parceria. Ao afirmarmos que os ambientes da saúde são espaços de aprendizados contínuos, este texto reafirma nossa capacidade infinita de ação e reflexão, fundamentada na compaixão e autocompaixão. Mais do que falar sobre a InterD envolta de métodos preestabelecidos, vamos nos '*desafiar perante o novo, redimensionando o velho*', como afirma Fazenda.[2]

Certos de que um conceito não provoca as mudanças, mas a ação intencional sim, uma atitude interdisciplinar de parceria abriria um leque de oportunidades aos gestores para que acolhessem os conflitos das suas equipes, observando as dinâmicas de medos ou ausências de reconhecimentos. Não reconhecer o potencial instalado nessa equipe é um primeiro passo para que as pessoas se distanciem, e aos poucos, deixem de se entregar com qualidade e de viver harmoniosamente. Outra atitude interdisciplinar solicitada nessa cena é a da coerência entre o que falamos do que fazemos.

É possível afirmar que a promoção dos diálogos respeitosos entre pessoas adultas facilita a abertura ao pensamento crítico. O sujeito que comunica deseja ser ouvido, e ao mesmo tempo, aguarda o reconhecimento dos ouvintes. O que é proposto na atitude interdisciplinar é que, além de comunicador, somos seres pensantes, ratificado por Japiassu (1976)[3] em que "*parar de pensar nem pensar*". Quem se diz interdisciplinar não pode permanecer encapsulado em uma abordagem diretiva e autocentrada, analogicamente parecida com um míssil que não cansa de lançar suas regras unilaterais submetendo o outro (o alvo) a meros expectadores que aceitam tudo em silêncio. Aqui é possível diferenciar uma equipe interD de outra multiD, pois na primeira não há hierarquia de saberes, mesmo que coexistam hierarquias de cargos e/ou funções, mas sim um desejo constante de abertura dialógica, em que todos aprendem.

Ao compreender que há diferenças entre esses dois formatos, também haverá ampliações ou retrocessos nos sentimentos de pertencimentos e de respostas dos integrantes da equipe, como lembrado por Santos: "*Todo conhecimento é autoconhecimento e todo desconhecimento é autodesconhecimento*".[4] Na primeira situação, a multidisciplinar, há junção de profissionais de áreas distintas, e que inicialmente tratarão das resoluções dos problemas de modo colaborativo, mas em geral se inicia um jogo de forças proibitivas imperceptíveis, no qual um campo profissional se mostra mais importante do que o outro, culminando na palavra final vinda, quase sempre, daquele que possui o cargo mais alto. Porém, na equipe interdisciplinar, é preciso ter a atitude de humildade para estabelecer os vínculos de confianças que misturam os distintos saberes de cada sujeito da equipe, mesmo sabendo que o tempo da reunião pode ser maior em virtude da complexa trama dialógica. É possível ser eficaz e bom mediador ao mesmo tempo se admiro o conhecimento do grupo. O que importa aqui é o acolhimento em prol do cuidado do paciente, do salutar clima organizacional da equipe e da efetivação da melhor medicina, em uma dinâmica que questiona a "experiência", segundo Larossa.[5]

> "*É incapaz de experiência aquele que se põe, ou se opõe, ou se impõe, ou se propõe, mas não se 'expõe'. É incapaz de experiência aquele a quem nada lhe passa, a quem nada lhe acontece, a quem nada lhe sucede, a quem nada a toca, nada lhe chega, nada o afeta, a quem nada o ameaça, a quem nada ocorre.*"

Aprendemos com Larossa que a experiência não está ligada ao 'tempo de casa' ou de profissão, mas às atitudes de parceria e respeito. E, nesse processo prático e atitudinal, observaremos como se mostra uma liderança na relação 'eu-outro-mundo', em confrontos ou cultivos de ideias e projetos comuns. No meio do caminho entre o 'eu e o outro', há um espaço que ambos desconhecemos, e é ali que o diálogo precisa ser valorizado.

Se me aproximo do outro com 'escudos' de titulações ou julgamentos, não haverá escutas ativas, o que impossibilitará novas soluções, e, consequentemente, não haverá oportunidade de "*ação-reflexão-ação*", segundo o educador brasileiro Paulo Freire.[6]

Então, os desafios iniciais para a prática da interD na equipe da saúde estão relacionados com as escolhas comunicacionais e atitudinais, partindo do gestor ou dos próprios integrantes. Na comunicação integrada, é necessária uma autoavaliação constante de como um novo fluxo de trabalho é apresentado; um diferente protocolo é apreendido; uma decisão complexa ou uma rotina implementada no setor são necessárias, desde que contextualizadas para um melhor entendimento e adesão dos colaboradores.

A interD extrapola o conceito quando o querer bem, constante e alinhado aos valores humanos, entra em ação. Assim, no espaço 'vazio' entre 'eu-outro-mundo', o diálogo e a aceitação à diversidade de ideias, técnicas ou conhecimentos formam a base para a integração e respeito mútuos, mesmo sabendo que os ambientes da clínica ou do hospital carregam seu *ethos* da urgência, emergência e tensões, é preciso espelhá-los na generosidade dos cuidados e na presença das práticas de autocuidados.

≡ Integração das pessoas na área da saúde e suas práticas de autocuidados

Não é de hoje que o panorama mundial da saúde demanda novas áreas voltadas não apenas para o diagnóstico e o tratamento de doenças, mas assume o foco no bem-estar físico, emocional, social e espiritual, em um dinamismo interdisciplinar. Como essa visão promove a saúde e o bem-estar dos pacientes, ela também requer uma intervenção na oferta de práticas de autocuidados informadas em evidências para os cuidadores.

Pacientes, médicos e profissionais da saúde discutem diariamente os aspectos relacionados com a mudança do estilo de vida, e poderiam reconhecer os seus próprios mecanismos de autocuidados importantes para o bem-estar coletivo. Notam-se que as informações disponíveis sobre as práticas integrativas e complementares em saúde crescem em um ritmo exponencial, trazendo certo desafio para o profissional realizar sua própria gestão de tempo com o manejo seguro e embasamento científico. Quantas reuniões participamos em que o tema de autocuidado é tratado com zelo e coerência? Há espaço para esse assunto ou somos atropelados por questões relacionadas exclusivamente com o cuidado do outro?

Nesse cenário de rápidas transformações tecnológicas e de relações humanas mais complexas, a formação continuada de profissionais da Saúde necessita de diferentes abordagens para além da excelência técnica, incluindo as dimensões de autocuidado e de cuidado com o planeta. Essas dimensões são efetivadas quando eles podem compartilhar suas experiências, suas descobertas e seus projetos em grupos, em uma dinâmica sistêmica, colaborativa e compassiva. Então, a interD salta de um *status* teórico ou hierárquico e afeta as pessoas para a mudança comportamental intencional, pois segundo Fazenda (2006),[7] "*o olhar é dirigido sobre a subjetividade dos sujeitos inseridos no mundo da vida. Coloca em destaque a questão da intencionalidade, a necessidade de autoconhecimento e do diálogo*".

≡ Pensar a interdisciplinaridade na saúde – um caminho integrativo

A partir da segunda metade do século XX, a comunidade acadêmica e científica instaurou certa "cruzada" pela reconstrução do saber que se encontrava estilhaçado em guetos, ou seja, longe da realidade humana. Juntar aquilo que estava protegido por bolhas isoladas de saberes foi um ato ousado que chacoalhou o *modus operandi* da época. O educador brasileiro Paulo Freire, na década de 1980, cunhou a expressão 'educação bancária', para caracterizar a opressão das metodologias educativas que descartavam as histórias de vida dos alunos em seus próprios aprendizados, reforçando que somos seres políticos e transformadores, e que '*a leitura do mundo precede a leitura da palavra*'.

Essas mudanças sociais e educativas apontavam para novas competências, habilidades e valores dentro ou fora dos ambientes corporativos, pois havia um novo "estar-no-mundo" em processo, que se reconstruía cotidianamente no trânsito entre padrões (conhecimentos, modelos e referências sociais), ideais (o que se deseja realizar) e ações (aquilo que se realiza de fato).

≡ E quais são os desafios?

É preciso ampliar o conceito e saltarmos de suas amarras estritamente academicistas para que a pessoa exercite a interD, onde ela revisite seu repertório de teorias e crenças do que é liderar e ser liderado, cuidar e ser cuidado. As atitudes-chave são: ousadia, coragem, respeito, humildade e coerência, como aprendido com Fazenda, não podem ficar 'guardadas' nas estantes ou bibliotecas. Ela é vida e carrega todas as descobertas do cotidiano.

A prática interdisciplinar pede ousadia para inovar; reconstrução dos modelos de comunicação interpessoal; revisão dos sistemas de crenças e confianças mútuas para a efetivação da coerência com nossos pares, clientes ou pacientes. E essas características podem ser aprendidas na formação do profissional da saúde, basta que isso seja desejável para as instituições. E não nos esqueçamos de que há responsabilidades e autorresponsabilidades nessa prática, essencialmente relacional. O desafio está posto! Ou decidimos compreender a plasticidade da condição humana na formação do profissional da saúde, ou continuaremos 'endeusados' e, consequentemente, isolados em nossos conhecimentos.

≡ Experiência da atuação interdisciplinar da equipe de Medicina Integrativa na onco-hematologia

E o que dizer da InterD na prática da oncologia, que é uma especialidade que lida com tantos profissionais ao mesmo tempo, no cuidado ao paciente com câncer?

A oncologia representa uma área desafiadora em muitos aspectos, desde o diagnóstico para a pessoa com uma doença potencialmente fatal, até seu tratamento que envolve uma equipe com profissionais de diversas especialidades médicas, como oncologista, cirurgião, radioterapeuta, e da equipe multiprofissional, como enfermeiro, psicólogo, nutricionista, odontólogo, fisioterapeuta, fonoaudiólogo, terapeuta ocupacional, entre outros. Soma-se a isso, na proposta deste volume, o terapeuta integrativo como profissional com o foco no autocuidado pela escuta, presença e práticas integrativas que possibilitem elicitar a resposta de relaxamento, antagonista da resposta ao estresse ou distresse, que pode agravar o estado de saúde, promovendo bem-estar para a pessoa em qualquer momento do seu tratamento.

E, na prática, como colocar todos esses profissionais em um mesmo nível hierárquico para atuarem de maneira interdisciplinar? Simples: colocando a pessoa no centro do cuidado. Quando todos os profissionais têm a clareza de que o paciente é o mais importante e que estamos a seu serviço, em busca dos melhores tratamentos embasados cientificamente e do melhor cuidado para amenizar os efeitos da doença e do próprio tratamento oncológico, um novo caminho de cuidado integrado começa a se apresentar.

Nesse caminho, cada especialista contribui com o seu conhecimento sobre a parte com o "foco na pessoa no seu todo" conforme a definição de Medicina Integrativa. Assim, é possível co-construir um plano de tratamento integrado, em que cada profissional contribuirá com a sua *expertise* e ao mesmo tempo aprenderá que é possível potencializar os benefícios de cada especialidade pela interdisciplinaridade, pois novos saberes são criados e aplicados em prol do paciente.

Para que essa orquestra toque harmonicamente, é fundamental que todos os integrantes conheçam a partitura e reconheçam que dependem uns dos outros para que a música seja apreciada pela plateia cuja escuta é extremamente exigente. E isso pode ser um trabalho árduo de anos.

Em nossa experiência, a atuação interdisciplinar junto à equipe de Medicina Integrativa passou a ser possível com a convivência diária no cuidado aos pacientes internados. Assim, enfermeiros, médicos, psicólogos, fisioterapeutas, nutricionistas e odontologistas puderam aos poucos conhecer o trabalho dos terapeutas integrativos e reconhecer o seu papel durante a jornada de tratamento do paciente oncológico. Há que se compreender a humildade em um diálogo interdisciplinar, pois o cuidado e o autocuidado se tornam campos de pesquisas para a promoção da saúde dos profissionais, e segundo Souza, (2009):[8]

> *A interdisciplinaridade não é uma técnica a ser seguida, nem uma metodologia a ser alcançada, a interdisciplinaridade é inata ao ser humano. Mas é preciso dar oportunidade para que as pessoas falem abertamente sobre seus desejos, com responsabilidades. Não podemos discursar sobre equipes autônomas se elas são submissas o tempo todo ao um único desejo. Não podemos passar por cima das histórias das pessoas e das instituições em nome de um projeto que se diz inovador, mas que soterra a tradição. Interdisciplinaridade não é uma técnica, é uma categoria de ação. Uma ação que se efetiva com o outro.*

De maneira geral, a equipe de enfermagem foi a primeira a perceber que a atuação da equipe de Medicina Integrativa poderia aliviar alguns sintomas de difícil controle com medicamentos, como dor, náusea, mal-estar e também ajudar na angústia relacionada com o diagnóstico e tratamento.

Com a psicologia, a interface de reconhecer a importância de ter a consciência do seu próprio corpo, assim como o foco no momento presente, quase sempre facilitado pelas práticas mente-corpo, pode auxiliar na aceitação ao acompanhamento psicológico quando havia uma resistência inicial.

Por meio de técnicas de relaxamento conduzidas pela voz do terapeuta com foco na respiração ou com visualização de imagens, foi possível auxiliar pacientes a tolerarem a ventilação não invasiva por mais tempo, assim como reduzir a ansiedade durante a mesma. A prática da ioga também trouxe maior disposição em relação à fadiga, incentivando o paciente a realizar a fisioterapia motora.

A equipe médica apresentou atitudes bem variadas ao longo dos mais de dez anos e mostra-se cada vez mais aberta à atuação interdisciplinar, sobretudo na indicação de práticas integrativas para o controle de sintomas refratários a medicamentos e também no auxílio psicoemocional ao paciente, cuidadores e familiares.

Importante ressaltar a interação com a equipe de cuidados paliativos que reconhece a atuação da equipe de Medicina Integrativa tanto para pacientes com sintomas de difícil controle durante o tratamento e também em final de vida. O vínculo com o terapeuta integrativo e as práticas mente-corpo podem, inclusive, facilitar a abordagem da espiritualidade e religiosidade.

A participação da equipe de Medicina Integrativa nas reuniões clínicas multidisciplinares e nas discussões de casos também foi fundamental para alinhar condutas e facilitar a comunicação entre as equipes.

Percebemos que a InterD é algo a ser plantado, regado, adubado e cuidado diariamente e a muitas mãos. Portanto, é possível atuar em conjunto, de maneira integrada e harmônica, sempre com o paciente no centro do cuidado.

≡ Referências bibliográficas

1. Lenoir Y. Três interpretações da perspectiva interdisciplinar em educação em função de três tradições culturalmente distintas. São Paulo: Revista E-curriculum, v. 1, n. 1, dez-jul. 2009.
2. Fazenda ICA. Interdisciplinaridade: História, Teoria e Pesquisa. 4ª edição. Campinas, Papirus, 1994.
3. Japiassu H. Interdisciplinaridade e a Patologia do Saber. São Paulo: Imago, 1976.
4. Santos BS. Um Discurso sobre as Ciências. São Paulo: Cortez, 2004.
5. Bondia JL. Notas da Experiência. Unicamp, Jan/Fer/Mar/Abr 2002, nº 19. Acessado em: 09/03/2020.
6. Freire P. Pedagogia da Autonomia: Saberes Necessários à Prática Educativa. 39. São Paulo: Paz e Terra; 1996.
7. Fazenda ICA (org.). A Pesquisa em Educação e as Transformações do Conhecimento. 8ª. ed. São Paulo: Papirus; 2006.
8. Souza FC. Do mito de quíron à construção da metáfora da cura na escola. Tese de Doutorado, PUC, 2009.

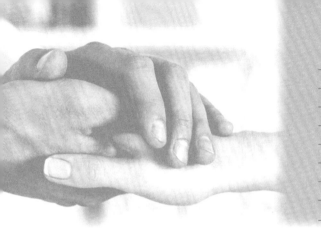

Capítulo 14

Paulo de Tarso Ricieri de Lima
Denise Tiemi Noguchi
Adriana Cajado O. Gasparini
Fabio Ricardo de Souza Romano
Fernanda Burmeister de Campos Pires
Márcia Fernandes Prieto
Maria Ester Azevedo Massola
Romina Orefice Pardi Guelmann

Relato de Experiência da Equipe de Medicina Integrativa do Centro de Oncologia e Hematologia do HIAE

≡ Introdução

A equipe de Medicina Integrativa do Hospital Israelita Albert Einstein oferece terapias e práticas integrativas aos pacientes do Centro de Oncologia e Hematologia desde o final de 2006. No início, foi composta por Paulo de Tarso Ricieri de Lima, médico e *fellow* do Centro de Medicina Integrativa da University of Arizona, conjuntamente com profissionais voluntários de formações diversas em práticas contemplativas e terapias mente-corpo. A concepção e o desenho do projeto inicial foram embasados na experiência anterior de importantes centros médicos norte-americanos, como o *MDAnderson Cancer Center*, em Houston, o *Memorial Sloan-Kettering*, em Nova York, o *Zakin Center (Dana Faber Institute)* e o *Osher Center (Harvard University)*, em Boston, e o University of Arizona Center for Integrative Medicine, em Tucson.

Alinhando-se com a diretoria da instituição, foi definido como área estratégica a sua alocação no Centro de Oncologia e Hemato-Oncologia. O motivo dessa decisão veio da análise de vários fatores, como a identificação de que pacientes que convivem com câncer utilizam com muita frequência terapias complementares ou alternativas (CAM) – 82% EUA/45% Brasil.

A procura por essas terapias está diretamente ligada aos seguintes fatores: controle dos sintomas (náusea, digestivos, fadiga...), melhora da qualidade de vida e bem-estar, redução dos efeitos colaterais de drogas, maximização da resposta do corpo ao tratamento, diminuição do estresse, ansiedade e depressão, presentes eventualmente durante e após o tratamento e, sobretudo, estimulação e promoção do autocuidado e da autonomia, e aumento da percepção de bem-estar e da qualidade de vida.

A equipe de terapeutas, a princípio voluntária, foi substituída por uma equipe profissional, com formação e experiência em práticas mente-corpo, sendo um pré-requisito a especialização oferecida por nosso curso de pós-graduação Bases de Medicina Integrativa/Saúde Integrativa e Bem-Estar.

Atualmente, é composta de seis terapeutas profissionais, sendo dois profissionais especializados no atendimento a crianças e adolescentes.

Os atendimentos da equipe de Medicina Integrativa baseiam-se nos pilares do autocuidado, autonomia e bem-estar do paciente, incluindo sua família, acompanhantes e equipe de cuidado. Em todo o projeto, mesmo durante a transição de membros de equipe, o conceito e os princípios da concepção internacional de Medicina Integrativa foram observados e vivenciados.

Na concepção original, Medicina Integrativa é definida como: "uma abordagem médica orientada para a cura (*healing*), que visa abordar a pessoa em seu todo (corpo, mente e espírito), incluindo todos os aspectos do estilo de vida. Ela enfatiza as relações terapêuticas entre o paciente e o médico, e faz uso de todos os tipos de terapias, embasadas em evidências, sejam elas oriundas da medicina convencional ou complementar." Esse conceito sofreu algumas modificações ao longo dos anos seguindo-se as normativas internacionais. Na atualidade, o termo 'complementar' é utilizado com menos frequência, pois foi substituído por 'integrativo'. Esse conceito foi ampliado com a inclusão dos termos 'saúde integrativa e bem-estar'.

Ao longo dos anos, com a experiência adquirida beira-leito, percebeu-se que, antes de oferecer determinada técnica ou prática específica, é fundamental que o terapeuta esteja focado no momento presente (*mindfulness*), aperfeiçoe continuamente o olhar, a escuta sensível e a compaixão em relação ao paciente. O vínculo afetivo entre terapeuta, pacientes e cuidadores é essencial para criar momentos de acolhimento, cuidado e relaxamento.

Em abril de 2014, foi lançado o "Produto de Terapia Integrativa Einstein", que consiste em técnicas corporais não invasivas, isentas de qualquer base religiosa e adaptadas às necessidades e limitações do paciente. Realizadas individualmente, podem incluir práticas físicas, como alongamentos, exercícios respiratórios, massagens leves (sem óleos ou cremes) e práticas de relaxamento conduzido pela fala (voz) do terapeuta. Os atendimentos são realizados no leito ou em espaço terapêutico próprio. O público-alvo são os pacientes, cuidadores e seus acompanhantes. O objetivo da Terapia Integrativa é educar os pacientes e os cuidadores a aprender a relaxar e diminuir a tensão advinda de estresse;

aprender a respirar e reduzir a ansiedade decorrente de fatores estressantes, sejam estes emocionais ou físicos; com base na prática de exercícios de atenção plena ao momento presente, aprender a acessar suas necessidades e relatar com clareza os sintomas presentes à equipe médica e assistencial; aprender ferramentas de gestão de estresse que possam ser utilizadas rotineiramente em todos os momentos do tratamento. (Manual de Especialização – Medicina Integrativa, 2014.)

Na sua concepção, a chamada "Terapia Integrativa Einstein" detinha as características mencionadas a seguir (ver Quadro 14.1).

As sessões são oferecidas durante a internação sem custo para o paciente. Os atendimentos também são realizados de forma ambulatorial, com sessões agendadas de 25 ou 50 minutos.

Nos últimos cinco anos, mais de 10.000 sessões de Terapia Integrativa foram oferecidas, com uma média de 2.400/ano. A frequência foi de duas a três vezes por semana por paciente, com duração média de 24 minutos. Na Pediatria, a sessão pode durar até uma hora, pela especificidade do atendimento às crianças, que inclui o brincar, o vínculo com a criança e com os pais.

Em 2014, foi aplicada a Escala de Sintomas de Edmonton (ESAS), antes e após os atendimentos, e os resultados foram semelhantes aos da literatura, com redução significativa de dor (66%), ansiedade (92%), fadiga (76%) e sensação negativa de bem-estar (89%).

Além dos atendimentos com os terapeutas, é oferecida consulta médica com a abordagem da Medicina Integrativa. Promoção e manutenção da saúde, prevenção de doenças, práticas de autocuidado e técnicas de gestão de estresse são temas abordados. Para pacientes com doenças onco-hematológicas, são discutidas e indicadas práticas integrativas baseadas em evidências para o manejo de sintomas físicos e emocionais durante o tratamento, sempre associadas ao tratamento onco-hematológico convencional.

Quadro 14.1
Características da "Terapia Integrativa Einstein"

Objetivo
Educar os pacientes, familiares, cuidadores e profissionais da saúde no sentido de: Aprender a relaxar e diminuir a tensão advinda de estresse. Aprender a respirar e diminuir a ansiedade decorrente de fatores estressantes, sejam estes emocionais ou físicos. Com base na prática de exercícios de atenção plena ao momento presente, aprender a acessar suas necessidades e relatar com clareza os sintomas presentes à equipe médica e assistencial. Aprender ferramentas de gestão de estresse que possam ser utilizadas rotineiramente em todos os momentos do tratamento.
Como
São oferecidas seis práticas básicas e de simples execução, baseadas em construtos do Ioga e das terapias corporais de toque. São elas: Prática de contato com o solo. Pelo contato dos pés com o chão ou mesmo do toque a sola dos pés. Prática de contato com a respiração. Por meio da atenção ao padrão do movimento respiratório poder direcionar sua modulação. Prática de contato com o corpo pelo toque. Pelo contato e da atenção dirigida ao toque terapêutico em uma ou mais áreas corporais. Prática de relaxamento profundo guiada pela voz. Pela condução dirigida pela voz do terapeuta com objetivo de estimular a resposta de relaxamento fisiológico. Prática de contato com o corpo através de posturas físicas. Pela realização e observação de movimentos corporais de pequena amplitude baseadas em posturas descritas pelo Ioga. Prática de toque realizada pelo cuidador. Por uma sequência de toques físicos gentis, realizados pelo cuidador sob orientação do terapeuta.
Para quem/quando
Para pacientes (incluindo lactentes, crianças e adolescentes), familiares, cuidadores e profissionais de saúde. Quando: Prevenção da doença e manutenção da saúde. Durante o tratamento da doença. No diagnóstico, ao longo do tratamento, após a alta médica/hospitalar, em cuidados paliativos, no luto. No pós-tratamento. Prevenção de recidivas, restabelecimento do bem-estar e percepção de saúde.

Na fase *survivorship* pós-tratamento, é oferecido atendimento interdisciplinar com base em *coaching* em saúde e abordados os pilares do autocuidado, como nutrição, atividade física, espiritualidade, propósito de vida e também vigilância clínica em relação aos efeitos tardios relacionados com o tratamento.

A equipe conta também com médico acupunturista, que realiza os atendimentos ambulatorialmente, tendo como foco principal os efeitos colaterais do tratamento oncológico, como náuseas e vômitos induzidos por quimioterapia, neuropatia periférica, fogachos, dor não controlada por medicamentos e queixas psicoemocionais.

A seguir, apresentamos relatos da equipe de Medicina Integrativa sobre sua atuação junto aos pacientes e acompanhantes do Centro de Oncologia e Hematologia.

≡ Prática clínica

O maior desafio na prática clínica de Medicina Integrativa é não ser uma especialidade médica. Por ser uma abordagem com o foco na pessoa, não há um grupo específico de doenças a serem tratadas. Em geral, na medicina atual temos ambulatório de diabetes, hipertensão, câncer de mama, câncer de pulmão etc. Nesse caso, a pessoa é quem vai direcionar a consulta de acordo com as suas necessidades e demandas. A doença fica em segundo plano, pois, em geral, o paciente é acompanhado também por uma equipe de especialistas. Assim, a consulta médica se inicia com a pergunta: "Poderia me contar quem é você e o que veio procurar nesta consulta?". E, a partir daí, um universo de possibilidades se abre.

Na Oncologia, cada indivíduo traz consigo o seu histórico e a sua percepção em relação à sua experiência de ter tido um diagnóstico de câncer. Alguns passam a consulta toda falando da doença e dos efeitos colaterais do tratamento e buscam novas perspectivas para lidar com isso. É feito o convite a olhar para o seu autocuidado e de que modo é possível cuidar de si além do uso de medicamentos. Temas, como alimentação, atividade física, espiritualidade, relacionamentos familiares e sociais, relação com a natureza e práticas mente-corpo, são abordados e, ao final, o próprio paciente definirá de que maneira gostaria e poderia melhorar seu autocuidado.

A interdisciplinaridade é a base do trabalho em equipe na Medicina Integrativa. Assim, os pacientes são encaminhados para outros profissionais, como terapeuta, para aprender ferramentas de gestão de estresse, nutricionista e psicólogo, sempre com o contato prévio e com seguimento conjunto para garantir o alinhamento das condutas e a individualidade de cada paciente. Do mesmo modo, quando um paciente está em tratamento oncológico, faz-se contato com o médico responsável, caso haja necessidade.

A abordagem da Medicina Integrativa permite enxergar a pessoa antes da doença e dos seus sintomas, escutar sua história de vida antes das suas queixas relacionadas com a doença e com o tratamento, vivenciar sua experiência de vida sob sua ótica e, a partir daí, colaborar com práticas que levam ao autocuidado, autonomia e bem-estar.

Paciente com câncer

Em geral, o tratamento oncológico é realizado em ambulatório, mas internações podem ser necessárias tanto para realizar quimioterapia e exames, ou por intercorrências, como infecção e toxicidade.

Na unidade de internação do Centro de Oncologia, a média de internação é de 4,2 dias. Durante esse período, os pacientes recebem a visita da equipe de Medicina Integrativa.

A maioria desses pacientes, pela curta permanência, recebe uma a duas sessões e a maior solicitação é de técnicas de relaxamento, como a terapia do toque, descrita no capítulo sobre massagem e terapia de toque. É comum o paciente adormecer durante a sessão e, muitas vezes, é exatamente o que ele necessita naquele momento.

No início da atuação da equipe de Medicina Integrativa, cada médico oncologista responsável pelo paciente era previamente informado e precisava autorizar a visita ao paciente. Com o tempo e o apoio da equipe de enfermagem no relato positivo dos atendimentos, hoje todos os pacientes recebem a visita dos terapeutas integrativos.

A equipe de Medicina Integrativa está inserida na equipe multiprofissional e atua ao lado desses profissionais para poder oferecer um cuidado individualizado para os pacientes e familiares.

Para garantir a segurança do paciente e respeitar as normas da unidade de internação, todos os profissionais da equipe passam por um treinamento em relação às técnicas de higienização das mãos, orientação sobre paramentação por isolamento respiratório ou de contato, além de sempre comunicar à equipe de enfermagem antes de entrar no quarto do paciente e seguir suas orientações. É comum o paciente estar recebendo quimioterapia, transfusão de hemoderivados e outros procedimentos, capazes de modificar a atuação convencional no atendimento.

O apoio da equipe de enfermagem é fundamental para a indicação do atendimento por sintomas relacionados com a doença, o tratamento ou mesmo a internação. Técnicas de relaxamento com foco na respiração ou com visualização guiada pela voz do terapeuta podem ser utilizadas para auxiliar pacientes com medo de punção venosa ou do cateter, ansiedade durante a infusão da quimioterapia, dor e náuseas não controladas com medicamentos e dificuldade para dormir. Outra demanda frequente é para o cuidador ou acompanhante, que pode necessitar do atendimento da equipe, mesmo quando o paciente não precisa. O estresse do cuidador também é foco do nosso trabalho.

Muitas vezes, a equipe de Psicologia solicita a colaboração da nossa equipe para casos em que o paciente tem dificuldade em lidar com o corpo. As técnicas de massagem e terapia do toque auxiliam a pessoa na sua consciência corporal e a identificar sensações relacionadas com fatos ou experiências anteriores, podendo abrir espaço para o processo psicoterápico.

O vínculo entre o terapeuta e o paciente também é outro fator capaz de auxiliar a equipe de cuidado. Algumas vezes, é esse profissional que pode facilitar a comunicação entre a equipe e a família, pois a relação é focada na pessoa e não na doença.

O paciente no transplante de medula óssea

O Transplante de Medula Óssea (TMO) é uma terapêutica complexa, adotada em determinados casos de doenças onco-hematológicas, hematológicas e de algumas doenças autoimunes, que acometem desde crianças bem pequenas até idosos. No Hospital Israelita Albert Einstein, há um setor específico para esse tipo de tratamento, onde o paciente realiza todo o processo internado, sob cuidados específicos. Uma expressão muito utilizada por quem passou pelo TMO descreve bem o que é enfrentar essa jornada em busca da cura: "uma montanha-russa". Cada dia, há um novo desafio, uma dor, um medo, uma conquista, uma alegria, um aprendizado. Assim, cada dia é único, com necessidades de cuidados e atenção específicos.

O TMO é caracterizado por algumas fases bem estabelecidas: o condicionamento, o dia da infusão, o período entre a infusão, a pega da medula, o dia da pega, o período entre a pega e a alta do hospital, além das intercorrências que podem acontecer nesse período. Durante essas etapas, muitos pacientes referem ansiedade, medo, insegurança e depressão, além de sintomas físicos, como dificuldade para dormir, fadiga, dor, náusea, inapetência, dentre outros, afetando, assim, a sua qualidade de vida. As práticas integrativas podem auxiliar o manejo dessas emoções e sintomas, possivelmente trazendo momentos de relaxamento, sensação de bem-estar, acolhimento, autoconhecimento e autonomia.

O paciente é apresentado à Medicina Integrativa por um dos terapeutas da equipe logo no início de sua internação. O atendimento é oferecido, e caso seja aceito, a prática é sempre adaptada à pessoa e à disposição que ela apresenta naquele dia, de acordo com a etapa em que ela está. O terapeuta realiza uma cuidadosa observação e, em conjunto com o paciente, define qual a técnica mais adequada e de possível maior benefício para as especificidades daquele momento, incluindo sempre o acompanhante que pode participar conforme sua vontade. Por ser uma internação relativamente longa, com média de 15 dias, o terapeuta torna-se bastante presente, compassivo e próximo do paciente durante todo o tratamento e é bastante comum a formação de um importante vínculo entre ambos, facilitando a continuidade dos atendimentos, que se tornam momentos esperados, de confiança, descontração e bem-estar.

Uma das técnicas oferecidas como Terapia Integrativa é o Ioga, que consiste em práticas de relaxamento conduzidas pela voz do terapeuta, exercícios com foco na respiração e movimentos gentis, com alongamentos e posturas simples, sempre com o objetivo de dar a sensação de conforto e estabilidade. Essa técnica costuma ser indicada e bem recebida, sobretudo nas etapas de condicionamento e logo antes da alta, momentos em que o paciente ainda está com disposição e depois quando se sente mais parado e fadigado, com necessidade de movimento. Alguns pacientes relatam que o momento da prática de Ioga era o único em que sentiam que estavam fazendo algo para si mesmos e não pela doença. O relaxamento conduzido, associado à terapia do toque, costuma ser mais frequente e demandado no dia da infusão e durante as fases de intercorrências (como mucosite, neutropenia, dor, mal-estar). Há diversos relatos de pacientes em que eles revelam que o momento do atendimento da Medicina Integrativa era o momento mais esperado do dia, no qual era possível sentir o amor ao trabalho transmitido pelo terapeuta, e sentir uma sensação de verdadeiro relaxamento, presença e bem-estar, apesar de tudo o que estava ocorrendo ao redor no hospital. Uma paciente comentou que os terapeutas integrativos eram os únicos que a tocavam de verdade, sem ser para coletar exames ou verificar sinais vitais, pois, por causa do isolamento, até mesmo os familiares eram aconselhados a evitar o contato durante o período de maior imunossupressão.

A Terapia Integrativa torna-se importante durante o TMO, por ser uma atividade não obrigatória, desvinculada dos muitos protocolos que o paciente não pode recusar, dando a ele a autonomia que às vezes lhe falta. As práticas auxiliam as dificuldades enfrentadas em uma internação longa e complexa, como ferramentas para seu autocuidado e conforto. A confiança criada pelo vínculo com o terapeuta pode levar a uma abertura maior de comunicação sobre suas questões espirituais, filosóficas e necessidades, enriquecendo o trabalho e trazendo uma sensação de acolhimento. O acompanhante também se beneficia dos atendimentos, já que assim como o paciente, fica "internado" e também apresenta diversas necessidades. E, ainda, o trabalho da equipe multiprofissional pode ser facilitado em momentos em que o paciente está mais relaxado, tranquilo e, assim, receptivo.

A criança e o adolescente com câncer

A experiência de diagnóstico e tratamento do câncer é, em geral, percebida como um fator de estresse crônico, tanto para o paciente quanto para os familiares. É comum sintomas de estresse emocional, como ansiedade, depressão, solidão, fadiga e problemas de sono, serem sentidos por pacientes e cuidadores. Pais de crianças e adolescentes tendem a priorizar mais os cuidados com o paciente do que consigo mesmos, intensificando esses sintomas.

Cuidar de crianças hospitalizadas traz muitos desafios à família e às equipes médica e multidisciplinar. Por isso, manter atividades, como o brincar durante a internação, é de fundamental importância, pois auxilia o enfrentamento da doença e influencia a sua recuperação. A manutenção das atividades de brincadeira para as crianças com câncer é reconhecida como importante ferramenta para melhora do enfrentamento positivo em relação à doença e ao tratamento. Outros tipos de abordagens, como as terapias integrativas, podem complementar de maneira positiva o tratamento convencional.

Ao contrário das crianças pequenas, os adolescentes já compreendem a dimensão do tratamento; por isso, podem manifestar sintomas de ansiedade e angústia. Além disso, a adolescência se apresenta como um período de crise e estresse que pode ser acompanhado de sintomas, como a ansiedade. Apesar de fatores hormonais causarem algumas alterações no humor do adolescente, o resultado principal dessas instabilidades são alterações no desenvolvimento do cérebro. Compreender tais mudanças pode auxiliar o adolescente e os adultos que o cercam a passarem por essa fase de maneira mais esclarecida.

Os atendimentos da Equipe de Medicina Integrativa ao Paciente Pediátrico no Hospital Israelita Albert Einstein são executados no leito do paciente, por terapeutas corporais especializados. Um cuidado especial é oferecido aos familiares, pois eles são parceiros essenciais durante tratamentos de saúde complexos. A capacidade dos pais em manter a criança tranquila resulta em menor índice de estresse na criança e sua maior cooperação durante os procedimentos.

Os principais objetivos dos atendimentos são trazer bem-estar e relaxamento. As técnicas utilizadas se baseiam em terapia do toque e Ioga, que visam trazer momentos de calma, alegria, bem-estar, relaxamento e manejo do estresse e da ansiedade.

As atividades são realizadas de modo lúdico, incentivando a participação de crianças e adolescentes. Também são convidados a inventar brincadeiras, contar histórias, jogar videogame, desenhar, utilizar cartas com posturas de Ioga, ou seja, há várias estratégias para que participem com alegria e descontração das atividades propostas. Por exemplo, para treinar a respiração diafragmática, pede-se para a criança deitar uma boneca ou algum brinquedo "para dormir" em sua barriga, e assim vai sentindo o abdômen subir e descer durante a respiração profunda e lenta. Normalmente, os lactentes e seus pais gostam de receber a terapia de toque; às vezes, recebem simultaneamente, quando o bebê está no colo ou deitados um ao lado do outro no leito. Crianças de 6 a 12 anos se interessam muito por atividades de Ioga, como posturas, respirações e meditações, enquanto os adolescentes e adultos jovens apreciam mais a terapia de toque, associada aos exercícios respiratórios e relaxamentos conduzidos.

No ambiente hospitalar, a Medicina Integrativa é uma iniciativa que desenvolve autocuidado, gestão de estresse, bem-estar e compaixão a todos os envolvidos nesse processo. Pais e pacientes descrevem que a presença de terapeutas corporais durante a internação contribui para a melhora na experiência do paciente.

O profissional de saúde, que atua no cenário hospitalar da Pediatria, precisa desenvolver habilidades para ser um facilitador e promotor da brincadeira, a fim de proporcionar um cuidado mais individualizado e completo à criança.

O paciente na terminalidade da vida

Os terapeutas da Medicina Integrativa acompanham pacientes em todas as fases do tratamento: diagnóstico, quimioterapia, cirurgia, radioterapia e *survivorship* (pós-câncer).

Entretanto, uma parte dos pacientes pode evoluir para uma fase sem possibilidades de cura e falecer no hospital aos cuidados das equipes médicas da Oncologia e Cuidados Paliativos.

Nesses casos, a atuação da equipe de Medicina Integrativa junto às equipes tem o objetivo de auxiliar no bem-estar e conforto, amenizando sintomas, como dor, ansiedade, sempre em paralelo às terapias medicamentosas e, com frequência, o apoio da equipe de Psicologia. Pelo toque suave e afetuoso, buscamos proporcionar uma sensação de acolhimento e bem-estar, mesmo que por apenas alguns minutos. Utilizando a voz, podemos sugerir um relaxamento profundo e convidamos o paciente a encontrar dentro de si um lugar de conforto, uma ilha de paz e tranquilidade para onde eles podem voltar sempre que precisarem. Algumas vezes, apenas o toque, sem voz, em outros momentos apenas com a presença atenta e compassiva e escuta sensível.

Em geral, o vínculo com esse paciente e sua família já foi estabelecido previamente, e a decisão de continuar os atendimentos é discutida com eles e com a equipe médica. Mesmo quando o paciente está inconsciente, é possível seguir com a terapia do toque e, não raro, os familiares a solicitam.

Em muitos casos, os familiares vivenciam uma confusão de sentimentos, envolvendo angústia, tensão e tristeza. Têm dúvidas com relação ao tratamento, às informações que podem ou querem dar ao paciente, e às muitas decisões que devem ser tomadas. É comum ouvirmos relatos de familiares que não querem demonstrar tristeza na frente de seus entes queridos e sofrem em silêncio. Nesses momentos, os terapeutas conseguem colaborar com a presença e uma escuta ativa e gentil, ensinando técnicas de meditação ou de respiração, que poderão ser utilizadas durante todo o processo. O acompanhante pode aprender o toque suave para fazer mesmo sem a presença do terapeuta, pois neste momento mais importante que a técnica é o afeto, o contato carinhoso e a presença, que podem, inclusive, facilitar a despedida.

Percebemos que esses momentos de relaxamento e tranquilidade podem ajudar cada um a encontrar seus recursos internos para enfrentar essa fase tão delicada.

Cada um tem um tempo, às vezes curto, às vezes longo, com muita dor e sofrimento ou com calma e tranquilidade. Cada família reage de uma maneira, algumas estão sempre presentes, outras mais ausentes, e existem aquelas que aproveitam o tempo que resta para conversar e falar tudo que precisa e pode ser dito, mas também há as que preferem se calar. O momento da morte é único, e cada paciente, cada família, cada acompanhante reage de modo singular.

O cuidado à equipe que cuida

A equipe de Medicina Integrativa inclui nos seus atendimentos a equipe de cuidado, assim como familiares e cuidadores.

A exposição à angústia e ao sofrimento de outros pode levar a duas reações emocionais distintas. A aflição empática, por um lado, resulta em sentimentos negativos e, quando experimentado de modo permanente, dá origem a efeitos deletérios à saúde. Por outro lado, as respostas compassivas baseiam-se em sentimentos positivos, voltados para o outro. Estudos vêm demonstrando que o treinamento da compaixão promove o comportamento pró-social, como também aumenta as emoções positivas e a resiliência, promovendo melhor enfrentamento em situações estressantes. As evidências vêm se mostrando bastante promissoras para os profissionais da área da saúde.

Empatia é um termo já bastante utilizado na área da saúde, mas novos estudos vêm demostrando que a compaixão vai muito além da empatia. Segundo Matthieu Ricard, a empatia é entrar em ressonância afetiva com o outro, fazendo claramente a distinção entre si e o outro. Colocar-se no lugar do outro, perguntar-se quais são suas esperanças e temores, considerando a situação do ponto de vista dele. É diferente do contágio emocional, já que este não permite levar a empatia. A compaixão dá um passo além da empatia, possui motivação altruísta de intervir em favor daquele que sofre ou está em necessidade e é sempre acompanhada do desejo de aliviar o sofrimento do outro, fazer algo para o bem da pessoa e é concretizada pela ação. Desenvolver a compaixão humaniza as relações e adiciona qualidade ao ato de cuidar, tornando-se um protetor contra o *burnout*, atualmente tão comum na área da saúde. Segundo Maslac, o *burnout* é uma síndrome multidimensional, constituída por exaustão emocional, despersonalização e reduzida realização pessoal no trabalho.

A Medicina Integrativa desenvolve a compaixão em suas práticas e também estimula profissionais da saúde a aprenderem técnicas de autocuidado e gestão de estresse.

Em 2015, realizamos uma ação com a equipe multiprofissional, com sessões práticas para ensinar técnicas simples de manejo do estresse e de aumento da percepção de bem-estar.

Participaram voluntariamente colaboradores das unidades de internação da Oncologia, Hematologia e Transplante de Medula Óssea: enfermeiros, médicos, farmacêuticos, fisioterapeutas, nutricionistas, camareiras, administradores e escriturários. As sessões foram adequadas à rotina dos colaboradores, com a permissão dos superiores, sendo realizadas fora do horário programado de administração de medicamentos. A prática, com duração de 15 minutos, foi realizada em sala reservada, com cadeiras, na própria unidade de internação, onde os colaboradores trabalham, todos sentados, conduzida por um terapeuta corporal da equipe de Medicina Integrativa. Foram realizados movimentos gentis com alongamento, empregando os quatro movimentos da coluna vertebral: extensão, flexão, torção e inclinação lateral, baseados em construtos do Ioga; atenção à respiração e técnicas de atenção plena (*mindfulness*), com foco nas percepções corporais, guiada pela voz do terapeuta. Os colaboradores receberam questionários antes e depois da prática para descrever em até três palavras "como você se sente no momento presente" (pré e pós). Foram coletados depoimentos durante três semanas. Ao final, todos foram orientados sobre os benefícios e incentivados a praticar com frequência, para desenvolver o autocuidado e, assim, gerenciar melhor o estresse. As palavras mais prevalentes antes da prática foram: cansado, ansioso, tenso, estressado e preocupado, respectivamente. Após a prática, as palavras mais citadas foram: relaxado, calmo, sonolento, tranquilo e leve, respectivamente.

A partir dessa intervenção simples durante a pausa dos colaboradores, sem comprometimento das suas funções no setor, podemos perceber que 15 minutos de prática foram suficientes para mudar a sensação dos participantes de modo positivo em sua grande maioria, podendo colaborar para um ambiente mais agradável para a equipe e certamente para os pacientes.

Concluímos que a intervenção demonstrou ser eficaz, funcionando como uma ferramenta capaz de modificar a autopercepção de estresse para uma percepção de bem-estar. A redução do estresse traz benefícios para o profissional possivelmente se refletindo numa melhora nas suas relações dentro da equipe e com os pacientes. Essa técnica é de fácil implementação, podendo também ser adotada em outros setores do hospital, por ser de baixa complexidade, baixo custo e eficaz. Isso reforça a necessidade de ter uma prática regular conduzida e de educação de como cada um utilizar essa ferramenta como um recurso de autocuidado.

≡ Preparo do terapeuta na oncologia

Muitas vezes, nos perguntam como nos preparamos para os atendimentos e se não ficamos abalados física e emocionalmente convivendo todos os dias com o sofrimento dos pacientes, sobretudo com aqueles que estão no final de vida.

Utilizamos muito a presença por técnicas de *grounding*. A princípio, esse termo veio da engenharia e significa fio-terra, mas o utilizamos com o significado de enraizamento. Focamos nossa atenção nos pés, observamos ao nosso redor, como estamos nos sentindo internamente e como nos inserimos no contexto a nossa volta. Algumas posturas de Ioga, como a "Montanha", na qual permanecemos imóveis, com os pés unidos e sentindo nosso tônus muscular, produzem o mesmo efeito, trazendo equilíbrio, firmeza e consciência do momento presente. Muitas vezes, depois dos atendimentos fazemos exercícios respiratórios ou até mesmo pequenas pausas para a auto-observação.

Cada terapeuta utiliza suas próprias ferramentas e recursos internos para se manterem íntegros e capazes de realizar o seu trabalho de maneira eficiente.

É sempre importante que estejamos conscientes do nosso estado físico e mental e devemos observar nossos limites. Em alguns casos, quando acontece algum tipo de identificação com o paciente e isso acaba atrapalhando, do ponto de vista emocional, a atuação, pedimos que outro terapeuta da equipe atenda aquela pessoa especificamente.

Estamos sempre preocupados em utilizar as técnicas de autocuidado que ensinamos e procuramos nos cuidar em todas as esferas possíveis. Vale lembrar que para cuidar do outro é necessário cuidar de si em primeiro lugar.

≡ Saúde integrativa: autocuidado e autonomia levando ao bem-estar

Um dos pilares da Medicina Integrativa é a promoção da saúde pelo autocuidado e pela autonomia, ocasionando o bem-estar. Ser capaz de acessar recursos internos que ajudem a lidar com o estresse do dia a dia pode ser fundamental para a manutenção da saúde e até para a prevenção de doenças. Técnicas simples podem ser ensinadas para serem realizadas em casa, no trabalho, durante o trajeto no transporte público ou carro, no intervalo ou durante pequenas pausas de alguns minutos.

Para incentivar pacientes, acompanhantes e colaboradores, desde 2016 a equipe de Medicina Integrativa realiza anualmente, em parceria com a Nutrição, Psicologia e Voluntariado, no Centro de Oncologia e Hematologia do Hospital Israelita Albert Einstein, o "Dia do Autocuidado". São oferecidas oficinas com temas relacionados com o autocuidado, como alimentação saudável, roda de conversa com os psicólogos e aulas de práticas integrativas, como atenção ao momento presente, consciência corporal, automassagem e Ioga.

O objetivo é ensinar técnicas simples, que podem ser utilizadas em diversas situações e que não possuem contraindicação, ajudam o gerenciamento de estresse e funcionam como ferramenta de autonomia para quem busca conforto e bem-estar, podendo ser utilizadas todo dia. O autocuidado é de extrema importância tanto para quem está em tratamento (paciente), quanto para quem cuida (cuidadores, familiares e colaboradores).

A ação da equipe multidisciplinar com o "Dia do Autocuidado", dentro do contexto hospitalar da Oncologia, promoveu espaços de discussão sobre saúde, práticas de gestão de estresse e bem-estar, oferendo informação aos pacientes sobre a importância de manter seu autocuidado mesmo durante o tratamento oncológico.

Depoimentos de pacientes do centro de oncologia e hematologia

"Meu corpo está mais tranquilo, minha respiração está voltando ao normal. Percebo que estou mais calma pela concentração. Está me dando vontade de dormir."
Paciente de 53 anos com câncer de intestino, acamada há dois meses, sobre a Terapia Integrativa.

"Durante os 3 meses de internação pelo transplante de medula, quando eu estava com a boca destruída pela mucosite, em uso de morfina, vocês eram os únicos que me tocavam de verdade durante o isolamento, sem ser para verificar os sinais ou coletar exames. E com o toque e o relaxamento é que eu conseguia dormir por alguns momentos."
Paciente de 35 anos durante a internação do TMO.

"Segurei a mão dela várias vezes e percebi que ela realmente ficou mais tranquila e serena. Apesar de próximos, éramos distantes fisicamente e tocá-la foi um resgate profundo. Obrigado."
Irmão de uma paciente que falecera na Oncologia, sobre ter sido convidado a tocar a sua irmã nos últimos dias de vida.

"Agradeço à equipe de Medicina Integrativa pelo apoio e tranquilidade durante o momento mais difícil. Consegui me despedir da minha esposa e conversar com a minha família para resolver assuntos pendentes."
Marido de uma paciente com câncer de mama.

"Nós éramos dois pacientes. Ela com a leucemia e eu também porque fiquei internado com ela durante esses dois anos. E vocês foram os únicos que cuidaram de mim".

Marido de uma paciente do TMO que falecera.

"Com a Medicina Integrativa, conseguimos ficar mais relaxados e se sentir em paz, pois ficar internado no hospital não é fácil, os atendimentos ajudam a dar um ânimo mental e corporal."

Mãe de paciente de 1 ano, TMO.

"A rotina de um paciente no hospital sempre envolve ansiedade e preocupação acerca da doença, mas tranquilidade e calma são importantes para uma melhor recuperação. A ioga e a meditação auxiliam muito, me ajudaram a me manter relaxado em momentos de muita tensão, algo que vinha procurando há tempos."

Paciente de 19 anos, TMO.

"Meu filho fez TMO há um ano e continua em tratamento. Ajudou muito o fato de a terapeuta 'escutar' ele, por fora de dores, remédios e protocolos. Foi uma escuta ativa, alguém que se interessou de verdade pelo menino, e não pelo 'paciente'. A terapia de toque o ajudou muito a passar mais levemente todos os momentos difíceis, durante esse longo processo."

Pai do paciente de 12 anos, TMO.

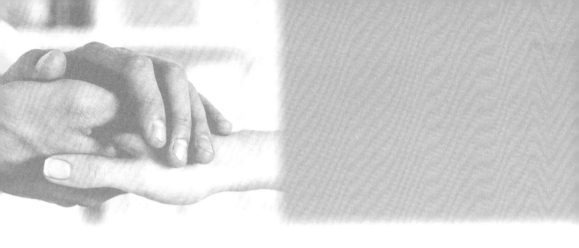

Índice Remissivo

Obs.: números em *itálico* indicam figuras e números em **negrito** indicam tabelas e quadros.

≡ **A**

Acupuntura, 47, 86
  aplicação na oncologia, 52
  história, 47
  mecanismos de ação da, 51
  processo de adoecimento
    na, 50, *52*
Adoecimento
  acupuntura e processo
    de, 50
  processo na teoria da
    acupuntura, 50, *52*
Afeto catalisador, 59
AHEI (*Alternative Healthy
  Eating Index*), 7
Ahimsa, 26
Álcool etílico, 9
Alterações epigenéticas, 15
Anamnese espiritual
  do PROSER, 80
  ferramentas de, 80
Arteterapia, 25, 55
  na direção do equilíbrio, 59
Asanas, 25, 89
Asteya, 26
Atividade física, 6
  efeitos sobre imunidade,
    epigenética e microbioma, 6
Autocuidado, 136
Avaliação religiosa-espiritual,
  instrumentos padronizados
    de, 80

≡ **B**

Bebidas alcoólicas, 1
Bem-estar religioso e
  espiritual, 77
Biofeedback, 88
Biomarcadores, 13
  homeostáticos, 14
Bisulfito, sequenciamento
  de, 17
*Brief Measure of Religious
  Coping* (RCOPE), 80
Burnout, 134

≡ **C**

Câncer
  a criança e o adolescente
    com, 132
  cervical, 10
  de bexiga/vias urinárias,
    complicações nutricionais
      e conduta, **107**
  de cavidade oral,
    complicações nutricionais
      e conduta, **107**
  de cólon
    alvos epigenéticos para, *4*
    fatores de risco, *4*
  de cólon/reto, complicações
    nutricionais e conduta, **107**
  de mama, 6
    complicações nutricionais
      e conduta, **107**
  de ovário, 6
    complicações nutricionais
      e conduta, **108**
  de pâncreas, complicações
    nutricionais e conduta, **108**
  de próstata, 13
    complicações nutricionais
      e conduta, **107**
  de pulmão/brônquios,
    complicações nutricionais
      e conduta, **107**
  de tireoide, complicações
    nutricionais e conduta, **107**
  estresse e, 33
  evidências para a obesidade
    como fator de risco para
    vários tipos de, **11**
  fatores de risco dependentes
    de estilo de vida
    associados ao, 1
  fatores de risco para diversos
    tipos de, *2*
  papel da nutrição na
    progressão e terapia
    do, 14
  papel do meio ambiente
    no, 2
  prevenção de, recomendações
    do World Cancer Research
    Fund (WCRF), **5**
  sobrevivência ao, 12
  sono e, 15

Carcinogênese cervical, 10
Células *natural killers* em pacientes com câncer de mama, yoga e, 28
Celulite, 35
Centro de Oncologia e Hematologia, depoimentos de pacientes do, 136
Céu, porcentagem de pessoas no Brasil que acreditam, 79
Charlatanismo, critérios para evitar o, **82**
Cigarros eletrônicos, 8
Cinco elementos, 49
 características, **49**
Cinco movimentos, *50*
Coach de saúde, 108
Cognitively-Based Compassion Training, 44
Comportamento sedentário, 1, 6
Comunicação médico-paciente, 80
Controle emocional, 97
Coping, 77
Cuidado(s)
 à equipe que cuida, 134
 caminho do, 56
 categorias do, 61
 nutricional, 106
 paliativos, musica e, 71
 pós-câncer, 101
Cuidador, 97
Cuidar, 96
 de quem cuida, 93

≡ **D**

DASH (*Dietary Approach to Stop Hypertension*), 7
Deus
 distribuição das crenças em diferentes significados de, 79
 porcentagem de pessoas no Brasil que acreditam, 79
Dhyana, 89
Diabo, porcentagem de pessoas no Brasil que acreditam, 79
Dieta, 1, 14
 e câncer de rama, relações entre, 7
 padrões de, 7
Dinâmica na direção do equilíbrio, 59
Distração, técnica, 87
Drenagem linfática manual, 34
Duke Religious Index (DRI), 80

≡ **E**

Empatia, 134
Enfermeiro navegador, 103
Envelhecimento, 15
Epigenética, 3, 13, 14, 17
Epigenoma, 19
 de um indivíduo, 3
Equipe de Medicina Integrativa do Centro de Oncologia e Hematologia do HIAE, relato de experiência, 127
 a criança e o adolescente com câncer, 132
 autocuidado e autonomia levando ao bem-estar, 135
 cuidado à equipe que cuida, 134
 paciente com câncer, 130
 paciente na terminalidade da vida, 133
 paciente no transplante de medula óssea, 131
 prática clínica, 129
 preparo do terapeuta na oncologia, 135
Espiritualidade, 78
Estado de desintegração, 25
Estilo de vida, 1, 13
 fatores de, 1
 fatores de risco dependentes de, 1
Estratégia de avaliação de problemas religiosos e espirituais, 81
Estresse, 1
 câncer e, 33
 mecanismos do, 32
Exercício físico, fadiga relacionada com câncer e, 89
Exposição solar, 1
Expressão, percurso com finalidades terapêuticas, 59

≡ **F**

FACIT, 80
Fadiga, 105
Família e as relações afetivas, 62
Fator(es)
 ambientais, 2
 como afetam a saúde?, 2
 de estresse, 3
 de estilo de vida, 1,2
 como afetam a saúde?, 2
 de risco
 de estilo de vida, 3
 dependentes de estilo estilo vida associados ao câncer, 1
 para diversos tipos de câncer, 2
 de transcrição NF-κB, 9
Ferramenta de anamnese espiritual, 80
FICA (*Faith, Importance/ Influence, Community, Address*), 80
Filosofia Planetree, 115
Finitude, consciência da, 94
Fisioterapeuta, papel dentro de um programa de *survivorship*, 105
Fisioterapia nas diversas fases do tratamento oncológico, 105
Fumantes passivos, 9
Função cognitiva, tratamento oncológico e, 45
Functional Assessment of Chronic IllnessTherapy – Spiritual Well-being (FACIT – 12), 80

≡ **H**

Hábitos de saúde, 5
Healing, 128
Hipermetilação, 3
Hipnose, 86, 87
Hipometilação, 3
Housekeeping genes, 17
Human Epigenome Project (HEP), 19
Humanização hospitalar, 115

≡ **I**

Imprinting genômico, 17
Inatividade física, 1
Índice
 Alternativo de Alimentação Saudável, 7
 da dieta DASH, 7
 da Dieta Mediterrânea, 7
 de massa corporal, 5
 de Qualidade de Dieta, 7
 Inflamatório Dietético, 7
Infecção, 1
Inferno, porcentagem de pessoas no Brasil que acreditam, 79
Inflamação, 13
Infusão de Vida, 57

Instrumentos padronizados
  de avaliação
    religiosa-espiritual, 80
Interdisciplinaridade
  desafio no cotidiano da equipe
    de saúde, 121
  na saúde, pensar a, 123
Intervenção, modos de, 81
Ioga, 23, 36, 86, 89
  durante a internação no
    Hospital Israelita Albert
    Einstein, 28
  efeitos terapêuticos do, 27
  eficácia no tratamento
    integrativo do câncer, 27
IQD (*Healthy Eating Indiex*), 7

≡ K
Klotho, 15

≡ L
Leucemia, complicações
  nutricionais e conduta, **108**
Linfoma, complicações
  nutricionais e conduta, **107**

≡ M
Massagem, 36
  clássica, 35
  oncológica, 36
MBSR (*Mindfulness-Based
  Stresss Reduction*), 42
Mecanismo(s)
  de luta ou fuga, 32
  epigenéticos, 3
    que mediam o efeito de
      fatores de estilo de vida
      e meio ambiente
      sobre a expressão
      gênica, *3*
Mediadores
  pró-inflamatórios, 13
Medicina integrativa, 1, 128
  equipe do Centro de Oncologia
    e Hematologia do HIAE,
    relato de experiência, 127
  na onco-hematologia, 124
Meditação, 36
  dicas de prática básica de, 45
  práticas para crianças e
    jovens, 89
Meio ambiente, papel no
  câncer, 2
Metaboloma, 16
Metilação, 17

Metiloma, 17
Microbioma, 14, 16
Milagres, porcentagem de
  pessoas no Brasil que
  acreditam, *79*
Mindful Self-Compassion, 43
Mindfulness, 86, 89
*Mindfulness-Based Stress
  Reduction*, 42
  adaptações para pacientes
    oncológicos, 42
miRNA, 18
Morte, 94
Música
  em oncologia, 71
  integrativa, 69
  medicinal, 72
  na modalidade
    vibroacústica, 74
  nas dimensões humanas,
    influência das, **70**
Musicoterapia, 72

≡ N
Navegação
  de pacientes, 103
  em sobreviventes, 104
Niyamas, 25
Nurse navigator, 103
Nutrição
  complicações em longo prazo
    relacionadas com a, **107**
  papel na progressão e terapia
    do câncer, 14

≡ O
Obesidade, 1, 10
  como fator de risco para
    vários tipos de câncer,
    evidências para, **11**
Oncologia
  acupuntura na prática
    clínica da, 47
  atuação do voluntariado
    na, 113
  música em, 71

≡ P
Paciente
  com câncer, 130
    transição para
      sobrevivente, 102
    tratamento, 130
  na terminalidade da
    vida, 133

oncológico
  adaptações do MBSR
    para, 42
  benefícios das práticas
    meditativas para, 44
  pontos de acupuntura
    indicados para tratamento
    de sintomas no, *53*
Pediatria Integrativa, 85
Pele, 31
  e cérebro, comunicação
    entre, 32
  estimulação da, 34
Pessoas na área da saúde,
  integração das, 123
Poluentes ambientais, 1
Pós-câncer
  cuidado, 101
  profissionais e sua relevância
    para o paciente nessa
    fase
  coach em saúde, 108
  enfermeiro
    navegador, 103
  fisioterapeuta, 105
  nutricionista, 106
  psicólogo, 109
  recomendações da OMS e da
    Sociedade Americana de
    Câncer na fase, 103
Pranayamas, 25, 89
Prática(s)
  integrativas, 55
  meditativa
    *Cognitively-Based
      Compassion
      Training*, 44
  experiências na oncologia
    do Hospital Israelita
    Albert Einstein, 45
  *Mindful
    Self-Compassion*, 43
  para pacientes oncológicos,
    benefícios das, 44
Programa integrado
  pós-câncer, 103
Projeto de Atualização
  Contínua, 4
PROSER, anamnese espiritual
  do, 80
Psicologia, 109

≡ Q
Qi, 40
qigong, 36

≡ R

Reencarnação, porcentagem de pessoas no Brasil que acreditam, 79
Reflexologia, 35
Relações familiares, 98
Religiosidade, 78
Religiosidade-espiritualidade, 77

≡ S

Santos, porcentagem de pessoas no Brasil que acreditam, 79
Santosha, 26
Satya, 26
Sauca, 26
Saúde
  etapas da competência cultural em, *83*
  integrativa, 135
Shiatsu, 35
Shift epigenético, 15
Sobrevivente, 101
Sono, câncer e, 15
SPIRIT, acrônimo, 80
Spiritual Transformation Scale, 80
Survivorship, 12, 13, 101, 103
Sutra, 24
Systems of Belief Inventory (SBI-15R), 80

≡ T

Tabaco, 8
Tabagismo, 1, 8
Tai-chi-chuan, 36
Tapas, 26
Técnica(s)
  de massagem
    drenagem linfática manual, 34
    reflexologia, 35
    shiatsu, 35
  musicoterapêuticas, 74
Terapeuta na oncologia, preparo do, 135
Terapia
  craniossacral, 35
  de toque, 36
  descongestiva complexa, 34
  Focada na Compaixão, 81
  Integrativa Einstein, características, **129**
Integrativas, uso no tratamento oncológico, 33
oncológica, efeitos tardios da, 101
Terminalidade da vida, o paciente na, 133
Toque
  como forma de massagem, 33
  compassivo, 35
  gentil, 36
  humano, 116
  qualificado, 34
  terapia do, 36
Transplante de medula óssea, 131
  terapia integrativa, 131, 132
Tratamento
  do câncer, efeitos colaterais tardios e de longo prazo, 102
  oncológico
    função cognitiva e, 45
    massagem como terapia complementar ao, 31
    uso de terapias integrativas no, 33
Treinamento de relaxamento autógeno, 36

≡ V

Vida após a morte, porcentagem de pessoas no Brasil que acreditam, 79
Visualização, 88
Voluntariado
  atuação na oncologia, 113
  Einstein, 114
Voluntariar, 118

≡ W

World Cancer Research Fund (WCRF), recomendações para prevenção de câncer, **5**

≡ Y

Yamas, 25
Yin e *Yang*
  exemplos, **48**
  na medicina, exemplos, **49**
  símbolo, 48
Yoga-Sutras, 24